全国普通高等医学院校五年制临床医学专业"十三五"规划教材

(供五年制临床医学专业用)

# 眼 科 学

U0285768

主　编　卢　海　金子兵

副主编　刘瑞斌　王海燕

编　者　(以姓氏笔画为序)

王海燕（首都医科大学）

卢　海（首都医科大学）

刘瑞斌（长治医学院）

严　宏（第四军医大学）

李　炜（厦门大学医学院）

李世迎（第三军医大学）

金子兵（温州医科大学）

谢安明（西安交通大学）

中国医药科技出版社

## 内容提要

　　本教材为全国普通高等医学院校五年制临床医学专业"十三五"规划教材之一。系根据全国普通高等医学院校五年制临床医学专业"十三五"规划教材编写总体原则、要求和眼科学课程教学大纲的基本要求及课程特点编写而成，其内容主要包括与眼相关的解剖、生理、病理，眼科检查及各类眼病的诊断治疗、防盲治盲等内容，并在各章设有"学习要求""知识链接""案例讨论""本章小结"及"思考题"等模块。同时配套有"爱慕课"在线学习平台（包括电子教材、教学大纲、教学指南、视频、课件、题库、图片等），从而使教材内容立体化、生动化，便教易学。本教材注重培养学生临床思维能力和临床实践操作能力，具有内容丰富、重点突出、文字简洁、易学易懂的特点。

　　本教材供全国普通高等医学院校五年制临床医学专业师生教学使用。

## 图书在版编目（CIP）数据

眼科学／卢海，金子兵主编 . —北京：中国医药科技出版社，2016.9
全国普通高等医学院校五年制临床医学专业"十三五"规划教材
ISBN 978 – 7 – 5067 – 8203 – 6

Ⅰ . ①眼…　Ⅱ . ①卢…　②金…　Ⅲ . ①眼科学—医学院校—教材　Ⅳ . ①R77

中国版本图书馆 CIP 数据核字（2016）第 185929 号

美术编辑　陈君杞
版式设计　张　璐

出版　中国医药科技出版社
地址　北京市海淀区文慧园北路甲 22 号
邮编　100082
电话　发行：010 – 62227427　邮购：010 – 62236938
网址　www.cmstp.com
规格　889 × 1194mm ¹⁄₁₆
印张　17
字数　342 千字
版次　2016 年 9 月第 1 版
印次　2016 年 9 月第 1 次印刷
印刷　山东鸿君杰文化发展有限公司
经销　全国各地新华书店
书号　ISBN 978 – 7 – 5067 – 8203 – 6
定价　58.00 元

# 全国普通高等医学院校五年制临床医学专业"十三五"规划教材

# 出 版 说 明

为面向全国省属院校五年制临床医学专业教学实际编写出版一套切实满足培养应用型、复合型、技能型临床医学人才需求和"老师好教、学生好学及学后好用"的五年制临床医学专业教材，在教育部、国家卫生和计划生育委员会、国家食品药品监督管理总局的支持下，根据以"5+3"为主体的临床医学教育综合改革和国家医药卫生体制改革新精神，依据"强化医学生职业道德、医学人文素养教育""提升临床胜任力""培养学生临床思维能力和临床实践操作能力"等人才培养要求，在中国工程院副院长、第四军医大学原校长、中华医学会消化病学分会原主任委员樊代明院士等专家的悉心指导下，中国医药科技出版社组织全国近100所以省属高等医学院校为主体的具有丰富教学经验和较高学术水平的550余位专家教授历时1年余的编撰，全国普通高等医学院校五年制临床医学专业"十三五"规划教材即将付梓出版。

本套教材包括五年制临床医学专业理论课程主干教材共计40门。将于2016年8月由中国医药科技出版社出版发行。主要供全国普通高等医学院校五年制临床医学专业教学使用，基础课程教材也可供基础医学、预防医学、口腔医学等专业教学使用。

本套教材定位清晰、特色鲜明，主要体现在以下方面：

**1. 切合院校教学实际，突显教材针对性和适应性**

在编写本套教材过程中，编者们始终坚持从全国省属医学院校五年制临床医学专业教学实际出发，并根据培养应用型临床医学人才的需求和基层医疗机构对医学生临床实践操作能力等要求，结合国家执业医师资格考试和住院医师规范化培训新要求，同时适当吸收行业发展的新知识、新技术、新方法，从而保证教材内容具有针对性、适应性和权威性。

**2. 提升临床胜任能力，满足应用型人才培养需求**

本套教材的内容和体系构建以强化医学生职业道德、医学人文素养教育和临床实践能力培养为核心，以提升临床胜任力为导向，体现"早临床、多临床、反复临床"，推进医学基础课程与临床课程相结合，转变重理论而轻临床实践、重医学而轻职业道德、人文素养的传统观念，注重培养学生临床思维能力和临床实践操作能力，满足培养应用型、复合型、技能型临床医学人才的要求。

**3. 体现整合医学理念，强化医德与人文情感教育**

本套教材基础课程与临床课程教材通过临床问题或者典型的案例来实现双向渗透与重组，

各临床课程教材之间考虑了各专科之间的联系和融通，逐步形成立体式模块课程知识体系。基础课程注重临床实践环节的设置，以体现医学特色，医学专业课程注重体现人文关怀，强化学生的人文情感和人际沟通能力的培养。

### 4. 创新教材编写模式，增强内容的可读性实用性

在遵循教材"三基、五性、三特定"的建设规律基础上，创新编写模式，引入"临床讨论"（或"案例讨论"）内容，同时设计"学习要求""知识链接""本章小结"及"练习题"或"思考题"模块，以增强教材内容的可读性和实用性，更好地培养学生学习的自觉性和主动性以及理论联系实践的能力、创新思维能力和综合分析能力。

### 5. 搭建在线学习平台，立体化资源促进数字教学

在编写出版整套纸质教材的同时，编者与出版社为师生均免费搭建了与每门纸质教材相配套的"爱慕课"在线学习平台（含电子教材、教学课件、图片、微课、视频、动画及练习题等教学资源），使教学内容资源更加丰富和多样化、立体化，更好地满足在线教学信息发布、师生答疑互动及学生在线测试等教学需求，促进学生自主学习，为提高教育教学水平和质量，实现教学形成性评价等、提升教学管理手段和水平提供支撑。

编写出版本套高质量教材，得到了全国知名专家的精心指导和各有关院校领导与编者的大力支持，同时本套教材专门成立了评审委员会，十余位院士和专家教授对教材内容进行了认真审定并提出了宝贵意见，在此一并表示衷心感谢。出版发行本套教材，希望受到广大师生欢迎，并在教学中积极使用本套教材和提出宝贵意见，以便修订完善，共同打造精品教材，为促进我国五年制临床医学专业教育教学改革和人才培养作出积极贡献。

中国医药科技出版社
**2016 年 7 月**

# 全国普通高等医学院校五年制临床医学专业"十三五"规划教材

# 教材建设指导委员会

罗晓红（成都中医药大学）　金子兵（温州医科大学）

金美玲（复旦大学附属中山医院）　郑　多（深圳大学医学院）

赵小菲（成都中医药大学）　赵幸福（江南大学无锡医学院）

郝岗平（泰山医学院）　柳雅玲（泰山医学院）

段　斐（河北大学医学院）　费　舟（第四军医大学）

姚应水（皖南医学院）　夏　寅（首都医科大学附属北京天坛医院）

夏超明（苏州大学医学部）　钱睿哲（复旦大学基础医学院）

高凤敏（牡丹江医学院）　郭子健（江南大学无锡医学院）

郭艳芹（牡丹江医学院）　郭晓玲（承德医学院）

郭崇政（长治医学院）　郭嘉泰（长治医学院）

席　彪（河北医科大学）　黄利华（江南大学无锡医学院）

曹颖平（福建医科大学）　彭鸿娟（南方医科大学）

韩光亮（新乡医学院）　游言文（河南中医药大学）

强　华（福建医科大学）　路孝琴（首都医科大学）

窦晓兵（浙江中医药大学）

# 全国普通高等医学院校五年制临床医学专业"十三五"规划教材

# 教材评审委员会

# 全国普通高等医学院校五年制临床医学专业"十三五"规划教材

# 书 目

| 序号 | 教材名称 | 主编 | ISBN |
|---|---|---|---|
| 1 | 医用高等数学 | 吕 丹　张福良 | 978 - 7 - 5067 - 8193 - 0 |
| 2 | 医学统计学 | 吴学森 | 978 - 7 - 5067 - 8200 - 5 |
| 3 | 医用物理学 | 张 燕　郭嘉泰 | 978 - 7 - 5067 - 8195 - 4 |
| 4 | 有机化学 | 林友文　石秀梅 | 978 - 7 - 5067 - 8196 - 1 |
| 5 | 生物化学与分子生物学 | 郝岗平 | 978 - 7 - 5067 - 8194 - 7 |
| 6 | 系统解剖学 | 付升旗　游言文 | 978 - 7 - 5067 - 8198 - 5 |
| 7 | 局部解剖学 | 李建华　刘学敏 | 978 - 7 - 5067 - 8199 - 2 |
| 8 | 组织学与胚胎学 | 段 斐　任明姬 | 978 - 7 - 5067 - 8217 - 3 |
| 9 | 医学微生物学 | 王桂琴　强 华 | 978 - 7 - 5067 - 8219 - 7 |
| 10 | 医学免疫学 | 张荣波　邹义洲 | 978 - 7 - 5067 - 8221 - 0 |
| 11 | 医学生物学 | 张 闻　郑 多 | 978 - 7 - 5067 - 8197 - 8 |
| 12 | 医学细胞生物学 | 丰慧根　窦晓兵 | 978 - 7 - 5067 - 8201 - 2 |
| 13 | 人体寄生虫学 | 夏超明　彭鸿娟 | 978 - 7 - 5067 - 8220 - 3 |
| 14 | 生理学 | 叶本兰　明海霞 | 978 - 7 - 5067 - 8218 - 0 |
| 15 | 病理学 | 柳雅玲　王金胜 | 978 - 7 - 5067 - 8222 - 7 |
| 16 | 病理生理学 | 钱睿哲　何志巍 | 978 - 7 - 5067 - 8223 - 4 |
| 17 | 药理学 | 邱丽颖　张轩萍 | 978 - 7 - 5067 - 8224 - 1 |
| 18 | 临床医学导论 | 郑建中 | 978 - 7 - 5067 - 8215 - 9 |
| 19 | 诊断学 | 高凤敏　曹颖平 | 978 - 7 - 5067 - 8226 - 5 |
| 20 | 内科学 | 吴开春　金美玲 | 978 - 7 - 5067 - 8231 - 9 |
| 21 | 外科学 | 郭子健　费 舟 | 978 - 7 - 5067 - 8229 - 6 |
| 22 | 妇产科学 | 吕杰强　罗晓红 | 978 - 7 - 5067 - 8230 - 2 |
| 23 | 儿科学 | 孙钰玮　赵小菲 | 978 - 7 - 5067 - 8227 - 2 |
| 24 | 中医学 | 杨 柱 | 978 - 7 - 5067 - 8212 - 8 |
| 25 | 口腔科学 | 王旭霞　杨 征 | 978 - 7 - 5067 - 8205 - 0 |
| 26 | 耳鼻咽喉头颈外科学 | 夏 寅　林 昶 | 978 - 7 - 5067 - 8204 - 3 |
| 27 | 眼科学 | 卢 海　金子兵 | 978 - 7 - 5067 - 8203 - 6 |
| 28 | 神经病学 | 郭艳芹　郭晓玲 | 978 - 7 - 5067 - 8202 - 9 |
| 29 | 精神病学 | 赵幸福　张丽芳 | 978 - 7 - 5067 - 8207 - 4 |
| 30 | 传染病学 | 王勤英　黄利华 | 978 - 7 - 5067 - 8208 - 1 |
| 31 | 医学心理学 | 朱金富　林贤浩 | 978 - 7 - 5067 - 8225 - 8 |
| 32 | 医学影像学 | 邢 健　刘挨师 | 978 - 7 - 5067 - 8228 - 9 |
| 33 | 医学遗传学 | 李永芳 | 978 - 7 - 5067 - 8206 - 7 |
| 34 | 核医学 | 王雪梅 | 978 - 7 - 5067 - 8209 - 8 |
| 35 | 全科医学概论 | 路孝琴　席 彪 | 978 - 7 - 5067 - 8192 - 3 |
| 36 | 临床循证医学 | 韩光亮　郭崇政 | 978 - 7 - 5067 - 8213 - 5 |
| 37 | 流行病学 | 冯向先 | 978 - 7 - 5067 - 8210 - 4 |
| 38 | 预防医学 | 姚应水 | 978 - 7 - 5067 - 8211 - 1 |
| 39 | 康复医学 | 杨少华　张秀花 | 978 - 7 - 5067 - 8214 - 4 |
| 40 | 医学文献检索 | 孙思琴 | 978 - 7 - 5067 - 8216 - 6 |

注:40 门主干教材均配套有中国医药科技出版社"爱慕课"在线学习平台。

# 前言

## PREFACE

　　人通过感觉器官从外界获得的信息大部分是由眼来完成的。盲和视力损伤不但对患者自身的生活和工作影响巨大，也会对社会和家庭造成负担。盲和视力损伤是世界范围内的严重公共卫生、社会和经济问题。防治盲和视力损伤能够最大限度地减轻对国家、社会和人民健康所造成的损失，因此一直是全世界和我国主要的公共卫生课题之一。为实现"视觉2020"根治可避免盲的宏伟目标，使我国人人享有看见的权利，眼科学是医学教育中不可或缺的一课。

　　眼科学是研究视觉器官疾病的发生、发展、转归、诊断、治疗、预防及康复的医学科学。视觉器官具有其自身的特点及复杂的功能。眼科学是一门独立的学科，是临床医学的重要分支学科。眼科学与基础医学和其他临床学科有着密切的关系。

　　本教材是全国普通高等医学院校五年制临床医学专业"十三五"规划教材之一，主要针对普通高等医学院校学生眼科专业教学而设计，坚持"三基"（基本理论、基本知识、基本技能）"五性"（思想性、科学性、先进性、启发性、适用性）的原则，以强化医学生职业道德、医学人文素养教育和临床实践能力培养为核心，注重临床思维能力和临床实践操作能力、职业道德和人文素养的培养。

　　由于大多数医学生将来从事的是非眼科专业，本教材与国家执业医师资格考试和职称考试相对接，与住院医师规范化培训相衔接，根据眼科学教学大纲的基本要求和课程特点编写而成。本书重点介绍了眼的组织与解剖、胚胎发育、生理生化、遗传学、眼科用药、流行病学、眼科检查、眼睑病、泪器病、眼表疾病、结膜病、角膜病、巩膜病、晶状体病、青光眼、葡萄膜疾病、玻璃体疾病、视网膜病、视路疾病、屈光不正、斜视与弱视、眼眶疾病、眼外伤、全身疾病的眼部表现、防盲治盲等内容，设置了"学习要求""案例讨论""知识链接""本章小结""思考题"等模块，配有精美图片，言简意赅，重点明确，同时又突出了与其他医学学科的联系，体现临床医学专业特色，使学生能够融会贯通，提高学习兴趣，具有实用性强、易学易懂的特点。

　　感谢各位编者单位的领导和同事们的大力支持，感谢第三军医大学郑莎对本书编写工作的辛勤付出，感谢温州医科大学厉芬芬为本书绘制出大量精美图片。

　　由于医学科学技术的快速发展和编者水平有限，本书可能会有不足之处，恳请广大读者批评指正。

编者

2016 年 3 月

# 第一章 绪 论

**学习要求**

1. **掌握** 眼科学的定义；眼科学在临床医学中的作用和地位。
2. **熟悉** 现代科技发展对眼科学的作用。
3. **了解** 眼科学发展简史。

## 第一节 眼科学发展简史

眼科学（Ophthalmology）是研究视觉器官疾病的发生、发展、转归、诊断、治疗、预防及康复的医学科学。视觉器官具有其自身的特点及复杂的功能。眼科学是一门独立的学科，是临床医学的重要分支学科。

眼科学的发展是一个漫长的过程。公元前 1700 多年的古巴比伦就有对眼病的记载。14～16 世纪文艺复兴后期眼科学的雏形在欧洲初步形成。17 世纪认识了眼的屈光成像原理，18 世纪有了白内障摘除术。19 世纪，眼科学开始脱离于外科学成为一门独立的学科。眼科学家对调节、屈光、色觉和色盲的机制有了初步的研究。1851 年德国的 Helmholtz 发明了检眼镜，是眼科学划时代的进步，是眼科学发展史上的里程碑。眼科学从此真正脱离外科而独立，开始向现代眼科学迈进。

20 世纪，眼科学伴随科学技术的迅猛发展得到了进一步发展。1905 年 Schiötz 发明了压陷式眼压计。1911 年 Gullstrand Allvar 发明了裂隙灯显微镜。1922 年 Carl Zeiss 和 Holmgren 研制出双目手术显微镜。第二次世界大战后，眼科学更是迎来了黄金时期，先后发明了人工晶状体植入术、应用超声波进行眼部活体测量和诊断眼病、荧光素眼底血管造影术和电生理诊断、激光治疗多种眼病。1946 年使用显微镜开展眼科显微手术，眼科进入了显微手术时代。1967 年 Kelman 最先开展超声乳化白内障手术。1971 年 Machemar 发明了玻璃体注吸切割器，并进行了闭合式玻璃体切割术。20 世纪 80 年代，开展准分子激光屈光矫正手术。20 世纪 90 年代至今，随着计算机技术的应用，出现了计算机辅助的自动视野计、超声活体显微镜、相干光断层成像、角膜共焦生物显微镜、Heidelberg 视网膜地形图（HRT）、偏振激光扫描检测仪（GDx）、眼反应分析仪等，提高了眼病的诊断、治疗及预防水平。

进入 21 世纪以来，眼科学在其他相关学科发展的基础上，在基础和临床方面取得了更进一步的发展，主要表现在新病种的发现、新技术的采用、新理论的提出及新手术的设计等方面。由于视觉分子生理学、眼组织生物物理学、生物化学、实验病理学及实验胚胎学等方面的工作，使临床眼科病理、病因、药理、毒理等方面都取得了新的进展。

我国最早的眼病记录出现在公元前 14 世纪。传世的精要文献有《黄帝内经》《龙树眼论》《神农本草经》《诸病源候论》《原机启微》《审视瑶函》《目经大成》等，对眼病的认识、诊治均有系统性描述，更有针拨白内障、烧灼疗法治疗角膜溃疡等眼病治疗手段。

我国现代眼科学是在 19 世纪从西方传入的。1834 年美国医师 Peter Parker 在广州开设"广东眼科医院"，后更名为"博济医院"，1866 年在此院内设医校，即中山医科大学前身。

1903年美籍医师贺庆在北京开办同仁医院，即北京同仁医院前身。1918年北京协和医学院将眼科与耳鼻喉科分开，成立独立眼科。1924年李清茂教授翻译出版《梅氏眼科学》，开始以中文系统地介绍现代眼科学。以眼科为重点的综合医院或眼科专科医院相继成立，如北京同仁医院、华西大学的眼耳鼻喉科医院。1937年，中华眼科学会正式成立。

　　1949年新中国成立之后，我国现代眼科学才真正获得发展。1950年，中华眼科学会重组。截至目前中华眼科学会已成立了防盲治盲、青光眼、白内障、角膜病、眼底病、眼外伤、眼整形及眼眶病、眼免疫、眼病理、眼视光学、斜视和小儿眼科、视觉生理等学组。1951年《中华眼科杂志》创刊。1955年，我国汤飞凡、张晓楼成功分离和培养沙眼衣原体，这是唯一由中国人发现的重要衣原体，受到了国际眼科界的普遍重视。1959年缪天荣研制出对数视力表。

**知识链接**

　　1955年汤飞凡等在世界上首次用鸡胚分离方法培养沙眼衣原体成功。这一成就解决了眼科界长期悬案沙眼的病原问题。为深入研究衣原体性疾病及禽畜衣原体病，奠定了基础。1981年获得国际沙眼防治组织授予的国际沙眼金质奖章。

　　2015年5月18日，第68届世界卫生大会在瑞士日内瓦召开。中国在一般性辩论发言中正式宣布：2014年中国达到了WHO根治致盲性沙眼的要求。从第一位致盲病因到消灭致盲性沙眼，经历了60多年时间，几代防盲眼科工作者在政府的领导下为此而努力。消灭致盲性沙眼是中国对世界沙眼防治的贡献。

　　改革开放以来，我国眼科学基础和临床水平迅速提高。1984年成立全国防盲指导组，将白内障复明手术列入国家计划，在全国范围内开展大规模的白内障复明工作。我国眼科界国内和国际交流进一步加强。中国现代眼科学历经几代人的努力，眼科学临床和基础学术水平有了飞跃式提高。中国眼科医师已经掌握了国际上先进的眼科诊治技能。在国际眼科学术期刊发表的文章数量逐年增加，质量不断提高。

　　由于我国各地区经济发展不均衡，眼科发展水平不均衡、眼科资源配置差距显著是我国目前眼科发展的重要问题。培养高质量的眼科专业人才，提高眼科医师的整体水平，促进我国眼科学进一步发展，是我国眼科界面临的重要任务。

## 第二节　眼科学在医学中的地位

　　眼是人体重要的感觉器官。外界物体反射的光线经过眼的屈光系统在视网膜上清晰成像，并将光冲动传送到大脑中枢而引起视觉。视觉是人最高级的认知过程。人通过感觉器官从外界获得的信息中，约90%是由眼来完成的。人的视觉敏锐程度对工作、生活和学习影响巨大，因此防治眼病具有重要意义。

### 一、眼科学与视光学、视觉科学

　　眼科学、视光学和视觉科学都与视觉信息有关，三者既紧密联系又有区别。眼科学主要工作的内容是研究视觉器官疾病的病因、病理、发展和转归以及预防、诊断、治疗和康复。从事眼科学相关医疗活动的人员称为眼科医师。

　　视光学（Optometry）属于理学学科，从事视光学的工作者称为视光师，主要研究眼的光学特征，从事屈光不正的检测和矫治，包括应用框架眼镜、角膜接触镜等来矫正屈光不正。

视觉科学（vision science）是指为探索视觉系统的解剖、生理、发育、视觉产生机制，视觉信息加工网络和通道，以及和视觉相关的认知和行为问题的交叉学科的统称，也泛指与视觉相关的一系列学科的统称，是认知科学的重要组成部分，是脑科学领域的分支。视觉科学的研究，不仅仅是为医学临床服务，从认知的层面上，它与记忆、思维、语言、学习等智能活动密切联系，具有哲学上的重要意义。从事视觉科学工作的可以是眼科医师、神经科医师、心理医师、视光师、计算机工程师、物理学家等研究工作者，所涉及研究的内容主要包括视觉神经科学、视觉心理物理学、视觉计算机科学、视觉认知心理学等。

## 二、眼科学与其他医学学科

眼既是具有人体其他脏器许多共性的生物器官，又是将光作为适宜刺激的光学器官，具有生物和光学器官的双重性。视觉除了基本的视力外，还包含色觉、立体视觉和运动视觉。

眼科学与其他临床学科有着密切的关系。视觉器官的病变与全身其他系统疾病关系密切，许多全身性疾病在眼部有特殊的表现和并发症。人眼是全身唯一可以直接动态观察活体血管的器官。因此，眼底检查是观察和诊断许多全身性疾病的有用方法。部分全身系统疾病或药物作用都可以引起眼部的改变。人眼发育与机体发育密不可分。许多全身发育性疾病也伴有眼部发育异常。同时，许多眼部疾病在全身系统也会有所体现。某些全身性疾病可以根据眼部的一些特征性改变进行早期诊断、临床分期、估计预后以及治疗评价。同时，某些眼部病变首先表现也可为全身症状。因此，即便是全科医师也应掌握基础的眼科知识。

眼科学与基础医学的关系非常密切。基础医学与相关学科的发展推动了眼科学的快速进步。眼科学已成为各种先进科学技术和医学技术发展中最具前景、最有望取得进展的领域之一。基础学科所取得的成就有助于阐明一些眼病的发病机制。例如，基因技术现广泛运用于眼科疾病，如遗传性眼病的诊断。随着全基因组关联分析和外显子捕获技术等基因检测技术的应用，遗传性眼病确诊基因的研究发现了许多新的致病基因。眼部疾病的基因治疗是当前研究的一大热点，基因靶向投放技术的突破，使得载体到达目标基因的能力大幅提高。由此，眼科学进而出现了眼遗传学、眼免疫学等许多新的分支。

## 第三节　现代科技发展与眼科学进展

医学是人类防治疾病的科学。科学技术推动人类社会不断进步，科学技术的发展也对医学产生巨大的影响。眼科学作为医学的一个分支，在现代科技发展的影响下出现了飞跃的发展，新理论、新技术、新方法不断出现，临床与基础眼科学研究有了巨大的进步。

20世纪前，人们对眼科疾病的认识主要集中在各种光学系统的辅助下用肉眼进行观察。20世纪后半叶，现代科技运用于医学领域，医学影像学发展迅猛。人们可以多方位、多层次观察眼部解剖结构和病理变化。眼科影像诊断按其像能来源可分为射线诊断系列、声像诊断系列、眼底血管造影系列、光信息图像分析系列等。通过这些影像诊断，使眼科医师更加深入、客观、细致地认识眼部疾病。

现代科技大大推动了眼部疾病的药物治疗。新的药物不断出现，如新型抗炎药物、抗青光眼药物、青光眼术中和术后抗瘢痕药物、角膜移植术后抗排斥药物等，特别是抗血管内皮生长因子药物在眼科临床的广泛使用，更是挽救了无数患者的视力，是现代科技在眼科学药物治疗的范例。

眼科手术的进步更是离不开现代科技的发展。新的手术方式层出不穷，手术效果得到了质的飞跃。新型白内障超声乳化摘除术，高速、微创玻璃体手术，飞秒激光准分子屈光手术等，不但提升了手术效果，更是使许多以往无法治疗的眼病看到了希望。

现代科技材料学的发展，使许多高性能生物材料作为替代材料，运用于眼科疾病的治疗。新型人工晶状体、人工角膜、小梁手术及眼眶手术填充材料、角膜接触镜等的使用，提升了手术效果，提高了眼病患者的生存质量。

激光技术在眼部的成功应用是现代科技推动眼科临床治疗的结果。激光已广泛运用于眼科疾病的诊断治疗，如共焦照相技术、相干光断层扫描、眼底疾病的激光治疗、准分子激光屈光手术等。纳米技术、光学成像技术、计算机技术等现代高新技术的使用使眼科学发展迈上了新的台阶。

随着生活水平的提高，人们对视觉提出了更高的要求。现代科技与眼科学的完美结合是眼科学进步的基础。21 世纪是生物医学的时代，是信息技术和科学技术高度发达的时代。高新技术在眼科学的应用使人民生活水平显著改善，人类将进入一个更加美好的新时代。

 **本章小结**

眼科学是研究视觉器官疾病的发生、发展、转归、诊断、治疗、预防及康复的医学科学。视觉器官具有其自身的特点及复杂的功能。眼科学是一门独立的学科，是临床医学的重要分支学科。眼科学、视光学和视觉科学都与视觉信息有关，三者既紧密联系又有区别。眼科学与其他临床学科及基础医学关系密切。现代科技的发展推动了眼科学的进步。

 **思考题**

1. 简述眼科学的定义。
2. 眼科学与视光学和视觉科学的关系是什么？
3. 举例说明现代科技的发展推动了眼科学的进步。

（卢　海）

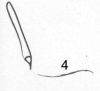

# 第二章 眼科学基础

## 第一节 眼的组织与解剖

### 一、眼球

眼球（eye ball）由眼球壁和眼球内容物及附属器组成，周围有眶脂肪衬垫、结缔组织及眼肌等包绕。成人眼球的前后径约 24mm，眼球向前平视时，一般突出于外侧眶缘 12～14mm，两眼球突出度相差通常不超过 2mm（图 2-1）。

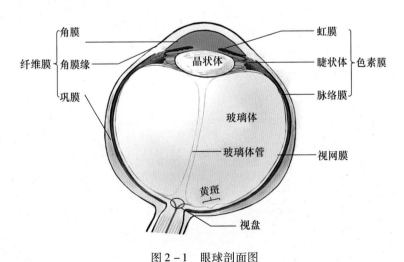

图 2-1 眼球剖面图

#### （一）眼球壁

眼球壁分为 3 层（由外到内）：纤维膜、色素膜、视网膜。

**1. 纤维膜** 纤维膜由致密纤维组织构成，前 1/6 为透明的角膜，后 5/6 为瓷白色不透明的巩膜，两者移行处为角膜缘。

（1）角膜（cornea） 角膜横径略大于垂直径，中央部厚度略薄于周边部。组织学上由外向内分为5层（图2-2）。

上皮细胞层（epithelium）：由5~6层复层鳞状上皮组成，细胞间的紧密连接使其发挥屏障作用。对细菌有较强的抵抗力，再生能力强，损伤后修复快且不留瘢痕。感觉神经末梢主要分布在此层，因此感觉灵敏。

前弹力层（Bowman's membrane）：是一层透明均质薄膜，对机械损伤的抵抗力较强，对化学损伤的抵抗力较弱。损伤后不能再生，愈合时由瘢痕组织代替，临床上形成角膜薄翳或白斑。

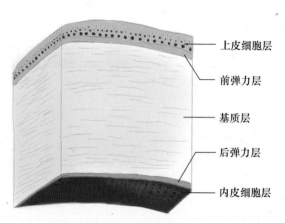

图2-2 角膜组织结构示意图

基质层（stroma）：占角膜全厚度的90%以上，由排列整齐的纤维薄板规则交错排列而成，损伤后不能再生，由瘢痕组织代替。当间质水肿，角膜出现混浊。

后弹力层（descemet membrane）：是一层内皮细胞分泌的弹性均质层，对化学性物质抵抗力较强，损伤后可迅速再生。后弹力层与基质层连接不紧密，在外伤和病理状态下，可能发生后弹力层脱离。

内皮细胞层（endothelium）：为一层六角形扁平细胞构成，具有角膜-房水屏障作用。内皮细胞密度随年龄增加而减低，且损伤后不能再生，其缺损区域由邻近的内皮细胞扩展和移行覆盖。

（2）角膜缘（limbus） 角膜缘是从透明角膜到不透明巩膜之间的移行区。前缘起于前弹力层的止端，后缘止于后弹力层止端，即Schwalbe线。角膜缘是临床内眼手术切口的标志，是角膜干细胞所在区域。

（3）巩膜（sclera） 巩膜质地坚韧，呈瓷白色，前部与角膜相连，后部在与视神经交接处分为两层：外2/3与视神经鞘膜的硬脑膜相移行，内1/3形成巩膜筛板（视神经节细胞轴突穿过）。组织学上，巩膜分为3层，即表层、基质层与棕黑层。

**2. 葡萄膜** 富含色素和血管，又称色素膜，具有遮光、供给眼球营养的功能。自前向后分为虹膜、睫状体和脉络膜3部分（图2-3）。

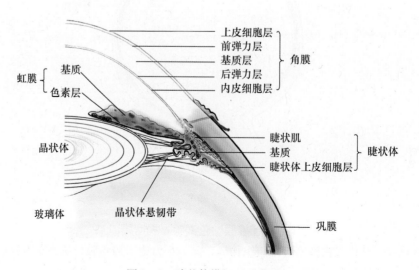

图2-3 睫状体横切面示意图

（1）虹膜（iris）　位于晶状体前方，分隔前房和后房，形如车轮，中央有瞳孔。瞳孔大小受环形瞳孔括约肌和放射状的瞳孔开大肌调节，是瞳孔对光反射的基础条件。虹膜主要由前部的基质和后部的色素上皮层构成。

（2）睫状体（ciliary body）　前接虹膜根部，后与脉络膜相连。矢状面呈三角形，基底在前。前1/3肥厚，称睫状冠。后2/3薄而平坦，称为睫状体扁平部。睫状体到晶状体赤道部有晶状体悬韧带相连。组织学上，睫状体从外向内分为睫状肌（纵行肌纤维、环形肌纤维、放射状肌纤维）、基质（富含血管）和睫状体上皮层（色素上皮层；无色素上皮层：分泌房水）。眼－房水屏障由无色素上皮细胞的细胞间紧密连接构成。

（3）脉络膜（choroid）　前起于锯齿缘（睫状体扁平部与脉络膜连接处呈锯齿状的结构），后止于视盘周围。组织学上，脉络膜从外向内分为血管层（供给视网膜外层和黄斑部营养）和 Bruch 膜（玻璃样薄膜）。

**3. 视网膜（retina）**　是一层由锯齿缘到视盘的透明薄膜，由视网膜色素上皮层（外）和神经上皮层（内）组成。视网膜上重要的结构有黄斑和视盘（图2-4）。

黄斑（macula lutea）是视网膜后极部上下血管弓之间的无血管区，区域内的椭圆形凹陷称黄斑中心凹（macula fovea），凹陷的底部是中心小凹，只有视锥细胞集中于此，是视网膜上视觉最敏锐的部位。黄斑区色素上皮含有较多色素，在检眼镜下颜色较暗，中心凹处可见反光点。

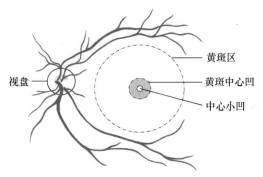

图2-4　黄斑和视盘示意图（右眼）

视盘（optic disc），又称视乳头（optic papilla），距黄斑鼻侧约3mm，是界限清楚、呈橙红色的圆形盘状结构，是视神经穿出眼球的区域。视盘中央的凹陷，称视杯（optic cup）。视盘处没有感光细胞，只有视网膜中央动、静脉穿出，所以在正常视野中形成生理盲点。

在组织学上，视网膜由外向内分10层：①视网膜色素上皮层（retinal pigment epithelium，RPE）；②光感受器层（photoreceptor layer）：感受弱光的视杆细胞（rod）和感受强光和色觉的视锥细胞（cone），视锥细胞主要集中在黄斑区，视杆细胞则分布周边区；③外界膜（outer limiting membrane）；④外核层（outer nuclear layer）；⑤外丛状层（outer plexiform layer）；⑥内核层（inner nuclear layer）；⑦内丛状层（inner plexiform layer）；⑧神经节细胞层（ganglion cell layer）；⑨神经纤维层（nerve fiber layer）；⑩内界膜（inner limiting membrane）。第2到第10层为视网膜神经上皮层（图2-5）。

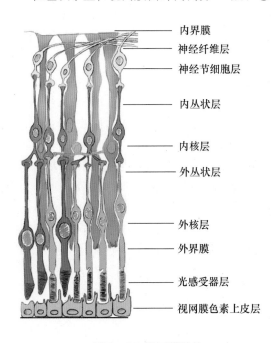

内界膜
神经纤维层
神经节细胞层
内丛状层
内核层
外丛状层
外核层
外界膜
光感受器层
视网膜色素上皮层

图2-5　视网膜结构

视网膜色素上皮层由排列整齐的单层六角形柱状色素上皮细胞组成，与脉络膜的玻璃膜紧贴。视网膜色素上皮层和神经上皮层之间存在一潜在间隙，视网膜脱离时两者常从此处分离。

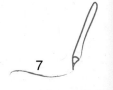

### （二）眼球内容物

眼球内容物包括房水、晶状体和玻璃体。它们与角膜组成透明的屈光系统，光线透过后到达成像系统，通过视觉神经传输到大脑视觉皮质获得视觉。

**1. 前房**（anterior chamber）、**后房**（posterior chamber） 前房是由角膜、虹膜、瞳孔区晶状体、睫状体前部共同围成的不封闭的空间。前房的周边部（角膜缘与虹膜根部前面）的隐窝，称前房角（angle of anterior chamber），前房角前外侧壁（角膜缘）内有前房角、小梁网（过滤房水）和 Schlemm 管（房水输出管道）（图 2 - 6）。

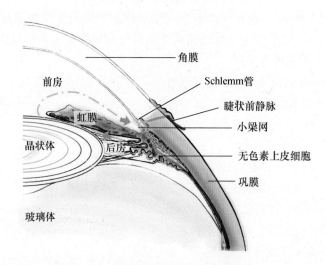

角膜
前房
Schlemm管
睫状前静脉
虹膜
小梁网
晶状体
后房
无色素上皮细胞
巩膜
玻璃体

图 2 - 6　前房角及房水主要引流途径

后房是由虹膜后方、晶状体、玻璃体前面以及睫状体构成的不封闭的空间。前房和后房通过虹膜的瞳孔区沟通。

**2. 房水**（aqueous humor） 是充满前房和后房的透明液体，主要成分为水。房水循环途径为：房水由无色素上皮细胞分泌，进入后房，越过瞳孔到达前房，再从前房角的小梁网进入 Schlemm 管，然后通过集液管和房水静脉，汇入巩膜表面的睫状前静脉，回流到血液循环（图 2 - 6）。另有少部分房水从房角的睫状带经由葡萄膜—巩膜途径引流或通过虹膜表面隐窝吸收，更有极小部分可经玻璃体和视网膜排出。

**3. 晶状体**（lens） 为一富有弹性的双凸透镜，位于虹膜和玻璃体之间，借晶状体悬韧带悬挂在虹膜和玻璃体之间。晶状体形状可变，是重要的屈光介质之一。

在组织上分为（由外到里）：晶状体囊膜、晶状体纤维。晶状体囊膜是由晶状体上皮细胞和晶状体细胞分泌的透明、富有弹性的均质膜。晶状体纤维构成了晶状体的大部分，晶状体纤维不断分裂生长并将原来的纤维挤向中心，像"洋葱"一样一层层包裹着逐渐脱水硬化的纤维。随着年龄的增长，晶状体的重量逐渐增加，晶状体核也越来越大，弹性逐渐下降，透明性也下降。

**4. 玻璃体**（vitreous body） 位于晶状体之后的玻璃体腔内。主要成分是水和胶质，占眼球容积的 4/5。玻璃体由玻璃体皮质、中央玻璃体和中央管构成。玻璃体外周黏稠部分为玻璃体皮质，内部稀薄的部分为中央玻璃体，中央可见密度较低的狭长漏斗状管，称为中央管，在胚胎时有玻璃体动脉通过。

## 二、眼眶及眼附属器

### （一）眼眶

眼眶（orbit）由 7 块颅骨构成，包括额骨、筛骨、泪骨、上颌骨、蝶骨、腭骨和颧骨（图 2 - 7）。

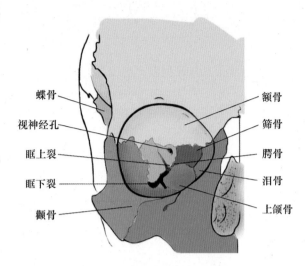

图 2-7  眼眶正面观（右眼）

眼眶有4个壁：上壁、下壁、内侧壁、外侧壁。除外侧壁比较坚固外，其他三壁骨质均菲薄。眼眶壁上有视神经孔（视神经和眼动脉穿过）、眶上裂（支配眼肌的神经、眼神经、眼静脉及交感神经纤维等穿过）、眶下裂等重要结构。

**（二）眼的附属器**

**1. 眼睑**（eye lids）  从外向内分为5层：皮肤层、皮下结缔组织层、肌层（眼轮匝肌、提上睑肌、Müller肌）、睑板层和结膜层。

**2. 结膜**（conjunctiva）  是一层薄而透明的黏膜组织，覆盖在眼睑后面和眼球前面，分为睑结膜、球结膜、穹窿结膜。

**3. 泪器**（lacrimal gland）  包括泪腺（分泌）和泪道（排出）两部分。泪道包括上、下睑的泪点，泪小管，泪囊和鼻泪管（图2-8）。

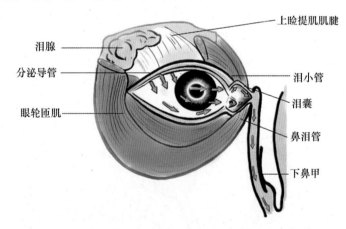

图 2-8  泪器及泪液的分泌与排泄

**4. 眼外肌**（extraocular muscles）  是控制眼球运动的肌肉，各有6条：4条直肌（上直肌、下直肌、内直肌和外直肌）和2条斜肌（上斜肌和下斜肌），眼外肌的功能见表2-1。

表 2-1  眼外肌的名称及功能

| 名　称 | 功　能 | 名　称 | 功　能 |
|---|---|---|---|
| 上直肌 | 上转，内转，内旋 | 下直肌 | 下转，内转，外旋 |
| 内直肌 | 内转 | 外直肌 | 外转 |
| 上斜肌 | 下转，外转，内旋 | 下斜肌 | 上转，外转，外旋 |

## 三、视路

视路（visual pathway）是视觉信息从视网膜光感受器开始，到大脑枕叶视中枢的传导径路，包括视神经（optic nerve）、视交叉（optic chiasma）、视束（optic tract）、外侧膝状体（lateral geniculate body）、视放射（optic radiations）和枕叶视皮质（visual cortex）（图2-9）。

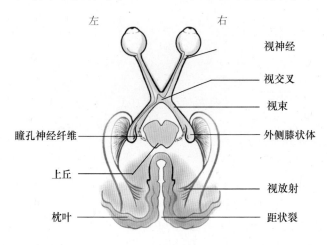

图2-9 视路示意图

视神经是从视盘到视交叉的一段，外面有3层脑膜延续的神经髓鞘包裹。视神经全长约40mm，按其部位划分为眼内段（从视盘到穿出眼球）、眶内段、管内段、颅内段。视交叉处，视网膜鼻侧纤维交叉到对侧，而颞侧纤维不交叉。如若视交叉之后的视路损伤，视野常表现为同侧性。

瞳孔对光反应（reaction of pupil to light）与视路相关却又不同。当光照射一眼后，光反射传入纤维与视觉纤维伴行，但在外侧膝状体前就离开了视束，经四叠体上丘臂至中脑顶盖前核。在核内换元后，一部分纤维与缩瞳核（简称E-W核）联系，另一部分交叉到对侧，与对侧的E-W核联系。接着，光反射传出纤维从E-W核发出，随动眼神经入眶，在睫状神经节处换元后经睫状短神经入眼，至瞳孔括约肌，引起两眼瞳孔同时收缩（图2-10）。

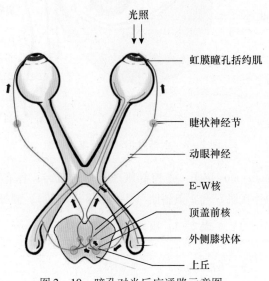

图2-10 瞳孔对光反应通路示意图

### 四、眼部血管和神经

#### （一）动脉

眼球的血液供应来自眼动脉。由颈内动脉分出的眼动脉经视神经管入眶，分为视网膜中央血管系统，供应视网膜内数层（第二、第三级神经元和视神经球内部分）；睫状血管系统，供应除视网膜中央动脉之外的眼球其他部分。

#### （二）静脉

眼的静脉血主要通过3个方向回流：眼上下静脉至海绵窦（最主要）；眼静脉与内眦静脉吻合至面静脉系统；直接汇入翼状静脉丛。

**1. 视网膜中央静脉**　与视网膜中央动脉伴行，通过检眼镜在正常人眼底可观察到动、静脉直径比约为2：3。视网膜中央静脉收集视网膜内5层、视盘和视神经部分的血液。

**2. 涡静脉**　该静脉主要接受脉络膜、部分虹膜睫状体以及视网膜外层的静脉血，也接受巩膜血管丛和角膜缘血管网的血液。

**3. 睫状前静脉**　主要回流虹膜、睫状体的血液。此外，还在巩膜内参与房水引流。

#### （三）神经

**1. 运动神经**　滑车神经支配上斜肌，展神经支配外直肌，剩下的眼外肌由动眼神经支配。动眼神经副交感纤维支配睫状肌和瞳孔括约肌。面神经的颞支和颧支支配眼轮匝肌完成闭睑动作。

**2. 感觉神经**　眼神经（三叉神经第一支）负责眼球、上眼睑、泪腺等部位。上颌神经（三叉神经第二支）负责下眼睑的感觉。

# 第二节　眼的胚胎发育

## 一、胚眼

人体所有器官、组织均自一个受精卵发育而成，而眼的各组成部分是通过复杂的基因调控网络发育和分化而成。眼，特别是视网膜，是大脑的延伸部分，所以眼的发育与神经系统特别是中枢神经系统的发育密切相关。在胚胎发育出内胚层、中胚层、外胚层，形成胚板后，胚板的外胚层细胞逐渐增生形成神经板。神经板内陷成神经沟（optic sulci），神经沟两缘高起逐渐闭合成神经管时，头部在脊索方向发育成较宽的两叶状态，即前脑的始基。人眼胚胎发育早期小结见表2-2、图2-11。

表2-2　眼胚胎的早期发育

| 发育时间 | 眼胚胎发育（依次序） | 发育来源 |
| --- | --- | --- |
| 第3周 | 视窝 | 由神经沟两侧内陷形成 |
| 第4周 | 视泡 | 由视小窝向外侧突起形成的对称囊状突起 |
| | 视杯 | 由视泡外侧内陷形成 |
| | 眼胚内板和外板 | 由视杯内陷形成的两层相邻结构 |

## 二、眼球的发育

眼球各部分的发育往往是同时发生和进行的，人胚眼各组织发育的时间见表2-3。

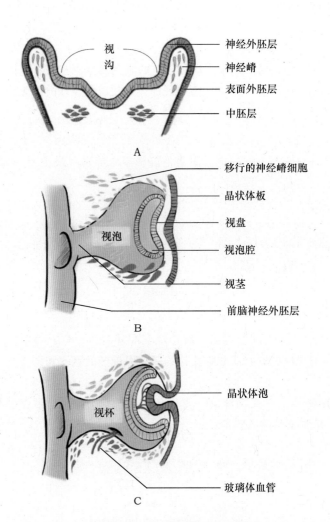

图2-11 人眼胚胎发育早期
A. 第3周末；B. 第4周；C. 第5周

表2-3 人胚眼各组织发育的时间表

| 时间 | 眼前段结构发育情况 | 眼后段结构发育情况 |
| --- | --- | --- |
| 第4周 | 晶状体板形成 | 分化出视网膜色素上皮细胞 |
| 第5周 | 角膜发育、晶状体泡形成 | 出现原始玻璃体、玻璃体血管发育、色素膜形成 |
| 第6周 | 眼前血管发育 | 次级玻璃体形成、视网膜色素上皮分化 |
| 第7周 | 巩膜、前房角开始分化 | 脉络膜血管分化、神经节细胞向视盘移动 |
| 第3个月 | 睫状体、角膜缘发育，巩膜致密 | 视杆前体细胞、视锥前体细胞分化 |
| 第4个月 | 角膜后弹力层、Schlemm管形成 | 第三玻璃体、视网膜血管开始形成 |
| 第5个月 | 虹膜基质血管化 | 光感受器分化 |
| 第6个月 | 瞳孔开大肌分化、鼻泪管系统独立 | 视锥细胞分化 |
| 第7个月 | 锯齿缘分化 | 脉络膜出现色素、视杆细胞分化 |
| 第8个月 | 前房角完全形成 | 玻璃体血管系统消失 |
| 第9个月 | 瞳孔膜消失 | 视网膜血管达颞侧周边 |
| 出生后 | | 黄斑发育 |

### （一）眼前段结构发育

**1. 角膜、巩膜、虹膜、睫状体和眼前房、眼后房发育**　见表2-3。

**2. 晶状体发育**　胚胎第4周时，晶状体泡与体表外胚层完全分开并开始分化。最初只有一层上皮，之后晶状体泡后壁细胞逐渐变长并向前生长。在第6~7周占据晶状体中心部分成为胎生晶状体核。在此之后，赤道部的晶状体细胞在胚胎第7周以后也开始分裂，分化成为第二晶状体纤维并包围胎生晶状体核，且前后相接而形成缝合线。这种形式的细胞分裂持续至20岁左右。

### （二）眼后段结构发育

**1. 玻璃体发育**　玻璃体发育可分为3个阶段：胚胎第4~5周，晶状体泡和视泡之间的原纤维、间充质细胞以及玻璃体血管共同形成原始玻璃体。胚胎第6~12周，玻璃体血管逐渐萎缩退化，同时视杯内层细胞分泌形成第二玻璃体，它的体积越来越大，逐渐将原始玻璃体挤向玻璃体中央和晶状体后面，最终形成从晶状体后部延伸至视神经的漏斗状玻璃体中央管（Cloquet管）。在胚胎第3~4个月时，第二玻璃体的胶原纤维浓缩并延伸至晶状体赤道部位置，构成第三玻璃体，是负责调节晶状体屈光力的悬韧带的起源。在胚胎第7个月时，晶状体悬韧带仍较薄，到出生时才发育完成。

**2. 视网膜发育**　视网膜由视杯内、外两层共同分化而成，外层分化为色素上皮层，内层则高度分化形成神经视网膜层。神经视网膜层所包含的各类细胞在胚胎第6周起，按照特定的次序先后分化而成。神经节细胞、水平细胞和视锥细胞是先后出现；之后是无长突细胞、Müller细胞和双极细胞依次出现，视杆细胞是发育最迟的视网膜神经细胞类型。胚胎第3个月时，黄斑开始出现，但之后发育很缓慢，直到胚胎第7~8个月，黄斑区再次快速发育。出生时，黄斑区发育未完全，直到胎儿出生后4个月才发育完成。

## 三、眼附属器的发育

眼球发育的同时，眼的附属器也在不断发育成熟。

### （一）眼眶

与眼球的发育来源不同，眼眶的发育源自胚胎第4周时视杯周围的中胚层组织。眼眶的发育相对眼球的发育来说比较慢，并且需要眼球发育的支撑，这种慢速发育持续到青春期。

### （二）眼睑、结膜

胚胎第7周，眼球前房与角膜上皮相邻的表面外胚层形成上、下两个皱褶，分别发育成上睑、下睑。胚胎第10周时，上睑、下睑的边缘相互融合，直到第5个月末才逐渐分开。

### （三）泪器

泪腺在胚胎第6~7周开始发育。在胚胎第6周时，表皮外胚层在外侧鼻突和上颌突之间下陷成沟，逐渐形成管道，此为泪道的起始。胚胎第7个月时，上泪点、下泪点开通。胚胎第8个月，鼻泪管下口开放，至出生前泪道完全通畅。

### （四）眼外肌

胚胎第5周，已有上直肌、下直肌、内直肌和下斜肌肌纤维形成，之后出现外直肌和上斜肌的始基。第6周时，各个眼肌已完全分开。第10周时，上直肌分化出提上睑肌，第11周该肌发育完全，所以当上直肌发育不全时，常同时伴有提上睑肌发育不全。胚胎第3个月时，眼外肌肌腱在眼球赤道附近与巩膜融合。

## 四、眼部组织的发育来源

眼部各组织结构的发育来源于胚胎的外胚层和中胚层，为了与前文对应，这里以眼球的结构为序分别叙述，见表2-4。

表2-4　眼组织的胚胎发育起源

| 眼部组织 | | | 发育起源 |
|---|---|---|---|
| 眼前段 | 角膜 | 上皮细胞层 | 源自外侧表面外胚层 |
| | | 基质层和内皮细胞层 | 源自表面外胚层内侧的间充质细胞 |
| | 巩膜 | | 源自视杯周围的间充质细胞 |
| | 虹膜 | | 源自靠近视杯前缘的神经外胚层和位于晶状体和角膜之间的间充质细胞 |
| | 睫状体 | 无色素上皮层 | 源自眼胚内板 |
| | | 色素上皮层 | 源自眼胚外板 |
| | 眼房 | 前房 | 由晶状体泡和角膜之前的间充质细胞出现一个腔隙而成 |
| | | 后房 | 由虹膜、睫状体和晶状体之间的腔隙形成 |
| 眼后段 | 晶状体 | | 源自表面外胚层内陷而成的晶状体泡 |
| | 玻璃体 | | 源自晶状体泡和视泡之间的原纤维、间充质细胞以及玻璃体血管 |
| | 脉络膜 | | 源自眼胚外板周围的一层毛细血管网 |
| | 视网膜 | 色素上皮 | 源自眼胚外板 |
| | | 神经上皮 | 源自眼胚内板 |
| | 视神经 | | 由视网膜神经节细胞的神经纤维移行投射而成 |
| 眼附属器 | 眼眶组织 | | 源自胚胎第4周时视杯周围的中胚层组织 |
| | 睑结膜 | | 源自间充质细胞和表面外胚层的突起 |
| | 泪器 | 泪腺 | 源自胚胎第7周时的结膜上皮 |
| | | 泪道 | 源自胚胎第7周时表面外胚层由来的上皮组织 |
| | | 泪囊 | 源自胚胎第3个月泪道一部分出现的膨隆 |
| | 眼外肌 | | 源自胚胎第4周视杯周围的间充质细胞团 |

 案例讨论

　　**病例**　出生4个月的男婴，家长发现其右眼瞳孔区发白，出现"白瞳"现象，注视不良，至医院就诊。追溯病史，其母妊娠早期（2~3个月）曾患风疹。医师检查后发现"先天性白内障"，详细询问父母双方后未发现家族史。请问该患儿的初步诊断及病因是什么？该如何处理和治疗？

　　**分析**　患儿父母双方的家族中均无类似病患，初步排除遗传性眼病的可能。患儿母亲在妊娠早期曾患风疹，风疹有可能经胎盘感染胎儿，使眼内组织发育异常。因此，初步认为其病因为风疹病毒感染。下一步需要进一步检查眼内其他组织是否正常，如散瞳后检查眼底情况。患儿的白内障可通过手术摘除，视情况植入人工晶状体或配戴眼镜。如有其他并发症，应对症处理。

# 第三节　眼的生理生化

　　眼部组织的正常生理活动依赖于各部组织的解剖组织特性，熟悉眼部正常胚胎发生、解剖结构和组织学特点是学习本节的基础。眼球作为屈光系统和视觉神经器官，本节将主要介绍眼球的屈光成像和感光换能功能，屈光系统相关结构及生物作用见表2-5。

表 2 – 5　屈光系统相关的组织及其生物作用

| 组织 | 生物作用 |
| --- | --- |
| 泪膜 | 润滑眼球表面，防止角膜、结膜干燥，保持角膜光学特性，供给角膜氧气以及冲洗，抵御眼球表面异物和微生物 |
| 角膜 | 维持眼球的完整性，保护眼内容物，透过光线并参与屈光，感知环境及外界刺激，渗透作用等 |
| 虹膜 | 调节瞳孔大小，改变入眼光线强弱 |
| 睫状体 | 分泌房水、黏多糖酸，调节屈光力，调节眼内压力 |
| 房水 | 屈光介质，维持眼内组织代谢，调节眼压 |
| 晶状体 | 可调节的眼屈光介质，吸收紫外线、保护视网膜 |
| 玻璃体 | 眼屈光介质，具有黏弹性、渗透性和透明性 |

## 一、泪膜

泪膜（tear film）是覆盖于眼球前表面的一层液体，为眼表结构的重要组成部分。泪膜分为 3 层（由外至内）：脂质层（睑板腺分泌，阻止泪液蒸发）、水液层（泪腺和副泪腺分泌）和黏蛋白层（结膜杯状细胞分泌，降低表面张力）。

泪膜的生理作用见表 2 – 5。泪膜的成分改变、眼球表面的不规则以及眼睑与眼球间的解剖位置、运动不协调均可导致泪膜质或量的异常，从而造成泪膜功能障碍。

## 二、角膜

角膜是眼屈光系统中屈光力最大的组织，总屈光力为 43D，占全眼屈光力的 70%（可见角膜的屈光力有巨大的改变潜力，这是众多屈光手术在角膜上施行的基础）。角膜组织结构排列有序，具有透明性以及良好的自我保护和修复能力。角膜上皮是眼部的第二个生物屏障（第一个为泪液层），在一定程度上抵御化学物质、微生物等的侵袭。若角膜内皮细胞损伤较多，则失去代偿功能，将造成角膜水肿和大疱性角膜病变。

角膜无血管，其营养代谢主要来自房水（内皮细胞）、泪膜（上皮细胞）和角膜缘血管网。主要能量物质是葡萄糖，大部分通过内皮细胞从房水中获取，约 10% 由泪膜和角膜缘血管供给。

角膜是人体最敏感的区域，有丰富的神经末梢，能敏锐地感受外界的刺激，这对于机体感受外界不良刺激并做出快速反应具有十分重要的意义。痛觉和触觉在角膜中央最敏感，通常临床采用棉丝刺激双眼角膜，以判断角膜知觉是否减退。

## 三、虹膜睫状体

### （一）虹膜

虹膜的间隔作用及其中央圆孔——瞳孔，构成光学系统上的光栅装置。根据外界光线的强弱，通过瞳孔反射路使瞳孔缩小或扩大，以调节进入眼内的光线，保证视网膜成像清晰。瞳孔大小与年龄、屈光状态、精神状态等因素有关。

虹膜富含血管，参与营养和抗体扩散渗透、吸收机制。虹膜组织血管丰富且密布三叉神经纤维网，在炎症反应时反应重且伴有剧烈的眼部疼痛。

### （二）睫状体

睫状体的无色素睫状上皮细胞分泌房水，与眼压及眼球内部组织营养代谢有关。无色素睫状上皮的紧密连接、虹膜组织的连接和虹膜血管构成血 – 房水屏障。血 – 房水屏障使得房水的化学成分与血液不同。脂溶性物质，如氧、二氧化碳可以高速率透过屏障，而蛋白质和其他的大分子则受到限制，不易透过。扁平部的无色素睫状上皮分泌黏多糖酸，这是玻璃体的主要成分之一。

睫状肌各个部分的协调收缩保证睫状体的调节功能。当睫状肌收缩时，悬韧带松弛，晶状体借助于本身的弹性变凸，屈光力增加，可看清近处的物体。

睫状肌还能调节眼内压力，睫状肌的止点除了巩膜突之外，还有巩膜突附近的巩膜内面及角巩膜小梁网。当睫状肌收缩时，巩膜突被牵引而向后移位，使 Schlemm 管开放，由裂隙变为圆形或椭圆形，在管内产生负压，吸引房水由前房流入 Schlemm 管。此外，睫状肌收缩时，也牵动房角网状组织，使小梁网的间隙变宽、网眼变大，增加房水流出易度。

### 四、房水

房水具有维持眼内组织（晶状体、玻璃体、角膜、小梁网等）的代谢作用，提供必要的营养（如葡萄糖、氨基酸等）维持其正常的运转，并从这些组织中带走代谢废物（如乳酸、丙酮酸等）。房水还维持、调节眼压，这对于维持眼球结构的完整性十分重要。房水由睫状体通过主动转运（约占75%）、超滤过和弥散等形式产生，生成速率为 $1.5 \sim 3 \mu l/min$。因睫状上皮细胞的血 – 房水屏障作用，房水中无血细胞，仅有微量蛋白，因此为光学通路提供了透明的屈光介质部分。血 – 房水屏障破坏时，房水中蛋白含量明显增加，视功能就受到损害。

### 五、脉络膜

脉络膜毛细血管层营养视神经上皮层的外层（自视细胞层至外丛状层）、视神经的一部分，且通常是黄斑区唯一的营养来源。这是在视网膜中央动脉阻塞时观察到黄斑区呈樱桃红点的原因。

眼球内血液总量的90%在脉络膜，其中70%在脉络膜毛细血管层。脉络膜的血液主要由睫状后短动脉供血，涡静脉回流，其内层的毛细血管通透性高，供应视网膜外层的营养。脉络膜毛细血管的通透特性使小分子的荧光素易于渗漏，而大分子的吲哚青绿造影剂不易渗漏，临床上能较好地显示脉络膜血管造影。

### 六、晶状体

晶状体是最主要的眼屈光介质之一，正常眼无调节状态下晶状体相当于 20D 的凸透镜。晶状体悬韧带源于睫状体的冠部和扁平部，附着在晶状体赤道部周围的前、后囊上，通过睫状肌的收缩、放松来共同完成眼的调节功能。晶状体透明度的保持依靠晶状体细胞结构的准确有序的排列。在晶状体因调节而改变形状时，同样保持透明性。晶状体对不同波长光线的透过率不同，紫外线的透过率较低。晶状体对光线的屏障作用减少了视网膜的光损伤。

晶状体是单纯上皮细胞结构，无血管和神经组织，其营养来自房水和玻璃体，主要通过无氧糖酵解途径获取能量。晶状体细胞正常的代谢活性是保证其透明性、完整性和光学性能的前提。晶状体囊是代谢转运的重要结构，当晶状体囊受损或房水代谢变化时，晶状体将发生混浊，形成白内障。

### 七、玻璃体

玻璃体是眼屈光介质的组成部分，具有三大物理特征，即黏弹性、渗透性和透明性，对光线的散射极少，并对晶状体、视网膜等组织有支持、减震和营养作用。玻璃体含有98%的水和0.15%的大分子，包括胶原、透明质酸和可溶性蛋白质，剩余的固体物质包括离子和低分子量的物质。

正常状况下的玻璃体呈凝胶状态，玻璃体的代谢极为缓慢，不能再生，具有塑形性、黏弹性和抗压缩性。出生后，随着眼球的逐渐增大，玻璃体量也随之增多。中年之后，规则排列的胶原纤维开始变形，黏弹性下降，玻璃体的胶原支架结构逐渐塌陷或收缩，水分析出，玻璃体凝胶成为液体，称玻璃体液化，出现飞蚊症。

### 八、视网膜

视网膜是中枢神经系统在眼的延续。视网膜的 10 层是个复杂的细胞网络。

#### （一）视网膜色素上皮

视网膜色素上皮（RPE）虽然是一单层结构，却具有多种复杂的生化功能，如维生素 A 的转运和代谢、药物解毒、合成黑色素和细胞外基质等，在视网膜外层与脉络膜之间选择性转送营养和代谢物质，对光感受器外节脱落的膜盘进行吞噬消化，并起到光感受器活动的色素屏障等环境维持作用。

这些过程对 RPE 提出了非常高的能量要求，因而 RPE 细胞含有 3 个主要生化途径的酶：糖酵解、三羧酸循环和戊糖磷酸循环。RPE 含有特别多的小过氧化物酶体，提示 RPE 在这样一个高氧化性和光线充足的环境中非常活跃地参与对大量自由基和氧化脂质的解毒作用。

此外，色素上皮细胞间的紧密连接可阻止脉络膜血管正常漏出液中的大分子物质进入视网膜，即血 - 视网膜外屏障（与脉络膜的 Bruch 膜共同组成视网膜 - 脉络膜屏障）作用，是生物滤过的重要角色。

#### （二）视网膜神经上皮

视网膜神经上皮中最重要的是神经元三级传递。光感受器细胞将接收的光刺激转化为电信号后，经过双极细胞等传递到神经节细胞，再由视神经沿视路传至大脑枕叶视觉中枢产生视觉，此为神经元的三级传递。

光感受器细胞通过视色素分子捕捉光子并将其转换为电刺激。人视网膜上有 4 种视色素：1 种在视杆细胞上（视紫质），3 种在视锥细胞。视锥细胞色素是视紫蓝质，根据吸收光谱，有对红光敏感的（570nm）、对蓝光敏感的（440nm）、对绿光敏感的（540nm）。这 3 种类型的色素细胞受到的刺激混合在一起，形成颜色视觉。视杆细胞的视色素是视紫红质，通过环鸟苷酸（cGMP），控制质膜的通透性，使细胞产生兴奋。在黑暗时，膜外高浓度的 cGMP 使外段膜保持开放，使钠离子和钙离子进入细胞；当光照时，磷酸二酯酶被转导蛋白激活，导致 cGMP 失活，浓度下降，从而引起外段 cGMP 激活通道关闭，细胞超极化，这就是视觉电信号的产生。

接着，双极细胞和水平细胞与光感受器通过交换化学神经递质，将视觉电信号进行第二次信息处理，经过化学突触传递到神经节细胞。

神经节细胞是唯一能将视觉信息再次编码传输到视觉中枢的细胞。在神经上皮中，电信号不仅是简单的纵向传递，还有横向传递和逆向反馈。视网膜虽薄，但其信号传输功能却十分强大。

## 第四节　眼遗传学概述

遗传病（hereditary disease）是指由于遗传物质（DNA，即脱氧核糖核酸）的异常改变所引起的疾病。眼遗传学是一门主要研究遗传性眼病及有眼部表现的全身性遗传病的遗传方式、发病机制及其可能的防治手段的学科。眼遗传病在人类疾病谱中占有重要的位置，在临床上，有 90% 的疾病与遗传因素相关，其中 20% ~ 30% 是遗传性眼病或包含眼部异常的多器官疾病。在这一节中，我们将眼遗传病广义地定义为与眼相关的遗传病，方便学生的理解。

### 一、临床遗传学

根据遗传方式与遗传物质的关系，可将眼遗传病分为四大类：染色体遗传病、单基因遗传病、多基因遗传病和线粒体遗传病。除此之外，遗传因素也决定个体具有易患某种或某类疾病的倾向性，称为遗传易感性，如某些患者易患春季卡他性结膜炎。

### （一）眼遗传病

**1. 染色体遗传病**　是指由于染色体数目或结构异常所导致的疾病。染色体数目异常是指正常的二倍染色体变为单倍或 3 倍染色体。染色体结构异常往往指染色体结构上有较大的改变，如染色体置换、倒位或重复等。

常见的染色体遗传性眼病包括第 13 号染色体的结构异常所致的视网膜母细胞瘤、第 21 号染色体多出 1 条的 Down 综合征（眼部表现为小睑裂、内眦赘皮、过宽眼距、眼球震颤等）和缺失 1 条 X 染色体所致的 Turner 综合征（眼部表现为内眦赘皮、上睑下垂、蓝巩膜等）。

**2. 单基因遗传病**　单基因遗传病往往指由于单个基因的异常（即突变）所致的疾病。单基因遗传病具有遗传异质性，即不同的基因异常可有相同的临床表现，如视网膜色素变性可有常染色体显性遗传、常染色体隐性遗传和性连锁隐性遗传等类型。人类最常见的单基因遗传性眼病是以夜盲和视野缩窄为特征性表现的视网膜色素变性。

常见单基因眼遗传病小结见表 2 - 6 所示。

**表 2 - 6　常见单基因眼遗传病的类型和特征**

| 遗传类型 | 常见眼病 | 疾病特征 | 基因诊断 | 治疗 |
|---|---|---|---|---|
| 常染色体显性遗传 | | | | |
| | 结节状角膜营养不良 | 角膜呈结节状变性 | 可行 | 可行 |
| | 大角膜 | 角膜直径大于 13mm | 可行 | 较难 |
| | 视网膜色素变性 | 夜盲和视野缩小 | 可行 | 较难 |
| | 先天性白内障 | 出生后视力差，白瞳症 | 可行 | 可行 |
| | 先天性晶体异位 | 晶状体异位 | 可行 | 可行 |
| | 先天性无虹膜 | 无虹膜 | 可行 | 可行 |
| 常染色体隐性遗传 | | | | |
| | 斑状角膜营养不良 | 角膜呈斑驳样变性 | 可行 | 可行 |
| | 先天性无眼球 | 无眼球 | 可行 | 难 |
| | 视网膜色素变性 | 夜盲和视野缩小 | 可行 | 较难 |
| | 先天性白内障 | 出生后视力差，白瞳症 | 可行 | 可行 |
| | 先天性青光眼 | 高眼压，"牛眼" | 可行 | 可行 |
| X 染色体遗传 | | | | |
| | 大角膜 | 角膜直径大于 13mm | 可行 | 较难 |
| | 红绿色盲 | 表现为红绿色盲 | 可行 | 较难 |
| | 先天性视网膜劈裂 | 视网膜层间劈裂 | 可行 | 可行 |
| | 视网膜色素变性 | 夜盲和视野缩小 | 可行 | 较难 |

（1）常染色体显性眼遗传病　致病基因位于第 1 ~ 22 号染色体（又称常染色体）上，基因变异为杂合子（如 Aa）即可导致疾病的发生。常见的常染色体显性眼遗传病小结如表 2 - 6 所示。

这种遗传类型的疾病有其明显的遗传特征：①假如家系足够大（家族成员多），每一代可现发病的患者；②患者父母必有一方也是患者；③男、女发病概率相等；④杂合子变异（Aa）患者与正常人配偶（基因型为 aa）所生的子女有 50% 的概率患病，50% 的概率为正常。

（2）常染色体隐性眼遗传病　致病基因也位于常染色体上，只有基因变异为纯合子（如 aa 基因型）才会导致疾病的发生，杂合子（如 Aa 基因型）不会引起发病。常见的常染色体隐性眼遗传病小结如表 2 - 6 所示。

此类遗传类型疾病的特点：①患者多为散发病例，无连续传代现象；②家族中近亲结婚现象会使后代患病概率增加；③男、女发病概率均等；④两个杂合（Aa）的正常人（杂合基因变异的携带者）在子女有 25% 的概率为纯合变异（aa）的基因型而发病，25% 的概率为完全的正常基因型（AA），另有 50% 的概率为携带者。

（3）性染色体连锁眼遗传病　性染色体包括 X 染色体和 Y 染色体，其中 Y 染色体只存在于男性，因此女性为 XX，男性则为 XY。一般情况下，多指 X 染色体连锁（X-linked，XL）的遗传病，并且 X 染色体连锁的隐性疾病比较常见。X 染色体连锁隐性遗传病的特征：①绝对没有男性直接传给下一代男性的遗传现象，但女性携带者可遗传给下一代女性（也是携带者）；②男性患者多于女性患者；③女性携带者（杂合子变异）不发病或程度较轻；④隔代遗传现象。

常见的常染色体显性眼遗传病小结如表 2-6 所示。红绿色盲是典型的 X 染色体隐性遗传病。

**3. 多基因遗传病**　受到 2 对或 2 对以上等位基因的调控，并受到环境等非遗传因素共同作用下发生、发展的复杂性疾病，称为多基因遗传病。每一对基因的作用可能十分微小，但通过若干对基因的作用累加可促使疾病的发生发展。因其复杂的影响因素，使其有时不易与后天获得性疾病区分开。近 10 年来，随着分子遗传学研究的飞速进展，眼科疾病受到多基因和环境因素调控与影响的报道越来越多，也为临床诊断提供新的依据。常见的多基因眼遗传病包括原发性开角型青光眼、年龄相关性黄斑变性和单纯性近视等。

**4. 线粒体遗传病**　线粒体 DNA（mtDNA）是独立于染色体 DNA 之外的一套 DNA。mtDNA 是由 16 569 个碱基组成的双链环形 DNA 分子，包含 37 个基因。这些线粒体基因发生变异会导致线粒体基因病。常见的线粒体相关眼病为 Leber 遗传性视神经病，是人类母系遗传病的典型疾病。由于线粒体 DNA 位于细胞质中（不同于细胞核 DNA），因而线粒体基因病属于细胞质遗传。由于精子的细胞质极少，卵子的细胞质较多，因而产生男性患者遗传给子代的可能性很小，而女性患者可传给子代。

### （二）眼遗传病防治

预防和治疗眼遗传病是降低群体中的患病率和提高患者生活质量的关键所在，而有效的眼遗传病防治必须基于准确的遗传咨询、基因诊断、对疾病本身的精确理解和靶向性治疗。

**1. 遗传咨询**　是指通过仔细询问和检查、家族史调查来解答患者或其家属提出的遗传病相关问题，同时通过遗传学分析评估遗传风险并提出相应建议。遗传咨询是当前做好优生工作和遗传病预防的最主要方法之一。

**2. 基因诊断**　是指应用分子生物学技术检查导致遗传病发生和发展的基因问题。基因诊断相对于其他临床诊断来说优势明显：①属于病因诊断，针对性强；②适应范围广，灵敏度高，特异性强；③有助于对临床诊断不明确病例进行精确诊断。

**3. 眼遗传病治疗**　遗传性眼病的治疗需要根据疾病的种类和病程而异，但总体来说，目前的治疗手段相对有限。

（1）手术治疗　如先天性白内障，在出生后早期即可行白内障手术，避免在眼发育阶段因先天性白内障的"遮蔽"而引起弱视。另外，如先天性青光眼，需要通过手术降低眼压。

（2）药物治疗　眼遗传病的药物治疗手段十分有限。对于视网膜色素变性来说，由于视网膜色素变性患者的视网膜动脉往往会较细，临床用药主要以血管扩张药及视神经、视网膜营养药为主，但这只是为了尽量减缓病情发展，并不能治愈。最新的研究结果证明，药物的疗效会因基因变异的类型而异，因此也说明基因诊断的重要性。

（3）基因治疗　从理论上讲，基因的问题就用基因的方法来治疗是最合适的。目前，大部分基因治疗处于动物实验阶段，而 Leber 先天性黑矇的基因治疗已经在临床上成功了数例，并进入了 3 期临床研究，前景看好。

（4）干细胞治疗　通过定向分化多功能的干细胞，获得特定的组织或器官，用于替换病变的组织或器官，若是自身来源的干细胞，称为自体干细胞治疗。目前，不少研究显示，干细胞治疗年龄相关性黄斑变性具有高度的可行性。

## 二、分子遗传学

分子遗传学是一门在分子水平上研究生物遗传和变异机制、基因功能等的遗传学分支学科。这门学科通过基因组 DNA 文库构建、核酸分子杂交、DNA 序列分析技术、聚合酶链反应（PCR）、重组 DNA 等技术给医学遗传学领域带来了革命性变化。如果说临床遗传学让我们知道了遗传病是怎么传给下一代的，那么分子遗传学则更深入地揭示了具体是哪一个基因的变异导致了疾病的发生。现如今，越来越多的研究者根据分子生物学理论和采用分子生物学技术手段，对眼遗传病的发病机制（如基因定位）、诊断（如基因突变检查）和治疗（如基因置换）方面进行研究和应用。

## 三、表观遗传学

在分子遗传学中，我们能在分子水平发现基因异常以及基因表达水平的改变，如基因突变、片段缺失等。而表观遗传学则是研究非基因异常所导致的基因表达水平改变，并没有DNA 序列的改变，如 DNA 修饰（改变等位基因所处的状态）、蛋白修饰（改变蛋白的结构）、非编码 RNA 调控，任何一个层面的异常，都影响基因表达，导致复杂疾病、多因素疾病甚至癌症。许多表观遗传学是可逆的，这为疾病的治疗提供了乐观的前景。表观遗传学研究中揭示了 DNA 甲基化－去甲基化调控 T 细胞功能的重要作用后，为 DNA 甲基化调节药物治疗炎症性疾病如葡萄膜炎，提供了理论依据。

# 第五节　眼科用药概述

眼睛是重要的感觉器官，也是精细的神经器官。眼部存在的血眼屏障（包括房水屏障和血视网膜屏障）等特殊组织解剖结构，使得大多数眼病的药物治疗是通过局部给药。

## 一、眼局部的药动学

药物要在眼局部作用部位达到一定浓度（有效浓度）才能有特定的疗效。眼科药动学（pharmacokinetics）是研究药物在眼组织内吸收、分布、生物转化和排泄的过程。目的在于指导新药设计、优化给药方案、改进药物剂型、提高药物疗效等。滴眼液、眼膏等药物可以通过角膜转运、眼表血管循环（角膜缘血管和结膜血管吸收）或巩膜直接渗透等途径进入眼球内组织。这节主要介绍经角膜转运途径。

首先，药物与结膜囊内的泪膜混合。因此，结膜囊容量、药物在泪液中的分布、排出是限制药物吸收的第一道障碍。影响眼局部药物吸收的因素有药物的浓度、溶解度、脂溶性、表面活性、黏滞性等。药物浓度高，溶解度大，到达角膜表面的药量越多；黏滞性高，与角膜的接触时间延长，增加药物的吸收；增加表面活性物质，能够影响角膜上皮细胞膜的屏障作用，增加药物的透过率。此外，眼药的 pH 和渗透压也很重要，偏离眼局部生理值太大，一方面造成患者的不适感；另一方面，刺激泪液异常分泌，稀释药物浓度，降低药物的作用。

药物开始接触角膜表面后，开始进入角膜转运阶段。这看似简单的步骤，却因为角膜这种脂质－水－脂质的夹心结构和前弹力层、后弹力层而困难重重。因此，具有双向性的物质才易于通过角膜进入前房，如毛果芸香碱滴眼液，其解离分子和非解离分子相互之间处于动态平衡，未解离分子具有脂溶性，容易透过角膜上皮，随后转化为解离分子，易于透过基质，然后在角膜基质中又转化为非解离分子，易透过角膜内皮。药物能直接经过细胞间隙从角膜表面进入眼内吗？实际上角膜上皮细胞和内皮细胞层细胞是通过紧密连接沟通的，这使得药物不能走捷径，只能通过细胞膜转运。

药物到达眼内后，主要通过房水的弥散作用到达眼前节的适当部位发挥作用，少量可经玻璃体弥散到达视网膜表面。有些药物可在眼组织中被代谢或被不同组织结合，从而减弱与目标作用部位结合的效果。有些药物本身没有药理活性，只有经代谢后才成为有活性的物质，称前体药。前体药在角膜吸收转运过程中，经角膜组织的酶作用，在进入眼内后就转变成具有活性的药物成分，可以大大减低药物的全身不良反应和提高药物的生物利用度，如治疗青光眼的药物地匹福林。

局部的药物经眼外稀释、角膜屏障、眼内代谢、组织结合或灭活作用后，只有很小的一部分药物最后可以到达适当的部位发挥作用。大多药物在作用部位代谢后经房水或直接入静脉回流排泄。

## 二、常用眼药剂型及给药方式

### （一）滴眼液

眼科的大多数药物是以滴眼液滴入下方结膜囊内的方式给药的。正常时结膜囊泪液容量最多为10μl，而一般滴眼液每滴为25～30μl，只有较少的眼药保留在眼结膜囊内。因此，常规治疗每次只需一滴药液就足够了。正常情况下泪液以每分钟约15%的速度更新，在滴入1滴眼药之后为每分钟30%的速度更新，5分钟后药物在结膜囊基本消失。所以，为促进药液的眼部吸收又不被冲溢出眼外，嘱患者再滴眼药的最短间隔应为5分钟。滴眼后按压泪囊部以及轻轻闭睑数分钟可以减少药物从泪道的排泄、增加眼部吸收和减少全身不良反应。

### （二）眼膏

眼膏通常以黄色的凡士林、白色的羊毛脂和无色的矿物油等脂溶性物质作为基质，可以明显增加脂溶性药物在眼部的吸收，且增加药物与眼表组织的接触时间。此外，眼膏还能起润滑和衬垫作用，特别是对于眼表病损（如角膜上皮缺损），可减缓眼刺激症状。常挤出眼膏约1cm涂敷在眼睑内，一般睡前使用。

### （三）眼周注射

眼周注射是将药物注射于眼球周围组织，使药物避开眼表屏障（结膜或角膜）而大量进入眼内，包括球结膜下注射、球筋膜下注射（球旁注射）和球后注射等。球结膜下注射，主要通过扩散作用经角膜基质层和角膜缘组织入眼，作用于眼前段病变；球筋膜下注射，主要通过巩膜渗入，适用于虹膜睫状体的病变；球后注射，使药物在晶状体虹膜隔以后的部位达到治疗浓度，适用于眼后段及视神经疾病。眼周注射存在眶内球外组织结构甚至眼球可能损伤的危险性。眼周注射一次用药量较大（常为0.5～1.0ml），可以在眼局部达到较高药物浓度，尤其适于低脂溶性药物。

### （四）眼内注射

眼内注射最大的特点在于，可以使药物立即以有效浓度到达作用部位，所需药物剂量和浓度均很小且疗效较好。给药方式包括：前房内注射、经睫状体扁平部的玻璃体腔内注射，以及施行玻璃体切割术时的灌注液内给药。治疗脉络膜新生血管时眼内注射给予抗新生血管制剂。但大多数情况下，眼内注射的危险性较大，易损伤眼内组织和引起眼内出血，且要充分考虑到眼球内组织对药物的耐受性，是否存在毒性作用。

### （五）眼球新剂型

由于眼部生理结构复杂和多层屏障的存在，许多药物对眼部疾病的治疗作用甚微。为了提高眼部用药的生物利用度，延长局部作用时间和减少全身吸收带来的不良反应，眼部给药途径一直是研究热点。近年来，凝胶系统、胶粒系统、微粒系统、植入剂等眼部给药途径逐渐问世。凝胶滴眼液（液体状滴眼药滴到眼部后变成胶样物）能增加制剂的黏度，延长药物的滞留时间，提高生物利用度，但剂量不易掌握。由于滴眼药在二次用药间的药物浓度呈周期性波动，往往低谷时达不到有效药物浓度，因而产生了眼药的缓释制剂，可在眼局部缓慢持续释放，保持药物浓度长时间在一个较为稳定的治疗水平。植入剂是一种控释眼用制剂，可以定时定量地释放药物，从而达到维持和延长作用效果的目的。此外，还有一种眼部氧雾化给药法，既能改善眼组织低氧状态和血液循环，又能抑制细菌生长，促进溃疡愈合。

这些新剂型眼药给眼科药物治疗带来了应用方便、疗效持续、不良反应少的眼科药物治疗方法，具有广阔前景。

## 第六节　眼科流行病学

### 一、概述

流行病学（epidemiology）是疾病预防和控制的哲学，是一种综合了社会学和概率统计方法学等学科的调查分析方法，是医学的基础学科，公共卫生的"诊断学"。而眼科流行病学，则是将其与眼科学结合起来，解决眼科学中所面临的问题，它的研究范围广泛，可以了解眼病的发生状况和自然过程，测定发病率、患病率，阐明眼病的发生和流行的规律，探讨眼病发生发展的原因和危险因素，了解预防和诊疗措施及效果等。

### 二、常用研究方法

流行病学研究分类目前有多种方法，通常按表2-7的方法分类。

表2-7　流行病学常用研究方法及分类

| 研究方法 | 分类 | 研究内容 |
|---|---|---|
| 观察法 | | |
| 描述性研究 | 无"因果"关系 | |
| | 病例报告 | 报道罕见/特殊的疾病，全面介绍疾病发生、发展和转归，报道疾病的诊断、治疗和疗效评定结果 |
| | 流行病学描述 | 根据疾病个体特征（年龄、性别等基本信息），收集疾病在人群中发生、分布的资料，了解哪些人群在什么时候什么地方容易患病 |
| | 现况调查 | 常采用普查或抽样调查收集特定人群在某个时间断面的疾病资料，了解某一时段的疾病患病率 |
| | 生态学研究 | 在群体水平（以组为单位）进行观察比较，通过寻找疾病的分布与哪些特征的分布相近或相关，从而在众多的因素中探索病因线索 |
| 分析性研究 | 描述加分析，有"因果"关系 | |
| | 病例对照研究 | 从疾病开始去探找原因，追溯研究对象既往可疑危险因素暴露史，是由"果"至"因"的研究 |
| | 队列研究 | 从有无可疑原因（病因）开始去观察是否发生结果（病）的研究方法称队列研究。从时间上是前瞻的，所以又称前瞻性研究。是由"因"至"果"的研究 |
| 实验法 | | |
| 实验性研究 | | |
| | 临床试验 | 在临床上观察某种新药或新疗法的疗效 |
| | 人群现场试验 | 在人群中消除某因素或施加一些干预手段以观察对疾病发生的影响，进一步证实这些因素的病因作用 |
| 数理法 | | |
| 理论性研究 | | |
| | 理论流性病学 | 是将流行病学调查所得到的数据，建立有关的数学模型或用电子计算机仿真，进行理论研究 |

## （一）观察法

流行病学是在人群中进行研究的，所以我们不能完全掌握或控制研究对象发生的条件，只能通过观察和分析来达到研究的目的。因此，观察法至关重要。

**1. 描述性研究** 是对已有的资料或通过问卷、访谈、观察等特殊调查收集到的资料，进行整理、归纳，进而对疾病或健康状态在人群中的分布情况加以描述。这种研究方法主要反映疾病在一定人群中发生数量及其分布特点，主要回答"who、when、where"。描述性研究主要包括病例报告、疾病发生的流行病学描述、现况调查（又称描述性横断面研究）、生态学研究（表2－7）。

**2. 分析性研究** 描述性研究结果通过分析，对所假设的病因或暴露因素（致病因素）在所选的人群中进一步探求疾病发生发展的条件和规律，验证提出的假说，这就是分析性研究。可以通过观察某一危险因素的暴露和疾病发生之间的关系来确定病因，主要分为：病例对照研究（从时间上是回顾性的，故又称回顾性研究）和队列研究（从时间上是前瞻的，故又称前瞻性研究）。

## （二）实验法

实验性研究需要在人群现场进行。以人（患者或正常人）为研究对象，随机分为试验组和对照组，对试验组的研究对象给予干预措施，随访观察并比较两组人群的结果，对比分析两组之间在效应上的差别，来判断干预措施的效果。为了获得真实可靠的研究结果，设置对照、随机分组和应用盲法是流行病学实验性研究的基本原则。

## （三）数理法

理论流行病学研究又称数理性研究。它是为进行和完善流行病学研究所必需的，但其本身并不是直接的流行病学研究。

### 三、眼科流行病学研究的常用指标和疾病的测量

在流行病学中，测量疾病的主要工具是率，可以清晰地表达某一人群在特定时期内疾病发生的可能性和危险性。

**1. 患病率** 测量某一时段的人群中，已经发生的某种疾病的可能性和危险性，已发生的某疾病总数/调查人群总数。如近视眼患病率 = 患近视人数/调查人数。

**2. 发病率** 确定暴露在某种危险因素下的健康人在之后的某一特定时间内发生某种疾病的可能性，某时段内新患者数/同时段内可能发生这种疾病的危险人数。如近视眼发病率 = 某年近视眼新发病数/同年平均检查人数。

**3. 相对危险度**（relative risk，RR） 疾病的发生和暴露因素之间统计学关系强度的测量，可以用两组之间的发病率或患病率之比来表示。队列研究中，两组之间的发病率之比成为相对危险度（RR），表示统计学上疾病的发生与暴露因素之间的关系强度。若 RR 明显 >1，表示暴露组人群疾病的发生率显著高于非暴露组，该因素可能是病因；若 RR 明显 <1，可能是保护因素。

**4. 优势比**（odds ratio，OR） 在无法计算疾病发病率的疾病对照研究中，用两组之间的患病率之比来表示疾病与暴露因素之间的统计学关系强度，称为疾病优势比（OR）。当OR >1 时，暴露因素引起疾病的危险增加；OR <1 时，则减少。

### 四、基于 GIS 技术的流行病学调查与分析

从疾病与健康的地区分布及其影响因素的流行病学研究中，某些疾病之所以能在一个地区存在，与地理环境因素有密切关系。在传统流行病学研究中，常采用绘制疾病地图等方法

对疾病的地理分布和环境因素之间的关系进行直观的分析和研究。

地理信息系统（geographic information system，GIS）就是为此而建立的计算机空间数据管理和分析系统。GIS 的最大特点在于能有效地管理流行病学研究资料中的空间相关数据，分析不同区域疾病分布和变化的联系，探索疾病病因及各种影响因素，从而为疾病预警预报、控制计划的制订、控制效果的评价等方面提供科学的决策依据。GIS 在我国的流行病学领域中的应用主要集中在血吸虫病、疟疾、肾病综合征等与地理因素高度相关的传染病，而其他与地理因素相关疾病，如 AIDS、性病等正在受到越来越多的重视。

GIS 以其强大的空间数据分析能力，为媒介传播疾病以及与地理空间因素有关的疾病的流行病学研究提供了一个新方法，相信 GIS 在流行病学领域一定会有更加广阔的应用前景。

### 五、眼科流行病学中常见的偏倚及控制

在流行病学研究中必须考虑能否得到正确的结果和结论，使研究结果与客观真实情况一致。误差是由于各种因素的影响导致测量结果与真实值之间的差异（真实值必须来自"金标准"或相对可靠的标准）。临床研究中常见的误差（又称偏倚）有两类：随机误差和系统误差。随机误差是由于随机因素造成的所得均值与总体参数的差异，如抽样误差。系统误差是向量的方向一致或基本一致时的误差，或称倾向性误差。适当地重复试验或增加样本含量可以较少随机误差，但不能较少系统误差。表 2-8 概括了偏倚的 3 种类型，包括选择偏倚、信息偏倚、混杂偏倚。

表 2-8　流行病学中常见的偏倚及控制

|  | 选择偏倚 | 信息偏倚 | 混杂偏倚 |
|---|---|---|---|
| 产生时期 | 研究设计阶段 | 收集资料阶段 | 设计阶段、资料分析阶段 |
| 产生原因 | 选择的方法不当，两组研究对象间存在除研究因素以外的其他因素分布不均 | 对各比较组所采用的观察或测量方法不一致，使获得的信息存在系统误差 | 存在与研究因素和研究疾病均有关的混杂因素，在比较人群中分布不均 |
| 对结果的影响 | 夸大或减小研究因素与疾病间的关联度 | 使研究对象的某种特征被错误地分类 | 掩盖或夸大研究因素与疾病间的联系 |
| 如何控制 | 抽样方法正确，严格按照规定选择对象 | 采用客观的指征，检查条件尽量一致 | 分层分析、多因素分析 |

 本章小结

眼科学基础的学习至关重要。眼科学基础包括：眼的解剖、生理生化、胚胎、遗传、药理和流行病学等内容。本章是全书的基础，任何一章关于眼的生理功能的理解，都需要回顾本章内容。本章从整体上勾画出物体经过眼球，由视觉神经系统传递至枕叶视皮层整合成视觉的过程。眼遗传学知识的学习丰富了学生临床思维的途径；眼科用药的学习是在临床实践中用药及给药方法选择的基础；眼科流行病学则奠定了学生进行流行病学调查研究的基础。

 思考题

1. 视网膜色素上皮的作用有哪些？
2. 试用角膜的生理生化角度解释，为什么碱性化学物比酸性化学物对角膜的伤害更大？

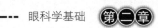

3. 视觉信号是如何产生的？
4. 简述眼遗传病防治的方法和意义。
5. 试述多基因遗传病的遗传特征。
6. 试述影响药物对眼作用的因素。

（金子兵文　厉芬芬绘图）

# 第三章　眼科检查

眼科检查是眼病诊断、病情评价的主要依据，准确、客观的眼科检查对于制订疾病的治疗方案非常重要。眼科医师应掌握眼科的常见检查法并能在临床工作中熟练应用，熟悉各种眼科检查方法的原理、适应证等，以便在诊断、治疗、随访等过程中，根据患者的眼病特点恰当选用。

眼科检查包括病史采集、视功能检查、眼部检查和眼科特殊检查等。

## 第一节　病史采集

病史采集应按主诉、现病史、既往史、个人史、家族史等顺序系统地询问和记录。门诊病历应简明扼要地描述，住院病历应系统详尽。

病史组成的要点如下。

### 一、一般资料

包括姓名、性别、年龄、婚姻状况、职业、民族、籍贯、住址等信息。

### 二、病史

**1. 主诉**　患者就诊最主要的症状、体征及其持续时间，应注明眼别。若两眼均异常，宜先着重近期发病之眼，再问另一眼。

**2. 现病史**　包括发病诱因与时间，主要症状的发生发展过程、伴随症状、病情经过，做过哪些检查和治疗，治疗效果如何等。应抓主要特点，特别是视功能的变化过程。

**3. 既往史**　既往有无类似病史、既往眼病史及其与全身病的关系、外伤史、手术史、传染病史和药敏史等。是否配戴眼镜，包括框架眼镜和接触镜（隐形眼镜）。

**4. 个人史**　记录可能与眼病相关的特殊嗜好、生活习惯及周围环境（饲养猫、犬，牧区生活经历等）。孕育生产史。

**5. 家族史**　家族成员中有无类似患者（遗传性疾病、先天性疾病）、父母是否近亲结婚等。

## 第二节　视功能检查

视功能检查包括视觉心理物理学检查（如视力、色觉、暗适应、立体视觉、对比敏感度、视野等）及视觉电生理检查（视网膜电图、眼电图、视觉诱发电位）两大类。

## 一、视力检查

视力，即视锐度（visual acuity），亦称中心视力，是分辨二维物体形状大小的能力。人眼能分辨出两点间最小距离的视角是 1 分角（1′），视力是视角的倒数。视力可分为远视力、近视力，后者为阅读视力。视力表是检查中心视力的重要工具。

### （一）视力的记录方法及常用视力表

国际标准视力表 1.0 的标准，为可看见 1′角空间变化的视标的视力，不论是远视力表，还是近视力表，它们 1.0 视力的视标都是按照 1′角的标准设计的（图 3 - 1）。

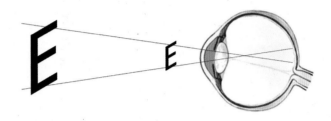

图 3 - 1　视角

**1. 视力的记录方法**　视力计算公式为 $V = d/D$，式中，V 为视力，d 为实际看见某视标的距离，D 为正常眼应当能看见该视标的距离。我国一般采用小数表示法。如国际标准视力表上 1.0 及 0.1 行视标分别为 5m 及 50m 处检测 1′角的视标。如果在 5m 处才能看清 50m 处的视标，代入上述公式，其视力 = 5m/50m = 0.1。也可以直接按照上述公式的分数表示。将视标放在 6m（或 20 英尺）处，其视力可记录为 6/6、6/12、6/30、6/60 或 20/20、20/40、20/100、20/200 等，转换为小数分别为 1.0、0.5、0.2、0.1 等。

**2. 常用视力表**　临床医师常用的视力表是国际标准视力表。其优点是便于记录，但小数视力表存在着视标增进率不均以及视力统计不科学的缺点。例如，视标 0.1 行比 0.2 行大 1 倍，而视标 0.9 行比 1.0 行仅大 1/9，视力从 0.1 提高到 0.2 困难，而视力从 0.9 提高到 1.0 容易。因此，分数或小数视力表不能满足科研统计的需求。

国外的 LogMAR 视力表（logarithm of minimal angle of resolution，LogMAR，最小分辨角的对数表达）采用对数法进行视标等级的分级。对数分级的视力表设计科学，利于科研统计。目前，现代视力表的视标设计是采用对数分级，而在记录时几种方法均采用。

目前国外临床试验视力检查的标准方法是采用美国糖尿病性视网膜病变早期治疗研究（early treatment diabetic retinopathy study，ETDRS）中所用的视力表。该视力表是对数视力表，视标增率为 1.26，每隔 3 行视角增加 1 倍，如小数记录行 1.0、0.5、0.25、0.125。该视力表共 14 行，每行 5 个字母，检查距离 4m，从最大的字母第一行逐字识别，识别 1 个字母为 1 分。全部识别为满分 100 分，相当于视力 2.0。如能正确读出 ≥20 个字母（视力 ≥0.2 时），记分时在读出的字母个数再加 30 分；当视力 < 0.2 时，在 1m 处检查。记分为 4m 时正确读出的字母数再加上在 1m 处正确读出的字母数。如在 1m 处不能正确读出字母，则记录：光感或无光感。

**3. 视标的种类**　1′角视标是指视标的笔画或笔画间的空隙为 1′角，整个视标为 5′角。最常见视标为"E"字形，英文字母或阿拉伯数字，以及 Landolt 带缺口的环形视标，简单的图形视标适用于儿童使用。

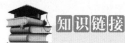知识链接

表 3 - 1　各种视力记录方式的对照关系

| 小数记录 | Snellen 分数记录 | 缪氏法 （5 分表达） | 最小分辨角的对数 表达（LogMAR） | ETDRS 记分 |
|---|---|---|---|---|
| 2.0 | 20/10 | 5.3 | -0.3 | 96 ~ 100 |
| 1.6 | 20/12.5 | 5.2 | -0.2 | 91 ~ 95 |
| 1.25 | 20/16 | 5.1 | -0.1 | 86 ~ 90 |
| 1.0 | 20/20 | 5.0 | 0.0 | 81 ~ 85 |
| 0.8 | 20/25 | 4.9 | 0.1 | 76 ~ 80 |
| 0.63 | 20/32 | 4.8 | 0.2 | 71 ~ 75 |
| 0.5 | 20/40 | 4.7 | 0.3 | 66 ~ 70 |
| 0.4 | 20/50 | 4.6 | 0.4 | 61 ~ 65 |
| 0.32 | 20/63 | 4.5 | 0.5 | 56 ~ 60 |
| 0.25 | 20/80 | 4.4 | 0.6 | 51 ~ 55 |
| 0.2 | 20/100 | 4.3 | 0.7 | 46 ~ 50 |
| 0.16 | 20/125 | 4.2 | 0.8 | 41 ~ 45 |
| 0.125 | 20/160 | 4.1 | 0.9 | 36 ~ 40 |
| 0.1 | 20/200 | 4.0 | 1.0 | 31 ~ 35 |
| 0.08 | 20/250 | 3.9 | 1.1 | 26 ~ 30 |
| 0.06 | 20/333 | 3.8 | 1.2 | 21 ~ 25 |
| 0.05 | 20/400 | 3.7 | 1.3 | 16 ~ 20 |
| 0.04 | 20/500 | 3.6 | 1.4 | 11 ~ 15 |
| 0.03 | 20/667 | 3.5 | 1.5 | 6 ~ 10 |
| 0.025 | 20/800 | 3.4 | 1.6 | 1 ~ 5 |

### （二）视力检查过程

**1. 注意事项**　查视力时遮盖另眼，但不要压迫眼球。两眼分别进行，先右后左。先查裸眼视力，再查戴镜视力。视力表需照明充分，远视力检查的距离为 5m，近视力检查的距离为 30cm。检查者用杆指着视力表的视标，嘱受试者说出或用手势表示该视标的缺口方向，逐行检查，找出最佳辨认行，即可记录为受试者的视力。

**2. 检查步骤**

（1）远视力检查　正常视力标准为 1.0。如果在 5m 处连最大的视标（0.1 行）也不能识别，则嘱患者逐步向视力表走近，直到识别视标为止。此时再根据 V = d/D 的公式计算，如在 2m 处才看清 50m（0.1 行）的视标，其实际视力应为 V = 2m/50m = 0.04。如患者有屈光不正配戴眼镜，则应检查戴镜的矫正视力。

（2）小孔视力检查　如受试者视力低于 1.0 时，须加针孔板或小孔镜检查，如视力有改进则可能是屈光不正，戴小孔镜可降低屈光不正的影响，故此查小孔视力可作为眼病筛查的手段。

（3）指数检查　如走到视力表 1m 处仍不能识别最大的视标时，则检查指数。检查距离从 1m 开始，逐渐移近，直到能正确辨认为止，并记录该距离，如"指数/50cm"。如在 5cm

处仍不能看清指数，就应检查手动。检查者在受检者前摆手，记录能辨认手动的最远距离，如"手动/30cm"。

（4）光感检查　如果不能识别眼前手动，则检查光感。在暗室中用手电照射受试眼，另眼须严密遮盖，测试患者眼前能否感觉光亮，记录"光感"或"无光感"（no light perception，NLP）。并记录看到光亮的距离，一般到5m为止。对有光感者还要检查光源定位，嘱患者向前方注视不动，检查者在受试眼1m处，上、下、左、右、左上、左下、右上、右下变换光源位置，用"＋""－"表示光源定位的"阳性""阴性"（图3－2）。临床上一般要求视力＜0.02就需要检查光感及光源定位。

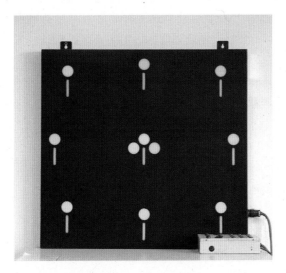

图3－2　视功能检查仪　用于检查光感及光源定位

（5）近视力检查　检查视力必须检查远视力、近视力，这样可以大致了解患者的屈光状态。例如，近视眼患者，近视力检查结果好于远视力结果；老视或调节功能障碍的患者远视力正常，但近视力差。一般选用Jaeger近视力表，照明可采用自然弥散光或人工照明。通常检查距离为30cm。对于屈光不正者，可适当改变检查距离才能测得最好的近视力。距离越近，近视力越好者，可能为近视；距离越远，近视力越好者，可能为远视或老视。

**3. 婴幼儿视力检查**　对于小于3岁不能合作的患儿检查视力需耐心诱导观察。

（1）注视反应试验　适用于1~12月龄的婴儿。检查者手持玩具，分别遮挡婴儿的左眼和右眼，注意非遮盖眼能否注视和追随眼前的玩具。如果发现一眼不注视或无嫌恶反应，提示该眼视力差。

（2）选择性观看　适用于4个月以下的婴儿。应用Teller测试卡，婴儿坐在家长腿上，距Teller测试卡55cm，检查者于测试卡的窥孔内观察婴儿的注视反应。

（3）视动性眼球震颤　适用于6个月以下的婴儿。将黑白条栅测试鼓置于婴儿眼前。在转动鼓时，婴儿双眼先是随着测试鼓顺向转动，随之骤然逆向转动，故称为视动性眼球震颤。逐渐将测试鼓条栅变窄，直至被检婴儿不产生视动性眼前震颤为止，记录引起眼球震颤最细的条纹，并换算成视锐度，即为婴儿的评估视力。

（4）儿童视力表检查法　适用于2~3岁的幼儿。使用儿童熟悉和喜欢的各种图形，按视角大小设计而成，测定方法同成人远视力表检查。

## 二、视野检查

视野（visual field）亦称周边视力，是指眼向前方固视时所见的空间范围。它反映黄斑区中心凹以外视网膜感光细胞所能见到的范围。距注视点30°以内的范围称为中心视野，30°以外的范围为周边视野。正常视野有两个含义：①周边视力达到一定的范围；②视野范围内各部分光敏感度正常，与视盘及大血管对应为生理盲点。视野检查可以判断从视网膜到视皮质整个视觉通路的整体功能。世界卫生组织规定视野≤10°者，即使视力正常也属于盲。

### （一）视野检查的种类

视野检查分动态视野检查和静态视野检查。两者可单独使用，也可联合使用。

**1. 动态视野检查**（kinetic perimetry） 即传统的视野检查法，用不同大小的视标，从周边不同方位向中心移动，记录下患者刚能感受到视标出现的点，这些光敏感度相同的点构成某一视标检测的等视线。等视线区域越大，表示被测眼的视野越大。由几种不同视标检测的等视线绘成类似等高线描绘的"视野岛"。动态视野的优点是检查速度快，适用周边视野的检查。缺点是小的、旁中心相对暗点发现率低。常用的平面视野计、弧形视野计、Goldmann 视野计均为动态视野计。

**2. 静态视野检查**（static perimetry） 在视屏的各个设定点上，由弱至强增加视标亮度，患者刚能感受到的亮度即为该点的视网膜光敏感度或光阈值。整个区域内不同的位置只测量一次。一个较难分辨的目标，如果没有被看到，测量视标的大小和亮度就会逐渐增加直至被看到，这就称为这一位置的敏感度阈值水平。计算机控制的自动视野计，使定量静态视野检查快捷、规范。常用的静态视野计有 Octopus 视野计和 Humphery 视野计。

### （二）视野检查的影响因素

视野检查属于心理物理学检查，反映的是患者的主观感觉，会受以下因素影响。

1. 受检者的精神因素和生理病理因素，如警觉、视疲劳、注意力、瞳孔直径、屈光间质透明度、屈光度、眼睑、鼻部等。

2. 仪器差异、系统误差、背景光、视标、环境因素等。

3. 不同操作者检查方法和经验的差异。

### （三）常用的视野检查法

（1）对照法 以检查者的正常视野与受检者的视野做比较，假定检查者视野正常，检查者与患者面对面而坐，距离为1m。检查右眼时，受检者遮左眼，右眼注视检查者的左眼；而检查者遮右眼，左眼注视受检查的右眼。检查者将手指置于自己与受检者的中间，从各方位向中央移动，嘱受检者发现手指时即报告之，这样检查者就能以自己的正常视野比较受检者视野的大致情况。对照法操作简便、不需要仪器，但不够精确。

（2）平面视野计 是简单的中心30°动态视野计。其黑色屏布于1m或2m处，令受检者注视中心点，屏两侧水平径线15°~20°，用黑线各缝一竖圆示生理盲点。检查时用不同大小的视标绘出各自的等视线。

（3）弧形视野计 是简单的动态周边视野计。其底板为180°的弧形板，半径为33cm，其移动视标的钮与记录的笔是同步运行的，操作简便。

（4）Goldmann 视野计 为半球形视屏投光式视野计，半球屏的半径为33cm，背景光为31.5asb，视标的大小及亮度都以对数梯度变化。视标面积是以 0.6 对数单位（4倍）变换，共6种。视标亮度以0.1对数单位（1.25倍）变换，共20个光阶。此视野计为以后各式视野计的发展提供了刺激光的标准指标。

（5）自动视野计（静态视野计） 计算机控制的静态定量视野计，有针对青光眼、黄斑疾病、神经系统疾病的特殊检查程序，能自动监控受检者固视的情况，能对多次随诊的视野进行统计学分析，提示视野缺损的变化。临床上常用的有 Octopus 视野计和 Humphery 视野计。

自动视野计的检查方法有三大类：①阈上值检查，为视野的定性检查，分别以正常、相对暗点或绝对暗点表示。此方法检查快，但可靠性较低，是视野缺损的普查方法。②阈值检查，为最精确的视野定量检查，但检查时间较长，约15分钟，受检者易疲劳。③快速阈值检查，如 TOP 程序通过智能趋势分析，减少了检查步骤，缩短了检查时间。

自动视野计结果判读的要点：①视野中央部分正常值变异小，周边部分正常值变异大，所以中央20°以内的暗点多为病理性的，视野25°～30°上、下方的暗点常为眼睑遮盖所致，30°～60°视野的正常值变异大，临床诊断视野缺损时需谨慎；②孤立一点的阈值改变意义不大，相邻几个点的阈值改变才有诊断意义；③初次自动视野检查异常可能是受检者未掌握测试要领，应该复查视野，如视野暗点能重复出来才能确诊缺损；④有的视野计有缺损的概率图，此图可辅助诊断。

（6）Amsler 方格表（Amsler grid） 用于测定10°范围的中心视野，检查早期黄斑病变及其进展情况或测定中心暗点、旁中心暗点。受检者双眼在阅读距离分别注视 Amsler 方格表，应矫正屈光不正或老视。受检者如不能看到中央黑点表示有中心暗点。询问受检者在注视中心点时，是否能全部看到表的四角，小方格有无丢失，所有线条是否直且连续，有无弯曲、中断。可令受检者画出丢失或变形的区域。

**（四）正常视野**

正常人动态视野的平均值为：上方56°，下方74°，鼻侧65°，颞侧90°。生理盲点的中心，在注视点颞侧15.5°，在水平中线下1.5°，其垂直径为7.5°±2°，横径5.5°±2°。生理盲点的大小及位置因人而稍有差异。在生理盲点的上、下缘均可见到有狭窄的弱视区，为视盘附近大血管的投影。

**（五）病理学视野**

在视野范围内，除生理盲点外，出现其他任何暗点均为病理学盲点。如生理盲点扩大、中心暗点、管状视野、偏盲等。

## 三、色觉检查

视锥细胞的光敏色素决定人类的三原色（红、绿、蓝）感觉。含红敏色素、绿敏色素、蓝敏色素的视锥细胞分别对570nm、540nm、440nm 的光波最为敏感。色觉检查是对不同波长光线成分的感知检查功能。色觉检查是升学、就业、服兵役前体检的常规项目，从事交通、美术、化工等行业必须要求正常色觉。色觉异常按其程度分为色盲和色弱。色盲中最常见的为红绿色盲，也有全色盲者。色觉异常包括先天性和后天性。先天性色觉异常者生来辨色力差，并可能遗传给后代。绝大多数为性连锁隐性遗传，最常见为红绿色盲（弱），属于 X 连锁隐性遗传，其男性患病率约为5%，女性约为0.5%。后天性色觉异常为获得性色觉异常，与某些视神经、视网膜疾病有关，一般不遗传。如红绿色觉异常多见于视神经萎缩、球后视神经炎及脑垂体肿瘤；黄色觉异常多见于视网膜色素变性、黄斑变性及青光眼等。

色觉检查常用假同色色盲本检查。这是目前临床上最广泛应用的色觉检测方法。优点是简便、价廉、易操作，适于大规模的临床普查，但它只能检查色觉异常者，不能精确判定色觉异常的类型和程度，而且受检者需有一定的认知和判断力。检查在自然白色光线下，双眼同时检查，视线与画面垂直，距离0.5m，受检者应在5秒内辨认出图中的图形或数字。先阅读示教图，根据检查图册内规定说明，判断检查结果，是否色盲、色弱、红绿色盲等。

## 四、对比敏感度

对比敏感度是指在明、暗对比变化下，人眼视觉系统对不同空间频率的正弦光栅视标的识别能力。视网膜和视神经疾病以及眼屈光间质混浊（如白内障）均可损害这种能力。和色觉一样，许多情况下，在视力受影响之前对比敏感度已经下降。因此，检查对比敏感度有助于早期发现及监视某些与视觉有关的眼病。例如，早期皮质性白内障影响低频对比敏感度；早期核性白内障影响高频对比敏感度；较成熟白内障影响高、低频对比敏感度。

对比敏感度可以用一种由一系列不同频率和不同对比度的黑（或灰）白条纹组成的对比敏感度检查表来检查。由于条纹和背景的对比度逐渐减弱，所以受检者越来越难判断条纹的方向。根据受检者所能分辨的最低水平来记录。将不同空间频率（即在一定视角内黑白相间的条纹数目不同）作为横坐标，将条纹与背景之间灰度的对比度作为纵坐标，测定不同条件下的分辨能力，标记为不同的点，不同点连成对比敏感度曲线。现多用对比敏感度测试卡（Functional Acuity Contrast Test Chart，FACT 卡）以及计算机系统检测（如 Takaci - CGT - 1000 型自动眩光对比敏感度检查仪）。此外，近年来用激光对比敏感度测定仪（将激光干涉条栅直接投射在视网膜上），采用氦氖激光，利用激光的相干性，将两束氦氖激光通过一定的装置，产生点光源，聚焦于眼的结点，通过屈光间质，到达视网膜上形成红黑相间的干涉条纹，通过变换干涉条纹的粗细以及背景光的亮度，便可记录下不同空间频率的对比敏感度阈值（激光视力）。

## 五、暗适应

从明亮处到暗处需经历一段时间后视网膜才能重新获得对弱光的敏感度，这种现象称为暗适应（dark adaptation）。暗适应检查是将视网膜暴露于一定强度的亮光一段标准时间，测定其对暗光敏感度恢复的时间，可以反映在暗弱条件下的视功能。正常人最初 5 分钟的光敏感度提高很快，以后渐慢，8～15 分钟时提高又加快，15 分钟后又减慢，直到 50 分钟左右达到稳定的高峰。在 5～8 分钟处的暗适应曲线上可见转折点（Kohlrausch 曲），其代表视锥细胞暗适应过程的终止，此后完全是视杆细胞的暗适应过程。暗适应异常多见于视杆细胞功能障碍和夜盲症为特征的视网膜疾病。

检查暗适应的方法有以下两种。

**1. 对比法** 由受检者与暗适应正常的检查者同时进入暗室，假定检查者暗适应能力正常，在相同距离和条件下分别记录两者在暗室内可辨认周围物体需要的时间的异同，如受检者的时间明显长，即表示其暗适应能力差。

**2. 暗适应计** 常用的有 Goldmann - Weekers 计、Hartinger 计、Friedmann 暗适应计等，其结构分为可调光强度的照明装置及记录系统。它们能定量地控制昏暗程度，即视觉环境的昏暗程度，测定并记录下视觉敏感度以及时间，绘出受检者的暗适应曲线。通常在做 5～15 分钟的明适应后，再做 30 分钟的暗适应测定，将各测定点连接画图，即成暗适应曲线。

## 六、立体视觉检查

立体视觉（stereoscopic vision）又称深度觉，是感知三维视觉空间、感知深度的能力，是建立在双眼同时视和融合功能基础上的独立的高级双眼视功能，其衡量单位是立体视锐度。外界物体在双眼视网膜相应部位（即视网膜对应点）所成的像，经过大脑枕叶视觉中枢的融合，综合成一个完整的、立体的单一物像，这种功能称为双眼单视。双眼单视功能分为三级：Ⅰ级为同时知觉；Ⅱ级为融合；Ⅲ级为立体视觉。检查方法有障碍阅读法、Worth 四点试验、同视机法、随机点立体图、Bagolini 线状镜等。

## 七、视觉电生理

常用的临床电生理检查包括：视网膜电图（electroretinogram，ERG）、眼电图（electrooculogram，EOG）和视觉诱发电位（visual evoked potential，VEP）。视觉电生理检查是一种无创性、客观性检查方法，更适用于检测不合作的幼儿、智力低下患者及伪盲者的视功能；分层定位从视网膜至视皮质的病变；选用不同的刺激与记录条件，还可反映出视网膜黄斑中心凹的局部病变。

### （一）眼电图

眼球内、外存在着电位差，在不加额外刺激时，也有静息电位。EOG 是使眼球按一定的角度转动，导致电位变化，电极安放在内眦、外眦，在明适应和暗适应下记录这种电位的变化。EOG 主要反映视网膜色素上皮和光感受器的功能。产生 EOG 的前提是感光细胞与色素上皮的接触及离子交换。EOG 异常可见于视网膜色素上皮疾病、光感受器细胞疾病、中毒性视网膜疾病。

### （二）视网膜电图

视网膜电图记录闪光或图形刺激视网膜后的动作电位。通过改变背景光、刺激光及记录条件，分析 ERG 不同的波，可辅助各种视网膜疾病的诊断。

**1. 闪光 ERG** 通过改变光刺激的密度、波长和频率及明适应暗适应状态，检查视锥细胞和视杆细胞的功能，主要反映神经节细胞以前的视网膜细胞的状态。主要由一个负相的 a 波和一个正相的 b 波组成，叠加在 b 波上的一组小波为振荡电位（oscillatory potentials，OPs）。其各波改变的临床意义如下：①a 波和 b 波均下降，反应视网膜内层和外层均有损害，见于视网膜色素变性、玻璃体积血、脉络膜视网膜炎、全视网膜光凝后、视网膜脱离、铁锈症、铜锈症、药物中毒。②b 波下降，a 波正常，提示视网膜内层功能障碍，见于先天性静止性夜盲症 Ⅱ 型、小口病（延长暗适应时间，b 波可恢复正常）、青少年视网膜劈裂症、视网膜中央动脉或中央静脉阻塞。③ERG 视锥细胞反应异常，视杆细胞反应正常，见于全色盲、进行性视锥细胞营养不良。④OPs 波下降或消失，见于视网膜缺血状态，如糖尿病性视网膜病变、视网膜中央静脉阻塞的缺血型和视网膜静脉周围炎等。

**2. 图形 ERG** 图形 ERG 以图形作为刺激，主要反映视网膜神经节细胞层的状态。它由约 50 毫秒的正相波（P-50）和约 95 毫秒的来自图形转换时的负相波（N-95）组成。图形 ERG 的起源与神经节细胞的活动密切相关，它的正相波有视网膜其他结构的活动参与。临床应用于开角型青光眼（图形 ERG 的改变早于图形 VEP）、黄斑病变等诊断。

**3. 多焦 ERG**（multifocal ERG，mfERG）是多位点视网膜电图，采用伪随机的二进制 m-序列的输入-输出系统，在同一时间内对视网膜多个六边形组成区域进行高频刺激，由体表电极记录反应，经过程序处理与分析，得到对每个刺激单元相应的局部 ERG 信号，通过多位点曲线阵列来表达，以三维地形图显示。反映后极部的局部视网膜（25°）功能。

### （三）视觉诱发电位

视觉诱发电位是视网膜受闪光或图形刺激后在枕叶视皮质诱发出的电活动。反映视网膜、视路、视觉中枢的功能状态，特别是判断黄斑功能的一种方法（图 3-3）。分为闪光 VEP 和图形 VEP。视皮质对图形刺激较为敏感，可用于黄斑病变、视路病变、青光眼、视中枢病变诊断及客观视功能测定。图形 VEP 常用棋盘格图形翻转刺激，波形较稳定、可重复性好。闪光 VPR 波形中含有 N1、P1、N2 3 个波；图形 VEP 波形中含有 N75、P100、N145 3 个波。其中 P100 波的波峰最明显且稳定，为临床常用指标。

临床应用：视神经、视路疾病常表现为 P100 波潜伏期延长、振幅下降。继发于脱髓鞘疾病的视神经炎，表现为 P100 波振幅常常正常而潜伏期延长。VEP 可用于鉴别伪盲，当受检者主观视力下降而 VEP 正常，提示非器质性损害；也可用于检测弱视治疗效果，判断婴儿和无语言能力儿童的视力；以及对屈光间质混浊患者预测术后视功能等。

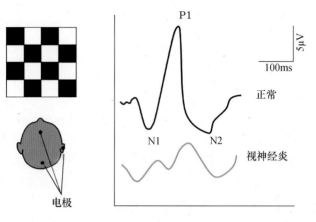

图 3 - 3  视觉诱发电位

## 第三节  眼部检查

### 一、眼附属器检查

#### （一）眼睑

检查双侧睑裂是否对称，上睑提起及睑裂闭合是否正常，眼睑有无内翻或外翻；有无瘢痕，结节，有无红肿、气肿、淤血，有无压痛。睫毛有无倒睫、颜色有无变化，疏密情况，根部有无充血、鳞屑、脓痂或溃疡等。

#### （二）泪器

注意上、下泪点位置，有无闭塞；泪囊区有无红肿、压痛或瘘管，压挤泪囊有无分泌物自泪点溢出。

**1. 泪道检查法**

（1）荧光素钠试验  将1%～2%荧光素钠溶液滴入结膜囊内，2分钟后擤涕，如带黄绿色，即表示泪道可以通过泪液。

（2）泪道冲洗  用6号弯钝针头注射器，由下泪小点注入生理盐水，如受检者诉有水流入口、鼻或咽部，说明泪道可通过泪液。

（3）X线碘油造影或超声检查  可进一步了解泪道阻塞的部位及泪囊大小，以便考虑手术问题。

**2. 干眼相关的检查**  干眼由泪液分泌减少或其组成成分异常引起。以下方法有助于诊断。

（1）Schirmer试验（泪液分泌试验）  ①Schirmer Ⅰ试验：检测泪液的基础分泌量。用一条5mm×35mm的滤纸，将一端折弯5mm，置于下睑内侧1/3结膜囊内，其余部分悬垂于皮肤表面，轻闭双眼，5分钟后测量滤纸被泪水渗湿的长度。若检查前点了表面麻醉药，该试验主要评价副泪腺的作用，短于5mm为异常；如不点表面麻醉药，则评价泪腺功能，短于10mm为异常。②Schirmer Ⅱ试验：检测泪液的反射分泌量，即行鼻腔刺激后再行Schirmer Ⅰ试验。可用于鉴别 Sjögren 综合征与非 Sjögren 综合征水液性泪液不足，前者 Schirmer Ⅰ、Schirmer Ⅱ试验均低下，后者 Schirmer Ⅰ试验可能低于5mm，Schirmer Ⅱ试验一般正常。

（2）泪膜破裂时间（breaking up time，BUT）  通过裂隙灯显微镜钴蓝色滤光片观察，在球结膜颞下方滴2%荧光素钠1滴，嘱患者眨眼数次使荧光素均匀分布在角膜上以后，再睁眼凝视前方，不得眨眼，检查者从患者睁眼时起立即持续观察患者角膜，同时开始计时，直到角膜上出现泪膜缺损时（第 1 个黑斑）为止，如短于 10 秒则表明泪膜稳定性不良。

### （三）结膜

依次检查上、下睑结膜，上、下穹窿部结膜，内、外眦部。将眼睑向上、下翻转，检查结膜颜色，以及是否透明、光滑，有无充血、水肿、乳头肥大、滤泡增生、瘢痕、溃疡、睑球粘连，有无异物或分泌物潴集。

检查球结膜时，以拇指和食指将上、下眼睑分开，嘱患者向上、下、左、右各方向转动眼球，观察有无充血，特别注意区分部位在角膜周围的睫状充血和部位在球结膜周边部的结膜充血。

### （四）眼球位置及运动

注意眼球位置、眼球大小、眼球前后位置有无突出或凹陷，观察眼球运动，嘱受检者向左、右、上、下及右上、右下、左上、左下 8 个方向注视，以了解眼球向各方向转动有无障碍。触诊了解眼球搏动情况。观察两眼直视时角膜位置是否位于睑裂中央，高低位置是否相同，有无眼球震颤、斜视。如需精确测量眼球前后位置是否正常，并记录其突出的程度，可用 Hertel 突眼计测量，即将突眼计的两端卡在受检者两侧眶外缘，嘱其向前平视，从反光镜中读出两眼角膜顶点的切线在标尺上的位置，与此位置相应的毫米数即为每只眼球突出度数值。我国人眼球突出度正常平均值为 12～14mm，两眼差不超过 2mm。

### （五）眼眶

检查双侧眼眶是否对称，形态大小有无异常，有无压痛、缺损及肿物等。

## 二、眼球前段检查

### （一）裂隙灯显微镜检查

裂隙灯显微镜是将光线高度集中，在焦点处分辨各屈光间质，可达到组织学效果。裂隙灯显微镜主要由照明系统和双目显微镜构成。光源发出的光线经凸透镜集中，经不同形状的隔板投射到眼部，产生长短、宽窄不同的光带。光路中还装有无赤光、钴蓝等滤光片。双目显微镜由物镜和目镜组成，常用放大倍率为 10～16 倍（图 3－4）。

**1. 常用检查方法** 裂隙灯显微镜检查在暗室内进行。患者取坐位，调整检查台的高度，使其头部舒适地固定在颌架上。调整仪器，避免强光长时间照射患眼。检查者右手调节裂隙灯手柄等各旋钮，左手可撑开患者眼睑。一般使光线来自受检眼颞侧 40°，也可根据需要调整角度。

**2. 裂隙灯显微镜的检查方法**

（1）弥散光照射法 将裂隙充分开大，一般在低倍镜下全面观察眼表面。

（2）直接焦点照射法 最常用的方法。光线的焦点与显微镜的焦点完全重合，在角膜和晶状体上形成光学六面体。根据检查需要可分宽光照射、窄光照射和圆锥光照射。

（3）后部反光照射法 光线聚焦在目标后方，借光线反射光检查前部组织。

（4）镜面反光照射法 利用光线在角膜或晶状体

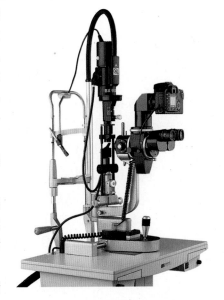

图 3－4 裂隙灯显微镜

形成的镜面反光区,检查角膜或晶状体的前、后表面。

(5)角膜缘分光照射法　光线从侧面照射角膜缘,在对侧角膜缘形成强光晕,借以观察角膜病变。

(6)间接照射法　光线聚焦目标旁侧,借光线的折射观察目标。

眼前段检查时应按顺序检查结膜、角膜、前房、虹膜、晶状体和前玻璃体,加用附件还可行压平眼压、前房角、后部玻璃体、眼底等检查。

### (二)角膜检查方法

(1)注意角膜大小、弯曲度、透明度及表面是否光滑。有无混浊、水肿、浸润、异物、溃疡、新生血管和血管翳,角膜后有无沉着物(keratic precipitate,KP)等。

(2)角膜荧光素染色　用于检查角膜上皮有无缺损,有无角膜溃疡,将荧光素条置于结膜囊内染色,过30~60秒后观察,黄绿色的染色可显示上皮缺损的部位及范围。渗漏的房水被染成绿色的溪流,称溪流现象,表明有角膜瘘,也常用于检查青光眼滤过泡渗漏、角膜或结膜伤口渗漏。

(3)角膜知觉的检查　简单的方法是用一无菌细棉纤维条,用其尖端从受检者侧面移近并触及角膜,勿使受检者看到纤维条。知觉正常者出现瞬目反射。如不引起瞬目反射或两眼所需触力有明显差别,则表明角膜知觉减退,这多见于疱疹病毒所致的角膜炎或三叉神经受损者。如知觉麻痹,则瞬目反射消失。双眼均要测试,相互比较。

### (三)巩膜检查方法

注意巩膜有无黄染、充血、结节及压痛。

### (四)前房检查方法

(1)注意前房深度,房水是否混浊,有无闪辉、浮游体、渗出物、积血或积脓等。

(2)周边前房深度:患眼注视前方,窄裂隙自颞侧30°投射至6点钟角膜缘处,用6点钟角膜缘处的角膜厚度为单位估计周边的角膜内皮与虹膜表面间距离。

(3)房水混浊程度检查:目镜×10,物镜×1.6,长8mm,宽0.2mm的裂隙为1个视野。

①(-):房水透明。

②(±):3~5个视野仅见1个微粒。

③(+):1个视野1~5个微粒。

④(++):1个视野>5个微粒。

⑤(+++):无数微粒,有纤维蛋白渗出。

⑥(++++):明显渗出,伴有积脓。

### (五)虹膜检查方法

检查虹膜颜色、纹理,有无新生血管、色素脱落、萎缩、结节,有无与角膜前粘连、与晶状体后粘连,有无根部断离及缺损,有无震颤。需要双侧虹膜对比检查。

### (六)瞳孔检查方法

检查双侧瞳孔位置、边缘,是否等大、正圆。正常成人瞳孔在弥散自然光线下直径为2.5~4mm,幼儿及老年人者稍小。在视路及全身性疾病的诊断中,需要注意检查瞳孔和各种反射。

**1. 直接对光反射**　在暗光照明环境中,用适度光源直接照射某侧瞳孔时,该侧瞳孔缩小。此反应需要该眼瞳孔反射的传入神经和传出神经通路共同参与。

**2. 间接对光反射**　适度光源照射一侧瞳孔,另一侧瞳孔缩小。此反应只需要受检眼瞳孔反射的传出途径参与。

**3. 相对性传入性瞳孔障碍**(relative afferent pupillary defect,RAPD)　又称 Marcus - Gunn

瞳孔。如左眼传入性瞳孔障碍时，用手电筒照射右（健）眼时，双眼瞳孔缩小，患眼瞳孔由于间接反射而缩小；随后移动手电筒照在左（患）眼上，双眼瞳孔不缩小，因左眼传入性瞳孔障碍；以1秒间隔交替照射双眼，健眼瞳孔缩小，患眼瞳孔扩大（图3－5）。这种体征特别有助于诊断单眼的球后视神经炎等眼病。

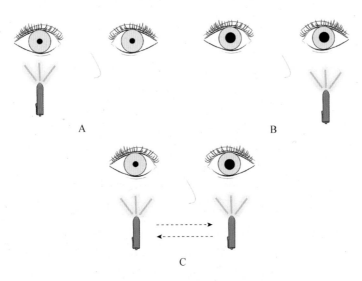

图3－5 相对性传入性瞳孔障碍（左眼为患眼）

A. 手电筒照射右眼，双眼瞳孔缩小；B. 照射左眼，双眼瞳孔不缩小；C. 间隔1秒交替照射，健眼瞳孔缩小，患眼瞳孔扩大

**4. 集合反射** 先嘱受检者注视一个远距离目标，然后立即注视一个近距离物体时，瞳孔立即缩小，伴有双眼集合。

**5. Argyll－Robertson 瞳孔** 直接光反射消失而辐辏反射存在，为神经性梅毒的特有体征。

### （七）晶状体检查方法

观察晶状体有无混浊、脱位，囊膜是否完整，有无异物。

### （八）玻璃体检查方法

在裂隙灯显微镜下，焦点光照到晶状体后面时，玻璃体前部反光带似悬挂的瀑布，有一定活动度。用高度照明深部可看到纤维状结构。注意前部玻璃体是否有颗粒状、片状混浊，有时可以见到高度脱离的视网膜。

加用前置镜，裂隙灯显微镜下可进行玻璃体、眼底的检查。观察玻璃体混浊的程度、混浊物的形态和色泽，是否有玻璃体液化、后脱离，是否形成对视网膜的牵拉。正常玻璃体在检眼镜下是透明的，在裂隙灯显微镜下呈板层状光学切面。

## 三、前房角镜检查

眼前段，尤其是前房角的解剖结构与各类青光眼的发病机制密切相关。判断前房角的宽窄与开闭对青光眼的诊断、分类和防治具有重要意义。前房角的各种结构必须利用前房角镜，通过光线的折射（直接房角镜）或反射（利用间接房角镜配合裂隙灯显微镜）才能查见。前房角镜检查也用于发现前房角的细小异物、新生物及新生血管等病变。

### （一）前房角解剖结构

前房角由前壁、后壁及两壁所夹的隐窝3部分组成。前壁最前为 Schwalbe 线，为角膜后弹力层终止处，呈白色、有光泽、略微突起；继之为小梁网，上有色素附着，是房水排出的通路，巩膜静脉窦即位于它的外侧；前壁的终点为巩膜突，呈白色。隐窝是睫状体前端，呈黑色，又称睫状体带。后壁为虹膜根部。

### （二）前房角宽窄与开闭的分类

**1. Scheie 分类法** 强调房角镜下可见到的房角隐窝最后部的结构，窄Ⅳ级房角是最窄的。在眼球处于原位时（静态）能看见房角的全部结构者为宽角，否则为窄角（图3-6）。

进一步将窄角分为4级。

窄Ⅰ：静态仅能看到部分睫状体带。

窄Ⅱ：只能看到巩膜突。

窄Ⅲ：只能看到前部小梁。

窄Ⅳ：只能看到 Schwalbe 线。

动态下，即在改变眼球位置或施加少许压力时可判断房角的开闭，若可见后部小梁则为房角开放，否则为房角关闭。

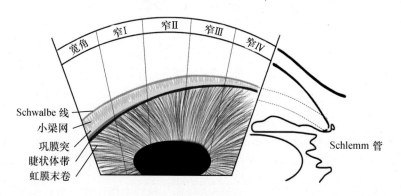

图3-6 Scheie 前房角分类

**2. Shaffer 分类法** 根据静态检查下虹膜前表面和小梁网内表面所形成的夹角宽度，把房角分成5级。0级最窄，4级最宽。

4级角（35°~40°）：全部房角结构均可见。

3级角（20°~35°）：巩膜突以上结构可见。

2级角（20°）：小梁结构可见。

1级角（10°）：Schwalbe 线及最前部的小梁可见。

0级角（0°）：虹膜根部紧靠 Schwalbe 线邻近小梁。

Shaffer 分类法中3~4级不可能发生房角关闭；2级房角可能关闭；1级房角很可能关闭。0~1级为高危房角；2级应定期随访。

**3. Spaeth 分类法** 根据3种参数按编码评价前房角。

（1）房角隐窝角宽度 基于 Shaffer 分类法评价房角隐窝宽度，从0°~40°（0°、10°、20°、30°、40°）。

（2）周边虹膜形态 编码 S（Steep）表示弓形向前隆起形态，r（regular）表示规则平直形态，q（queer）表示不规则凹陷形态。后者常见于色素播散综合征、高度近视、晶状体脱位或无晶状体眼。

（3）虹膜根附着部位（动态检查所见）

编码 A：在 Schwalbe 线或之前。

编码 B：在 Schwalbe 线之后的小梁网上。

编码 C：在巩膜嵴上。

编码 D：在睫状体带前部。

编码 E：在睫状体带后部。Spaeth 分类法容易做速记和评价前房角，如：E - 40° - q：前房角极宽、开角；D - 10° - S：前房角极窄、虹膜膨隆，但房角开放；B - 40° - r：前房角宽、虹膜平坦，但房角可能闭合。

### （三）小梁网色素分级

Scheie 将小梁网色素分为 5 级。

0 级：小梁网缺乏色素颗粒。

Ⅰ级：细小色素颗粒分布在后部小梁网上。

Ⅱ级：前、后部小梁网均有细小颗粒色素沉着。

Ⅲ级：密集粗糙颗粒状或均质性黑色或棕褐色色素附着在小梁网后部，小梁网前部及 Schwalbe 线上亦可见色素颗粒沉着。

Ⅳ级：整个小梁网呈均质性黑色或棕褐色色素覆盖，在 Schwalbe 线、巩膜嵴及角膜内表面、睫状体带与巩膜表面上均可见色素颗粒。

## 四、眼压测量

眼压测量（tonometry）包括指测法及眼压计测量法。

### （一）指测法

在只需大致了解眼压、眼压计测量不出时或暂时不能使用仪器测量眼压的患者中（角膜病变、小儿患者不配合、眼球震颤、眼表面有新近手术切口等）使用。测量时嘱患者两眼向下注视，检查者将两手食指尖放在上眼睑皮肤面，两指交替向眼球中心轻压眼球，体会波动感，注意压迫眼球时不能用力过大，估测眼球的抵抗力，以估计眼压的高低。初学者可触压自己的前额、鼻尖及嘴唇，粗略感受高、中、低 3 种眼压。记录时以 Tn 表示眼压正常，用 $T_{+1} \sim T_{+3}$ 表示眼压增高的程度，用 $T_{-1} \sim T_{-3}$ 表示眼压稍低的程度。在以下几种情况时不能使用指测法：眼内活动性出血伴低眼压、眼球壁极薄易破裂者、眼球破裂伤患者。

### （二）眼压计测量法

**1. Schiötz 眼压计** 目前在我国应用仍较广泛。此眼压计为压陷式，是用一定重量的砝码压迫角膜中央，根据角膜被压陷的深度间接反映眼内压，测出的数值受到球壁硬度的影响。在球壁硬度显著异常者（如高度近视眼）会给出比实际偏低的数据，用两个砝码测量后查表校正可消除球壁硬度造成的误差。需注意认真清洗、消毒，测量时检查者勿压迫眼球，勿压陷角膜时间过长，以免损伤角膜上皮。如果发现角膜擦伤，应涂抗生素眼膏，次日复查。

**2. Goldmann 压平眼压计** 属于压平眼压计，用可变的重量压平一定面积的角膜，根据所需的重量与被检测角膜面积改变之间的关系判定眼压。眼球壁硬度和角膜弯曲度对测量结果影响小，是目前准确性较可靠的眼压计。但中央角膜的厚度会影响其测量的眼压数值。如中央角膜厚，眼压值会高估，中央角膜薄，眼压值低估。在检查时需注意不能加压眼球，测压头与角膜接触时间不宜过长，以免损伤角膜上皮，也导致眼压下降。测量完毕应检查角膜有无擦伤，如发现角膜擦伤，应涂抗生素眼膏。

**3. 非接触眼压计** 其原理是利用可控的空气脉冲，将角膜中央 3.6mm 直径的面积压平，借助监测系统感受角膜表面反射的光线和压平此面积所需要的时间，换算成眼压值。其优点是避免了眼压计接触角膜所致的交叉感染。缺点是在高眼压、角膜异常或注视困难的患者，测量结果可能不准确。

**4. 其他眼压计** 如 Maklakov 压平式眼压计、Perkin 眼压计、Tono - pen 笔式眼压计、回弹式眼压计、动态轮廓眼压计、眼反应分析仪、压眼闪光眼压计等。

## 五、眼底检查法

常用的眼底检查法包括直接检眼镜法、间接检眼镜法、前置镜检查法。

### (一) 直接检眼镜检查

一般在暗室内进行。所见眼底为正像，放大约16倍。通常可不散瞳检查，若需详细检查则应散瞳。检眼镜屈光度轮盘顺序排列 −25 ～ +15D 屈光度的凹镜片、凸镜片，检查时可以自由转动轮盘，以校正或补偿检查者或被检查者的屈光差或调节力，直至观察到最清晰的眼底图像（图3－7）。检查顺序及内容如下。

**1. 彻照法** 用于观察眼的屈光间质有无混浊。将镜片转盘拨到 +8 ～ +10D，距被检眼10～20cm。正常时，瞳孔区呈橘红色反光，如屈光间质有混浊，红色反光中出现黑影；此时嘱患者转动眼球，如黑影移动方向与眼动方向一致，表明其混浊位于晶状体前方，反之，则位于晶状体后方，如不动则在晶状体。

**2. 眼底检查** 将转盘拨到"0"处，距受检眼2cm处，因检查者及受检者屈光状态不同，需拨动转盘直到看清眼底为止。嘱患者向正前方注视。检查者需逐区检查，将所见影像综合成完整的眼底像。一般先观察视盘，受检者正视前方时，可看到视盘。再观察由视盘发出的视网膜中央动、静脉的大分支，沿颞上、颞下、鼻上、鼻下四大分支自中心向周边依次观察，被检眼可向相应方向注视以便于观察周边部视网膜。最后，嘱受检者注视检眼镜灯光，以检查黄斑部。眼底检查完毕之后进行眼底检查记录，分别描述视盘大小、形状、颜色、边界，视网膜血管的管径大小、动静脉比例（正常为2：3）、有无搏动及交叉压迫征，黄斑部及中心凹光反射之情况，视网膜有无出血、渗出、色素增生或脱失等情况。检查结束后，可绘出眼底图。

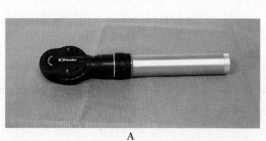
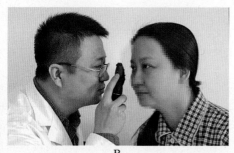

图3－7　直接检眼镜检查
A. 直接检眼镜；B. 用直接检眼镜检查

### (二) 双目间接检眼镜

简单易行，受检者不必采取特殊体位，适合儿童，甚至婴幼儿检查。观察范围较广泛，对比性强，亮度高，立体感较强，易于发现视网膜脱离等眼底改变，受屈光间质透明度影响较小，可同时绘制眼底图。间接检眼镜放大倍数小，可见范围大，所见为倒像，具有立体感，一般需散瞳检查（图3－8A）。用间接检眼镜检查眼底所见视野比直接检眼镜大，能比较全面地观察眼底情况，不易漏诊眼底病变。辅以巩膜压迫器，可看到锯齿缘，有利于查找视网膜裂孔。因其能在较远距离检查眼底，可直视下进行视网膜裂孔封闭及巩膜外垫压等操作。

检查时受检者充分散瞳，检查者与受检者相距50cm左右，检查者将间接检眼镜戴在头上，调整瞳距，手持集光镜（ +14D、+20D 或 +28D 的双非球面透镜）（图3－8B），距受检者7cm处进行检查（图3－8C）。为了方便说明病变所在部位和范围，可绘制眼底图。眼底划分区域：①赤道部，以赤道为中心向前、后各2PD的环形范围；②锯齿缘部，锯齿缘前、后各1.5PD的环形区；③周边部，赤道部到锯齿缘之间的范围；④中周部，由黄斑部到周边部之间的范围；⑤后极部，即黄斑部及其周围范围。眼底检查记录图上有3个同心圆，最内侧圆代表赤道，中间圆代表锯齿缘，外圆代表睫状体；12条放射线则代表始终子午线。绘图时，先标示出视盘及其黄斑所在位置，然后将图纸倒置，以相应的颜色画出眼底各结构及病变。

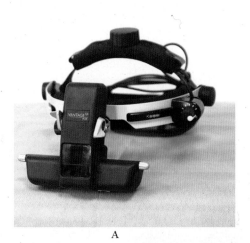

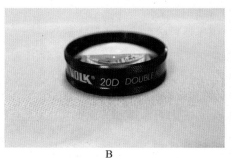
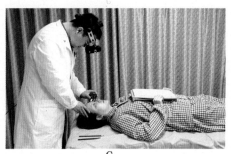

图3-8 双目间接检眼镜检查
A. 双目间接检眼镜；B. +20D集光镜；C. 用双目间接检眼镜检查

### （三）前置镜检查法

加用前置镜，裂隙灯显微镜下可进行玻璃体、眼底的检查。观察玻璃体混浊的程度、混浊物的形态和色泽，是否有玻璃体液化、后脱离，是否形成对视网膜的牵拉。散瞳后加用前置镜，可以观察到视网膜的全貌。检查顺序为先后极部，再周边部。注意观察视盘大小、形态、色泽、盘沿和凹陷；视网膜血管粗细、走行、动静脉比例；黄斑有无水肿、渗出、出血、瘢痕、色素改变，中心凹反光情况；视网膜有无渗出、出血、变性、脱离等。

## 第四节 眼科特殊检查

### 一、角膜激光共焦显微镜检查

眼科临床型共焦显微镜是一种能观察到角膜各层的三维立体图形加实时变化，且无创伤的显微镜。利用共焦激光对活体角膜进行不同层面的扫描，可显示角膜的超微结构，辅助真菌性角膜炎、阿米巴角膜炎的诊断。

### 二、角膜内皮镜检查

角膜内皮的状况与角膜营养代谢密切相关，角膜内皮镜检查帮助评价角膜内皮功能。角膜内皮镜是根据镜面反射原理设计制造。当照明光线照在角膜、晶状体等透明屈光构件的界面上发生反射时，在角膜内皮与房水界面之间，细胞间隙会发生反射而形成暗线，从而显示出角膜内皮细胞的镶嵌式六边形外观。计算机自动辅助对角膜内皮细胞形态进行分析。角膜内皮镜检查法分接触型和非接触型，常用的是非接触型内皮镜，它是当裂隙灯显微镜的照明光轴和观察轴对称地从角膜顶点垂直线向两侧分开时，看到角膜内皮细胞形态。

### 三、角膜曲率计检查

角膜前表面屈光力是眼总屈光力的重要组成部分，其屈光力的大小与角膜曲率成反比，是形成散光的重要原因。角膜曲率半径是指角膜屈光面上任意一点到角膜圆心的距离，曲率越小，表示角膜表面线的弯曲度越大。角膜曲率计算是测量角膜表面曲率半径屈光力及散光轴的仪器。角膜的不同子午线上的曲率半径不同，测出的最大值和最小值之差就可算得角膜散光度。角膜后表面曲率半径偏小，其屈光力约为 $-5D$，因此，角膜总屈光力小于前表面屈光力。角膜曲率计检查结果显示的是去除该常数后的角膜总屈光力。

### 四、角膜地形图检查

角膜地形图又称计算机辅助的角膜地形分析系统，即通过计算机图像处理系统将角膜形态进行数字化分析，然后将所获得的信息以不同特征的彩色形态图来表现，因其恰似地理学中地表面的高低起伏状态，故称为角膜地形图。角膜地形图可以对角膜中央到周边部的绝大部分的角膜屈光力进行检测，因而可以获得更多的信息量，在角膜屈光力的检测中具有重要的临床意义。正常角膜的角膜中央一般均较陡峭，向周边则逐渐变扁平，多数角膜大致变平约 4.00D；对于同一个体，其角膜地形图时常相似，但对于不同个体，其角膜地形图却常常彼此互不相同；一般可将正常角膜的角膜地形图分为圆形、椭圆形、对称或不对称的领结型（或称 8 字形）和不规则形。

角膜地形图主要由 Placido 盘投射系统、图像监视系统和计算机图像处理系统三大部分组成。计算机图像处理系统将储存的角膜图像先数字化后，再进行分析。采用计算机彩色编码技术将角膜不同曲率和屈光力总值，用各种不同颜色表示。冷色（深蓝、浅蓝）代表扁平的角膜部分（弱屈光力），以暖色（红、橙、黄）代表陡峭的角膜部分（强屈光力），中间色为绿色。上述色彩又被分为 15 个级阶，每个级阶代表一定的屈光度，从暖色到冷色，每个相邻级阶的屈光度差值是相等的。这些颜色相当于地形图中的分层设色谱，其既有定量分析又有定性诊断的功能。ORBSCAN - Ⅱ则将计算机的分析结果用 4 个不同的图像显示，分别为角膜前表面屈光力图、角膜地形图、角膜后表面屈光力图及角膜厚度图。结果可以在彩色打印机上打出，以供分析和保存。

### 五、角膜厚度测量

角膜厚度测量是观察受检者角膜厚度的客观指标，还是观察角膜内皮细胞损伤的一项早期客观指数。角膜的厚度可以评价角膜内皮细胞损害的程度。中国人的中央角膜厚度为 $510\mu m \pm 30\mu m$，周边角膜厚度为 $660\mu m \pm 70\mu m$。角膜中央厚度 $>650\mu m$，可提示内皮功能失代偿。它可以评价穿透性角膜移植术后内皮细胞的功能，可以对角膜变薄或水肿进行诊断。

### 六、眼底立体照相

眼底立体照相是目前公认的最有价值的青光眼视神经诊断工具。利用计算机图像分析系统，将先后两次所拍的立体像校正、叠加在不同的帧存体上，然后利用图像快速切换法，交替显示两幅叠加好的立体像。在立体镜下观察，可以观察到视杯变化的深度及杯壁改变的情况。对于视盘形态的分析观察很明确。如果没有条件进行立体照相检查，普通眼底照相检查对评估青光眼视神经损害也有帮助。目前，眼底立体照相不需要散瞳，对于闭角型青光眼和窄房角的患者也非常安全。

## 七、海德堡视网膜断层扫描仪

海德堡视网膜断层扫描仪（HRT）是由德国海德堡公司生产的一种自动化共焦激光扫描检眼镜，它可以提供视盘及周围15°内视网膜的三维结构。HRT测量时需要一个标准的参考平面，被人为定义为颞侧350°~356°处视盘边界下50μm的平面，低于参考平面者被定义为视杯，位于视盘内和高于参考平面者被定义为盘沿。最新版本的HRT软件推出了一个新的不依赖轮廓线的人工智能参数——青光眼可能性评分（glaucoma probability score，GPS）。GPS更注重视盘整体3D形态分析，通过对5个参数的评估并与标准数据库中所建立的早期青光眼与正常视盘立体模型进行比对，判断青光眼的可能性。包括2个视网膜神经纤维层（RNFL）参数和3个视盘参数，具体是：垂直和水平RNFL曲率、视杯宽度和深度以及盘沿陡峭程度。结果通过柱形图和判别标志，即绿色的"√within normal limit"，黄色的"! borderline"，红色的"×outside normal limits"，给医师以直观的提示。

HRT采用的Moorfields回归分析（Moorfields regression analysis，MRA）提高了HRT在青光眼诊断中的准确性。将视盘分为颞侧、鼻侧、颞上、颞下、鼻上、鼻下6个部分，并分别对6个部分的盘沿面积相对于视杯面积的大小是否正常，而不仅仅是看C/D是否增大，因此，可以更好地鉴别"大视杯"是生理性的还是病理性的。

## 八、Retcam眼底照相技术

Retcam眼底照相技术为目前国内外开始尝试使用的，尤其适用于婴幼儿眼底或眼前节照相的技术。其优点为Retcam镜头可达130°，超过间接检眼镜的可视范围，不必巩膜压迫及近视网膜周边部；操作简单，检查时间短；实时图像显示，直观且易保存，有利于随访和远程会诊。目前常用于小儿眼病尤其是早产儿视网膜病变的筛查和治疗随访，以及视网膜母细胞瘤等儿童眼底病检查与治疗随访。

## 九、眼底血管造影

眼底血管造影是将造影剂从肘静脉注入人体，利用特定滤光片的眼底照相机拍摄眼底血管及其灌注的过程。荧光素眼底血管造影（fundus fluorescence angiography，FFA）以荧光素钠为造影剂，主要反映视网膜血管的情况，是常用、基本的眼底血管造影方法。吲哚青绿血管造影（indocyanine green angiography，ICGA）以吲哚青绿为造影剂，反映脉络膜血管的情况，辅助前者发现早期的脉络膜新生血管、渗漏等。

### （一）荧光素眼底血管造影

**1. 正常FFA表现**

（1）FFA正常值　正常人臂－视网膜循环时间在7~12秒。

（2）分期　根据血管充盈的时期，可分为视网膜动脉前期（视盘早期荧光→动脉层流）、动脉期（动脉层流→动脉充盈）、动静脉期（动脉充盈→静脉层流）和静脉期（静脉层流→静脉充盈）、晚期（注射荧光素5~10分钟后）。

（3）黄斑暗区　黄斑区无血管，故背景荧光暗淡。

（4）视盘荧光　在动脉前期出现深层朦胧荧光和浅层葡萄状荧光。在动脉期出现表层放射状荧光。晚期沿视盘边缘呈环形晕状着色。

（5）脉络膜背景荧光　在动脉前期脉络膜毛细血管很快充盈并融合形成弥漫性荧光。

**2. FFA 异常眼底荧光形态**

（1）强荧光

①透见荧光：又称窗样缺损，见于视网膜色素上皮萎缩和先天性色素上皮减少。

特点：在荧光造影早期出现，与脉络膜同时充盈，造影晚期随着脉络膜染料的排空而减弱或消失。在造影晚期，其荧光的形态和大小无变化。

②异常血管及其吻合：如血管迂曲扩张、微动脉瘤，常见的有视网膜静脉阻塞、糖尿病性视网膜病变、视网膜前膜、先天性血管扩张、视乳头水肿、视乳头炎等。

③新生血管：可发生在视网膜、视网膜下或视盘上，并可进入玻璃体内。新生血管可引起荧光素渗漏，造影早期就可看见荧光素渗漏。视网膜新生血管主要由视网膜缺血所致，最常见于糖尿病性视网膜病变、视网膜静脉阻塞、视网膜静脉周围炎等，有些病变可引起脉络膜新生血管，如年龄相关性黄斑变性。

④荧光素渗漏：由于视网膜血管内皮和色素上皮屏障受到破坏、染料渗入到组织间隙的结果。黄斑血管渗漏常表现为囊样水肿。

⑤脉络膜渗漏：分为池样充盈和组织染色。

池样充盈又称积存，荧光形态和亮度随时间的进展越来越大，越来越强，荧光维持时间达数小时之久。荧光素积聚在视网膜感觉层下（边境不清）与色素上皮层下（边界清）。

组织染色，指视网膜下异常结构或物质可因脉络膜渗漏而染色，晚期强荧光，如玻璃膜疣染色，黄斑瘢痕染色。

（2）弱荧光

①荧光遮蔽：正常情况下应显示荧光的部位，由于其上存在混浊物质，如血液、色素，使荧光明显减弱或消失。

②血管充盈缺损：由于血管阻塞、血管内无荧光素充盈所致的低荧光。视网膜静脉病变可致静脉充盈不良。如果毛细血管闭塞可形成大片无荧光的暗区，称为无灌注区，常见于糖尿病性视网膜病变、视网膜静脉阻塞后等。

### （二）吲哚青绿血管造影

吲哚青绿是一种大分子造影剂，与血浆蛋白结合停留于脉络膜血管内，显示大的脉络膜血管，其光化学特性可穿过色素、液体和血液等。吲哚青绿血管造影（ICGA）主要用于隐蔽的脉络膜新生血管和其他脉络膜异常，如脉络膜新生血管形成及治疗后复发，多发性息肉样脉络膜血管病变，年龄相关性黄斑变性等。

## 十、眼超声检查

超声检查是利用超声波的声能反射波形图像反映人体结构和病理变化的物理诊断技术。眼科常用超声扫描仪分为 A 型和 B 型，近年彩色超声多普勒已用于眼科。

**1. A 型超声**　显示探测组织每个声学界面的回声，以波峰形式，按回声返回探头的时间顺序依次排列在基线上，构成与探测方向一致的一维图像。优点是测距精确，回声的强弱量化（图 3-9）。

**2. B 型超声扫描**　通过扇形或线阵扫描，将界面反射回声转为大小不等、亮度不同的光点形式显示，光点明暗代表回声强弱，回声形成的许多光点在示波屏上构成一幅局部组织的二维声学切面图像。实时动态扫描可提供病灶的位置、大小、形态及与周围组织的关系，对所探测病变获得直观、实际的影像（图 3-10）。

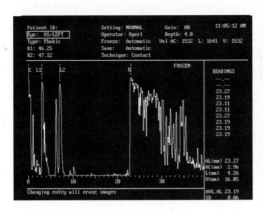

图 3-9 A 型超声　　　　　　　　　　图 3-10 B 型超声

**3. 超声活体显微镜**（ultrasound biomicroscopy，UBM）　UBM 是利用超高频超声技术，观察眼前段断面图像的一种新的影像学检查装置。与普通 B 超不同，其探头的频率更高，可高达 40～200MHz，但其穿透力弱，探测深度为 4～5mm，分辨率高达 20～60μm。只能对眼球前段进行检查。设有频率换能器，以选择不同的探测深度和分辨率。探头进行扫描的同时收集反射信号，经放大及加工后，通过转换技术处理，在视屏监视器显示出图像（图 3-11）。适应证：①青光眼的患者可以应用 UBM 详尽地了解房角的情况；②眼外伤时了解眼前段的损伤情况，如低眼内压综合征、异物等；③眼前段肿瘤的形态观察；④周边玻璃体和睫状体疾病的诊断，对虹膜后结构的检查是 UBM 的特点；⑤角膜和结膜疾病、前段巩膜疾病、晶状体疾病等也可应用 UBM 检查。

**4. 彩色超声多普勒成像**（color doppler imaging，CDI）　彩色超声多普勒成像是利用多普勒原理，将血流特征以彩色的形式叠加在 B 型灰阶图上，显示眼部血流状况（图 3-12）。红色表示血流流向探头（常为动脉），背向探头的血流为蓝色（常为静脉）。CDI 可检测眼动脉、视网膜中央动脉、睫状后动脉血流以及眼内、眶内肿瘤等。适应证包括：①玻璃体混浊、视网膜脱离等屈光间质不清的视网膜疾病；②眼内肿瘤；③眼球突出的病因诊断；④眼和眶部血流动力学研究。

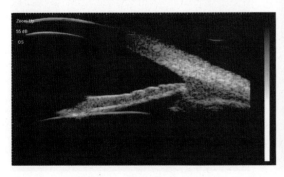

图 3-11 超声活体显微镜

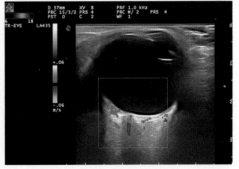

图 3-12 彩色超声多普勒成像

## 十一、相干光断层成像

相干光断层成像（optical coherence tomography，OCT）是指对眼透光组织做断层成像。其分辨率高，成像速度快，主要用于眼底检查及记录。前节 OCT 功能与 UBM 相近，操作及患者接纳度优于 UBM，缺点是扫描深度不及 UBM。OCT 的工作原理如下：光波投射到组织后发生吸收、反射和散射等现象。光在不同组织层次反射光的运行时间不同，据此即可获得不同层次的截面图。根据光学相干的原理，通过 Michelson 干涉仪，选择性地接收和强化特定层次的反射光，比较反射光波与参考光波以测定反射波延迟时间和反射强度。经过计算机处理，以伪彩形式显示视网膜的断面结构。OCT 的轴向分辨率可达 10μm。它对黄斑部疾病的诊断有重要应用价值。但OCT 的分辨率是靠组织结构的反光性质不同对组织进行区分，视网膜断层中真正较易明确区分的有神经上皮光带、色素上皮光带和脉络膜光带，而神经上皮层间的结构尚难明确分辨。

OCT 的扫描方式有水平、垂直、环行、放射状以及不同角度的线性扫描，检查者可根据病变的部位、性质以及检查目的来选择合适的扫描方式。因 OCT 横向分辨率与扫描线长度有关，扫描线越长，分辨率越低。为了便于资料的比较以及采集资料的规范，可以选择固定的扫描长度和固定的扫描顺序。如对黄斑的扫描，可选择扫描线长度为 4mm 或 4.5mm，间隔45°的线性扫描作为基本扫描。

近期的血管成像 OCT 可以清晰地观察到视网膜各层以及脉络膜各层的血管成像，已开始在临床中应用。

## 十二、电子计算机断层扫描

电子计算机断层扫描（computer tomography，CT）可用于观察软组织或骨性结构。每次扫描的层厚通常为 1~2mm。CT 扫描适应证：①可疑眼内肿瘤；②眼眶病变，包括肿瘤、急慢性炎症及血管畸形等；③眶骨骨折；④眼内、眶内异物，无论金属和非金属异物均可显示和定位；⑤不明原因的视力障碍、视野缺损等探查视神经和颅内占位性病变。

眼眶 CT 检查方法：眼眶 CT 检查需要同时进行横断面（水平位）（图 3 - 13A）和冠状面（冠状位）（图 3 - 13B）扫描，还有应用含碘增强造影剂的扫描。选择好 CT 图像窗位和窗宽横断扫描，横断面扫描范围应包括眶顶至眶底，冠状面扫描从眼睑至蝶鞍区。对眶壁骨折观察一般选用骨算法重建的骨窗，并在骨折层面重建软组织窗；对软组织结构观察多采用软组织窗扫描，在病变层面重建骨窗。对视神经管检查采用骨窗扫描。

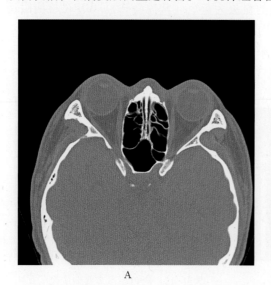
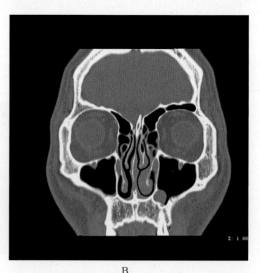

图 3 - 13　电子计算机断层扫描

A. 水平位；B. 冠状位

## 十三、磁共振成像

磁共振成像（magnetic resonance imaging，MRI）在眼眶和颅内诊断方面有很多应用。它使受检者不暴露于射线，且因其多维的成像技术（横断面、冠状面和矢状面），使受检者不用变换体位。因为 MRI 可以更好地分辨含水量不同的组织，所以在水肿、脱髓鞘及血管病变等方面的成像优于 CT。骨质产生弱的 MRI 信号，可以提高骨内病变的分辨率，并可清晰地显示颅后窝。MRI 的禁忌证：置有心脏起搏器及神经刺激器者；置有人工心脏瓣膜者；动脉银夹术后者；内耳置入金属假体者；金属异物者。

眼球的病变可使用眼球表面线圈。眼眶及球后病变使用头颅线圈。眼部 MRI 扫描采用横断面、冠状面及斜矢状面，基线同 CT 扫描基线。通常在横断面进行 $T_1WI$（图 3-14A）和 $T_2WI$（图 3-14B）扫描，其余断面进行 $T_1WI$ 扫描。增强扫描及动态增强为眼眶病变的常规检查技术。凡需借助影像显示的各种眼球、眼眶病变（金属异物除外）均为 MRI 的适应证。①眼内肿瘤的诊断和鉴别诊断；②眶内肿瘤，尤其是眶尖小肿瘤、视神经肿瘤，显示视神经管内、颅内段肿瘤侵犯 MRI 优于 CT；③眶内急性、慢性炎症；④眶内血管畸形；⑤慢性眶外伤；⑥眶内肿物颅内蔓延及眶周肿物眶内侵犯者；⑦某些神经眼科疾病。

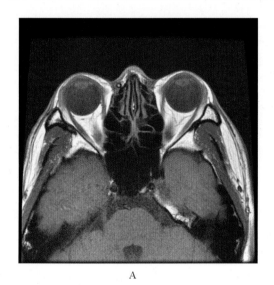
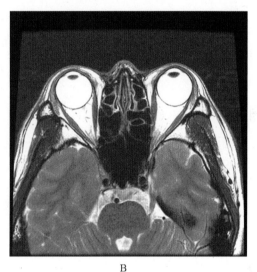

A             B

图 3-14 磁共振成像
A. $T_1WI$；B. $T_2WI$

## 本章小结

视功能检查包括视觉心理物理学检查（如视力、色觉、暗适应、立体视觉、对比敏感度、视野等）及视觉电生理检查（视网膜电图、眼电图、视觉诱发电位）两大类。眼部检查包括眼附属器检查、眼球前段裂隙灯显微镜检查、前房角镜检查、眼压测量及眼底检查等。眼科常用的特殊检查包括角膜激光共焦显微镜检查、角膜内皮镜检查、角膜曲率计检查、角膜地形图检查、角膜厚度测量、眼底立体照相、海德堡视网膜断层扫描仪检查、Retcam 眼底照相技术，特别是眼底血管造影、眼超声检查、相干光断层成像、电子计算机断层扫描、磁共振成像等。要能够在临床实践中熟练使用各项眼科检查法。

## 思考题

1. 视功能检查包括哪两大类？
2. 裂隙灯显微镜的 6 种检查方法是什么？
3. 试述直接检眼镜和间接检眼镜的使用方法。

（王海燕文 厉芬芬绘图）

# 第四章 眼睑病

## 第一节 概 述

眼睑位于眼球的表面，是眼球的安全屏障。眼睑前面是皮肤，后面是结膜，中间有肌肉和睑板组织，可以很好地保护角膜，遮盖眼眶出口，覆盖眼球前部。解剖上由外向内分5层：皮肤层、皮下组织层、肌层、睑板层和睑结膜层。眼睑有其特殊的腺体组织。

眼睑皮肤是全身皮肤的一部分，全身性皮肤病变均可在眼睑发生，其临床表现和病理变化与全身大致相同。如接触性皮炎、鳞状细胞癌等。皮下组织为疏松的结缔组织和少量脂肪，常因炎症刺激和肾病时而发生明显水肿，眼睑反射性闭合动作，可使眼球避免强光的刺激和异物的侵害。眼睑经常性瞬目运动，可及时地去除眼表面的尘埃和微生物，将泪液均匀地涂布于角膜表面形成泪膜，防止角膜干燥。睑缘前部长有睫毛，可以阻挡灰尘及减弱强烈光线的刺激。其次，眼睑血液供应丰富，组织破损后容易修复，但眼睑血管与眼眶及颜面血管均有广泛联系，静脉本身没有瓣膜，化脓性病灶易通过血管向眶内、颅内扩散而引起严重后果。鉴于此，对眼睑病变，不能疏忽大意，应及时诊断，积极治疗。

眼睑在颜面占据主要位置，眼睑的疾病常引人注目。许多眼睑病的发生，与眼睑的开闭功能或与眼球的位置关系失常有关，如睑内翻、睑外翻和上睑下垂。不少眼睑病的诊断，只需肉眼观察就可得出结论。即使对肿瘤进行病理检查，取材也比较容易。

治疗眼睑病时，要注意保持眼睑的完整性及其与眼球的正常关系，维持眼睑的功能。例如，在处理眼外伤时，应按照眼睑的解剖结构分层缝合，不应切除皮肤，缺损要行眼睑再造。切除肿瘤时应进行整形。由于眼睑的形态对人的外观非常重要，在进行眼睑手术和外伤处理时，应考虑到美容问题。

## 第二节 眼睑炎症

眼睑位于体表，易受风尘、化学物质和微生物的侵袭，发生炎症反应。由于眼睑皮肤菲薄，皮下组织疏松，炎症时眼睑充血、水肿等反应显著。睑缘前有睫毛，以及开口于毛囊的皮脂腺（Zeis 腺）和变态汗腺（Moll 腺），睑板腺的开口位于后唇与灰线之间，易发生细菌感染。睑缘是皮肤和黏膜的交汇处，眼睑皮肤和睑结膜的病变常可引起睑缘的病变。

## 一、睑腺炎

睑腺炎（hordeolum）是化脓性细菌侵入眼睑腺体而引起的一种急性炎症。外睑腺炎是睫毛毛囊或其附属的皮质腺或变态汗腺感染，又称外麦粒肿。内睑腺炎是睑板腺感染，又称内麦粒肿，大多为葡萄球菌，特别是金黄色葡萄球菌感染眼睑腺体而引起（图4-1）。

【临床表现】眼睑有红、肿、热、痛等急性炎症的典型表现。通常水肿程度与疼痛成正比。外睑腺炎即外麦粒肿，也称睑缘疖。其炎症反应主要在睫毛根部的睑缘处，与身体其他部位所起的疖肿一样，系化脓性细菌感染所致。开始时眼睑红肿范围较弥散，但触诊时可发现硬结和压痛；邻近外眦角时，疼痛特别明显，还可引起反应性球结膜水肿。伴同侧耳前淋巴结肿大和压痛。数日后硬结变软、化脓，脓头在睫毛根部，最终破溃，脓液排出后，红肿迅速消退，疼痛减轻。内睑腺炎被局限于睑板腺内，肿胀比较局限；患者疼痛明显；病变处有硬结，触之压痛；睑结膜面局限性充血、肿胀。睑结膜面形成黄色脓点，向结膜囊内破溃，少数患者可向皮肤面破溃。破溃后炎症明显减轻，逐渐消退。

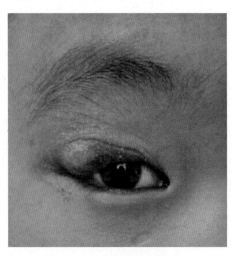

图4-1　外麦粒肿
示睫毛根部感染，局部皮肤明显充血肿胀

在儿童、老年人及糖尿病患者，睑腺炎的炎症反应剧烈，可在眼睑皮下组织扩散，发展为眼睑蜂窝织炎。此时整个眼睑红肿，可波及同侧面部。眼睑不能睁开，触之坚硬，压痛明显，球结膜反应性水肿剧烈，可有发热、寒战、头痛等全身症状出现。

【诊断】根据临床表现易于诊断。很少需要进行细菌培养来确定致病细菌。

【治疗】

1. 早期睑腺炎应局部热敷，超短波理疗，以便促进眼睑血液循环，促使硬结软化，缓解症状，促进炎症消散。滴用抗生素滴眼液，以控制感染。

2. 当脓肿形成后，应切开排脓。外睑腺炎的切口应在皮肤面，与睑缘相平行，使其与眼睑皮纹相一致，以减少瘢痕。如果脓肿较大，可放置引流条。内睑腺炎的切口常在睑结膜面，与睑缘相垂直，以避免过多伤及Meibomian腺导管。

3. 当脓肿尚未形成时不宜切开，更不能挤压排脓，否则因眼睑和面部静脉无瓣膜，会使感染扩散，导致眼睑蜂窝织炎，甚至海绵窦脓毒血栓或败血症而危及生命。一旦发生这种情况，应尽早全身使用足量的、抑制金黄色葡萄球菌为主的广谱抗生素，并对脓液或血液行细菌培养和药物敏感试验，以选择更敏感的抗生素，并按败血症治疗原则处理。

## 二、睑板腺囊肿

睑板腺囊肿（chalazion）是睑板腺特发性无菌性慢性肉芽肿性炎症，又称霰粒肿。由腺体排出管阻塞，造成腺体内分泌物潴留而引起。通常有纤维结缔组织包裹，在病理形态上类似结核结节，但不形成干酪样坏死（图4-2）。

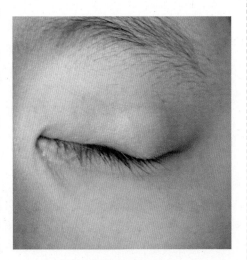

图4-2　霰粒肿
左眼睑皮下圆形肿块，无红肿

【临床表现】表现为眼睑皮下圆形肿块，可单个发生，也可几个交替出现。上睑居多。大小不一，大如樱桃，小如绿豆，进展缓慢。一般无疼痛，小的可自行吸收。较大者可使皮肤隆起，但与皮肤无粘连。与肿块对应的睑结膜面，呈紫红色或灰红色的病灶。多数长期不变或逐渐长大，质地变软。也可自行破溃，排出胶样内容物，在睑结膜面形成肉芽肿，也可以在皮下形成暗紫红色的肉芽组织。如有继发感染，形成急性化脓性炎症时，临床表现与内睑腺炎相同。

【诊断】根据患者无明显疼痛、眼睑皮下硬结，与皮肤无粘连的无痛性结节可以诊断。对于复发性或老年人的睑板腺囊肿，应将切除物进行病理检查，以除外睑板腺癌。

【治疗】小而无症状的睑板腺囊肿有自愈的可能，早期可非手术治疗待其自行吸收。大者可通过热敷、局部注射药物观察，如不能消退，应在局部麻醉下行手术切除。用睑板腺囊肿镊子夹住囊肿部位眼睑后，在睑结膜面做与睑缘相垂直的切口，切开睑结膜，刮除囊肿内容物，并向两侧分离囊膜壁逐渐剥离，将囊肿完整摘出。儿童下睑睑板腺囊肿破溃于皮下形成紫红色肉芽肿，可做平行于下睑缘的皮肤切口，尽量将全部肉芽组织剪除，缝合皮肤。

## 三、睑缘炎

睑缘炎（blepharitis）是指睑缘皮肤、睫毛毛囊及其腺体的亚急性或慢性炎症。主要有鳞屑性、溃疡性和眦部睑缘炎3种。

### （一）鳞屑性睑缘炎

鳞屑性睑缘炎（squamous blepharitis）病因不太明确，一般认为是由于睑缘的皮脂溢出所造成的慢性炎症。因为患部常可发现卵圆皮屑芽孢菌，它能把脂类物质分解为有刺激性的脂肪酸，刺激眼睑缘而发炎。屈光不正、视疲劳、营养不良和长期使用劣质化妆品的患者多见（图4-3）。

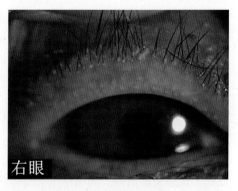

图4-3 鳞屑性睑缘炎
睑缘明显充血肿胀，睫毛根部粘附有少量鳞屑

【临床表现】患者自觉眼部痒、刺痛和烧灼感。除睑缘充血外，睫毛和睑缘表面附着上皮鳞屑，睑缘部表面有点状皮脂溢出，皮脂聚集于睫毛根部，形成黄色蜡样分泌物，干燥后结痂，状如涂蜡。去除鳞屑和痂皮后，暴露出充血的睑缘，但无溃疡或脓点，因皮脂腺或睑板腺分泌过多所致，睫毛容易脱落，但可再生，患者有异物感，如长期不愈，可使睑缘肥厚，睑缘后唇钝圆，泪点肿胀外翻而泪溢，睑结膜面粗糙。

【诊断】根据典型的临床表现和睑缘无溃疡的特点，容易诊断。

【治疗】用生理盐水或3%硼酸溶液清洁睑缘，拭去鳞屑，并将睑板腺的过剩分泌物挤压出去，然后涂抗生素眼膏，每日2～3次。痊愈后可每日1次，至少持续2周，以防复发。去除诱因和避免刺激因素。如有屈光不正应予矫正。如有全身性慢性病应同时进行治疗。此外，应注意营养和体育锻炼，增加身体抵抗力。

### （二）溃疡性睑缘炎

溃疡性睑缘炎（ulcerative blepharitis）是睫毛毛囊及其附属腺体的慢性或亚急性化脓性炎症。

【病因】多为金黄色葡萄球菌感染引起，也可由表皮葡萄球菌引起。鳞屑性睑缘炎遭受感染后转变为溃疡性。营养不良、贫血和不良卫生习惯，可能是本病的诱因（图4-4）。

【临床表现】症状较鳞屑性睑缘炎严重，皮脂分泌更多，睫毛常被干痂粘结成束。去除痂皮后露出睫毛根部可见浅小溃疡与小脓包。多见于营养不良或有慢性病的儿童。毛囊因感染而被破坏，睫毛容易随痂皮脱落，且不能再生，形成秃睫。溃疡愈合后，瘢痕组织收缩，使睫毛生长方向改变，形成睫毛乱生，如倒向角膜，可引起角膜损伤。患病日久，可引起慢性结膜炎和睑缘肥厚变形，睑缘外翻，泪点肿胀或阻塞，泪溢。

【治疗】溃疡性睑缘炎需要长期治疗，比较顽固难治，应积极寻找并解除各种诱因，注意个人卫生。以生理盐水或 3% 硼酸溶液每日清洁睑缘，除去脓痂和已经松脱的睫毛，清除毛囊中的脓液。然后以涂有抗生素眼膏的棉签在睑缘按摩，每日 4 次。选用敏感抗生素，炎症完全消退后，应持续治疗至少 2~3 周，以防复发。

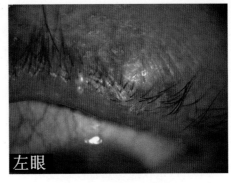

图 4-4 溃疡性睑缘炎

睑缘有皮脂，睫毛根部散布小脓疱

### （三）眦部睑缘炎

眦部睑缘炎（angular blepharitis）多因莫-阿双杆菌感染所致，金黄色葡萄球菌也可引起，或与维生素 $B_2$ 缺乏有关。

【临床表现】本病多为双侧，主要发生于外眦部。睑缘及其附近皮肤浸渍糜烂。患者自觉眼部痒、异物感和烧灼感。邻近结膜常伴有慢性炎症，表现为充血、肥厚、伴黏性分泌物。严重者内眦部也受累。

【治疗】滴用 0.25%~0.5% 硫酸锌滴眼液，每天 3~4 次，此药可以抑制莫-阿双杆菌所产生的酶。再涂 2% 氧化锌眼膏，适当服用维生素 $B_2$ 或复合维生素 B 可能有所帮助。

 **案例讨论**

**临床案例** 患者，女，10 岁，右眼上睑红肿、疼痛 3 天。体格检查：右眼上睑中央处见红色隆起，可触及一圆形肿物，触痛明显，病灶对应的睑结膜面充血，中央有黄色灶，余无异常表现。

问题

1. 该患者最可能的诊断是什么？

2. 诊断依据是什么？

**临床案例** 患者，男，16 岁，发现左眼上睑一小肿块 1 个月，近 1 周明显增大，无疼痛。体格检查：左眼上睑中央处可触及一圆形硬结，直径约 1.0mm，与皮肤无粘连，无压痛，病灶对应的睑结膜面为紫红色，余无异常表现。

问题

1. 该患者最可能的诊断是什么？

2. 诊断依据是什么？

## 四、病毒性睑皮炎

病毒性睑皮炎比眼睑细菌性感染少见，常见的有单纯疱疹病毒性睑皮炎（herpes simplex palpebral dermatitis）和带状疱疹病毒性睑皮炎（herpes zoster palpebral dermatitis）两种。

### （一）单纯疱疹病毒性睑皮炎

【病因】由单纯疱疹病毒-Ⅰ型引起，常发生在感冒、高热或身体抵抗力降低时。因发热性疾病可致病，又称为热性疱疹性睑皮炎，可复发。

【临床表现】初发时睑部皮肤出现丘疹，常成簇出现，很快形成半透明水疱，周围有红晕。眼睑水肿。眼部有刺痛、烧灼感。水疱易破，渗出黄色黏稠液体。约1周后充血减退，肿胀减轻，水疱干涸，结痂脱落后不留瘢痕，但可有轻度色素沉着。如发生于睑缘处，有可能蔓延至角膜。在唇部和鼻前庭部，可有同样的损害出现。病变可发生于上、下睑，以下睑多见，与三叉神经眶下支分布范围相符。

【诊断】根据病史和典型的眼部表现，可做出诊断。

【治疗】局部保持清洁，局部涂1%煌绿乙醇、抗生素眼膏，防止继发感染。避免揉眼。结膜囊内用0.1%阿昔洛韦滴眼液，防治蔓延至角膜。皮损处涂敷3%阿昔洛韦眼膏或0.5%碘苷眼膏。全身抗病毒治疗，板蓝根1包，每天3次，口服；或口服抗病毒口服液。

**（二）带状疱疹病毒性睑皮炎**

【病因】由水痘－带状疱疹病毒感染三叉神经半月神经节或三叉神经第一支所致。

【临床表现】发病前常有寒战、发热、倦怠等轻重不等的前驱症状，在受累神经的支配区域出现剧烈神经痛。数日后，患侧眼睑、前额皮肤和头皮红斑、肿胀，出现成簇透明小水疱。水疱之间皮肤正常，疱疹的分布不越过颜面中线。数日后，疱疹内液体混浊化脓，形成深溃疡，约2周后结痂脱落。因皮损深达真皮层，脱痂后留下永久性皮肤瘢痕。并有色素沉着，可以发生倒睫、上睑下垂。炎症消退后，皮肤感觉数月后才能恢复。可同时发生带状疱疹性角膜炎或虹膜炎，在鼻睫神经受侵犯、鼻翼出现疱疹时，这种可能性更大。其他还可引起青光眼、后巩膜炎和眼肌麻痹等并发症。

【治疗】应适当休息，避光，提高机体抵抗力，必要时给予镇痛药和镇静药。局部患处可涂抗病毒眼膏。如有继发感染，可加用抗生素滴眼液湿敷，结膜囊内涂阿昔洛韦眼膏，每天2~3次，防止角膜受累。对重症患者，需全身使用抗生素及糖皮质激素，肌内注射干扰素等。

## 五、接触性睑皮炎

接触性睑皮炎（contact dermatitis of the lids）是眼睑皮肤对某种致敏原的过敏反应，也可以是头面部皮肤过敏反应的部分表现。

【病因】药物性皮炎最为典型，常见的致敏药物有局部应用的抗生素、麻醉药、阿托品、毛果芸香碱、碘、汞等制剂。与眼睑接触的许多化学物质，如化妆染料、染发剂和眼镜架等，也可能成为致敏原。全身接触某些致敏物质或某种食物也可发生，以食鱼、虾后多见。有时接触致敏原一段时间后才发病，如长期应用阿托品或毛果芸香碱后。

【临床表现】存在致敏物质（植物、动物、化学物质、药物）接触史，起病急性者眼睑红肿，皮肤出现丘疹、水疱或脓疱，患者眼部发痒和烧灼感，伴有微黄、黏稠渗液。随后糜烂结痂，脱屑。亚急性者症状发生较慢，有时睑结膜肥厚充血，但常迁延不愈。慢性者，可由急性或亚急性湿疹转变而来。本病有自限性，去除病因可以痊愈。

【诊断】根据致敏原接触史和睑皮肤湿疹样的临床表现，可做出诊断。

【治疗】

1. 立即停止接触致敏原。如果患者同时应用多种药物，难以确认，可暂停所有药物。

2. 急性期可应用生理盐水或0.3%硼酸溶液冷湿敷。用糖皮质激素滴眼液。眼睑皮肤渗液停止后，可涂敷糖皮质激素眼膏。但不宜包扎。

3. 全身应用抗组胺类药物及钙剂。反应严重时可口服泼尼松，每次0.75mg，每天3~4次。

4. 减少光线刺激，对减轻症状有帮助。

# 第三节 眼睑肿瘤

## 一、良性肿瘤

良性肿瘤较常见，有血管瘤、色素痣、黄色瘤（图4-5）、乳头状瘤和角化棘皮瘤。

## 二、恶性肿瘤

恶性肿瘤有基底细胞癌、鳞状细胞癌和睑板腺癌等。

临床上，大多数眼睑良性肿瘤容易确诊，但对恶性肿瘤的确诊常较困难。除临床表现外，还应进行病理检查确诊。在治疗时，除考虑肿瘤的预后外，还应考虑保护眼睑的功能和美容问题。

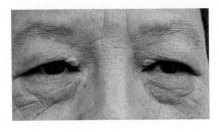

图4-5 黄色瘤

双眼上睑近内眦部柔软的扁平黄色斑，稍隆起，与周围正常皮肤的境界清楚

**知识链接**

睑板腺癌疾病初期为眼睑内坚韧的小结节，与睑板腺囊肿相似。以后病变逐渐增大，睑板呈弥漫性斑块状增厚，睑结膜相对处呈黄色隆起。病程平均为1年，可转移至耳前淋巴结或颌下淋巴结，约5%的患者可转移至肝、肺、纵隔等部位，亦可扩散至眶内。对中、老年人眼睑结节，应及时切除并活检，以免延误病情。

# 第四节 眼睑位置、功能和先天异常

眼睑的正常位置表现在它同眼球的相互关系上。正常情况下，上、下睑必须：①紧贴于眼球的表面，中间有一潜在毛细间隙，在眼睑的启闭动作下，泪液借空隙的毛细管吸力，被朝向泪湖的方向导流；②上、下睑缘垂直，可以很好地闭合；③上、下睑睫毛排列整齐，指向前方，不与角膜接触；④上睑能充分上举至瞳孔上缘；⑤上、下泪点贴靠在泪阜基部，使泪液顺利进入泪道。

## 一、倒睫与乱睫

倒睫（trichiasis）是指睫毛向后生长，乱睫（aberrant lashes）是指睫毛不规则生长。两者都可致睫毛触及角膜和球结膜。

【病因】凡能引起睑内翻的各种原因，均能造成倒睫，其中以沙眼最为常见，尤其是瘢痕期沙眼。其他如睑缘炎、睑腺炎、睑外伤或睑烧伤，由于睑缘部或眼睑的瘢痕形成，结膜收缩变短，睑板变弯曲，牵引眼睑游离缘向后转折，睫毛倒向眼球。乱睫也可由先天畸形引起。

【临床表现】倒睫情况不同，有时仅几根，有时部分或全部睫毛向后摩擦角膜。患者常有眼痛、流泪和异物感。由于睫毛长期摩擦眼球，可致角膜浅层混浊、角膜新生血管、角膜上皮角化及角膜溃疡的发生。

【诊断】外眼常规检查，手电侧照即可发现倒睫或乱睫。检查下睑时，应嘱患者向下视，能更容易发现睫毛是否触及角膜。

【治疗】少数和分散的倒睫可用拔睫毛镊子或电解法去除。拔除的容易重新生长，而电解法可破坏毛囊，睫毛不再生长。对多数或密聚的倒睫，应手术矫正，方法与睑内翻矫正术相同。

## 二、睑内翻

睑内翻（entropion）是指眼睑，特别是睑缘向眼球方向卷曲的位置异常。当睑内翻达到一定程度时，睫毛也随之倒向眼球。因此，睑内翻和倒睫常同时存在，睑内翻引起的局部刺激症状往往比倒睫更严重。

【分类和病因】睑内翻可分为以下3类。

**1. 先天性睑内翻** 亚洲人发生率较高，病因复杂，女性多于男性，患者多见于婴幼儿，临床上并不少见。大多由内眦赘皮、睑缘部轮匝肌过度发育或睑板发育不全所致。有些婴幼儿比较胖，加之鼻根发育欠饱满，亦可引起下睑内翻。由于婴幼儿睫毛细软，刺激症状一般不明显，随年龄增长、鼻梁的发育，先天性睑内翻常可自行消失。

**2. 痉挛性睑内翻** 常见于老年人，又称老年性睑内翻（图4-6）。是由于炎症刺激引起眼轮匝肌发生痉挛性收缩，以及老年人眶脂肪减少，眼睑后面缺少足够的支撑所致。通常持续少于6个月，分急性、慢性两种类型。

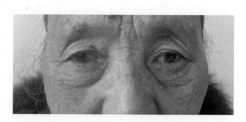

图4-6　老年性睑内翻
睑缘向内倒卷，睫毛刺激角膜

**3. 瘢痕性睑内翻** 由睑结膜及睑板瘢痕性收缩所致，上、下睑均可发生。最主要是由沙眼引起。此外，结膜烧伤、结膜天疱疮及白喉性结膜炎等病之后也可发生。

【临床表现】睑内翻使睫毛在角膜、结膜表面摩擦，轻者有流泪、畏光、异物感等症状，重者特别是瘢痕性睑内翻，倒睫摩擦角膜。体格检查可见睑板，特别是睑缘部向眼球方向卷曲。角膜上皮可脱落，荧光素弥漫性着色。如继发感染，可发展为角膜溃疡。如长期不愈，最终至角膜白斑、深浅层角膜大量新生血管，而致失明。

【诊断】根据患者年龄、有无沙眼、外伤手术史，结合临床表现，容易做出诊断。

【治疗】

1. 先天性睑内翻可不必急于手术治疗。年龄大者仍睑内翻，严重刺激角膜，可考虑手术行穹隆部至眼睑皮肤穿线术。

2. 瘢痕性睑内翻必须手术，可采用睑板楔形切除术或睑板切断术。

3. 老年性睑内翻可行肉毒杆菌毒素局部注射。如无效可手术切除多余的松弛皮肤和部分眼轮匝肌纤维。

4. 对急性痉挛性睑内翻，应积极控制炎症。

## 三、睑外翻

睑外翻（ectropion）是指睑缘向外翻转离开眼球，睑结膜常有不同程度的暴露在外，常合并睑裂闭合不全。外翻甚者，泪点也随之外翻，引起泪溢。

【分类和病因】睑外翻可分为以下3类。

**1. 瘢痕性睑外翻** 最为常见，发生在眼睑皮肤面瘢痕性收缩所致。睑皮肤瘢痕可由创伤、烧伤、化学伤、眼睑溃疡、眶缘骨髓炎或睑部手术引起，尤其在眼睑皮肤受大面积烧伤后，可以形成广泛瘢痕，造成严重的睑外翻。

**2. 老年性睑外翻** 仅限于下睑。由于老年人眼睑皮肤、外眦韧带和眼轮匝肌松弛，功能减弱或变性，使睑缘不能紧贴眼球，并因下睑重量使之下坠而引起。睑外翻引起的泪溢使患者经常向下拭擦泪液，更进一步加重下睑外翻。

**3. 麻痹性睑外翻** 也仅限于下睑。多见于面神经麻痹，眼轮匝肌收缩功能丧失，又因下睑重量而发生下垂，造成睑外翻。

【临床表现】患者感到刺激症状、异物感及烧灼感。轻者仅有眼睑后缘稍离开眼球，但由于破坏了眼睑与眼球之间的毛细管作用而导致泪溢。重者则睑缘外翻，部分或全部睑结膜暴露在外，使睑结膜失去泪液的湿润，最初局部充血，分泌物增加，久之干燥、粗糙、高度肥厚，呈现角化。下睑外翻可使泪点离开泪湖，引起泪溢。严重睑外翻常有眼睑闭合不全，使角膜失去保护，角膜上皮干燥脱落，导致暴露性角膜炎或溃疡。下睑皮肤也由于泪液浸渍潮湿而形成湿疹。

【治疗】首先对因治疗，病因不明的，可以对症治疗，可用人工泪液频繁点眼，瘢痕性睑外翻须手术治疗，可行眼睑成形术彻底切除瘢痕组织并进行游离植皮术。老年性睑外翻也可行外翻矫正术。麻痹性睑外翻应先确定麻痹的原因，进行相应的治疗，同时眼结膜囊内涂以大量眼膏、牵拉眼睑保护角膜和结膜，或做暂时性睑缘缝合。

## 四、眼睑闭合不全

眼睑闭合不全（lagophthalmus）亦称兔眼，由于上、下睑不能完全闭合，致使部分眼球暴露。

【病因】

1. 严重睑外翻。

2. 面神经麻痹造成的眼轮匝肌麻痹，使下睑松弛下坠，即麻痹性眼睑闭合不全。临床上多见于面神经核下性（周围性）麻痹。

3. 眼睑缩短，不能遮盖眼球，如先天性上、下睑过短或缺损，或因眼睑脓肿、烧伤、创伤而引起的瘢痕性收缩等。

4. 眼球突出，超过眼睑所能遮盖的程度，如"水眼"、葡萄肿或眶内容增多，如眶内肿瘤、眼眶蜂窝织炎及组织水肿等。

5. Graves 眼病，由于 Müller 平滑肌痉挛性收缩引起睑闭合不全，也可因眶内压力增高，对提上睑肌产生机械性压迫所致。

6. 全身麻醉或重度昏迷时发生功能性眼睑闭合不全。

7. 生理性眼睑闭合不全，在熟睡情况下，可能是眼轮匝肌张力减弱的表现。

【临床表现】轻度眼睑闭合不全时，因闭眼时眼球反射性上转（Bell 现象），只有下方球结膜暴露，引起结膜充血。重度眼睑闭合不全时，即使患者用力闭眼，上、下睑也不能闭拢，角膜暴露，表面无泪液湿润而干燥，导致暴露性角膜炎，甚至角膜溃疡。而且大多数患者的眼睑不能紧贴眼球，泪点也不能与泪湖密切接触，引起泪溢。

【治疗】首先应针对病因进行治疗。在病因未去除前，应及早采取有效措施保护角膜。

其次，轻度患者结膜囊内可涂抗生素眼膏，然后牵引上、下睑使之互相靠拢，再用眼垫遮盖。或用"湿房"保护角膜，即用透明塑料片或胶片做成锥形空罩，覆盖于眼上，周围以眼膏固定密封，利用泪液蒸发保持眼球表面湿润。面瘫患者应对因治疗。

瘢痕性睑外翻者应手术矫正。Graves 病的进行性眼球突出可考虑紧急放射治疗垂体及眼眶组织，减轻组织水肿，制止眼球突出。否则，可考虑眶减压术。

## 五、上睑下垂

上睑下垂（ptosis）系指提上睑的提上睑肌和 Müller 平滑肌（颈交感神经支配）的功能不全或丧失，导致上睑部分或全部下垂。正常眼向前注视时，上睑缘约位于上方角膜缘与瞳孔缘之间。上睑下垂眼向前注视时，上睑缘的位置异常降低。上睑下垂轻者不遮盖瞳孔，但影响外观；重者部分或全部遮盖瞳孔，不但影响外观，还影响视力，造成弱视。

【病因】可为先天性和获得性。先天性主要由于动眼神经核或提上睑肌发育不良，生后即有，多双侧，有遗传因素。单纯下垂一般是提上睑肌残缺，如为神经发育不全所致者还伴有其他症状（图 4-7）。获得性者，有动眼神经麻痹、提上睑肌损伤、交感神经疾病、重症肌无力及机械性开睑运动障碍，如上睑的炎性肿胀或新生物。

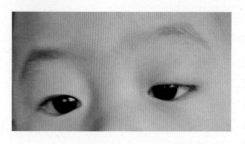

图 4-7 上睑下垂

双侧眼睑不对称，左侧睑裂小，眉毛向上呈弓形凸起

【临床表现】先天性上睑下垂单侧或双侧提上睑肌功能障碍。瞳孔被眼睑不同程度遮盖，患者为克服视力障碍，额肌紧缩，形成较深的横行皮肤皱纹，牵拉眉毛向上呈弓形凸起，以额肌收缩来增强提上睑肌力量的不足；或仰头视物。获得性上睑下垂多有相关病史，如重症肌无力所致的上睑下垂，有晨轻夜重的特点，注射新斯的明后明显减轻。动眼神经麻痹可能伴有复视；机械性上睑下垂常有眼睑肥厚；交感神经损害有 Horner 综合征。

【治疗】对先天性上睑下垂者手术矫正颇为有效，尤其是单眼患儿，提高遮盖瞳孔的上睑，可避免形成弱视。获得性上睑下垂，应先进行病因治疗和药物治疗，无效时再考虑手术。注意，由动眼神经麻痹所致的上睑下垂不宜手术，因术后发生复视，造成生活上的困难。

案例讨论

临床案例　患者，男，13 岁，复视 3 周，左上睑下垂 1 周，查体见左眼上睑遮盖角膜上 1/2，第一眼位交替遮盖时左眼由下向上，右眼由上向下运动，注射新斯的明 30 分钟后左眼上睑下垂消失，但其后不久又重新下垂。

**问题**

1. 该患者最可能的诊断是什么？
2. 诊断依据是什么？

## 六、内眦赘皮

内眦赘皮（epicanthus）是上睑皮肤向下延伸到内眦部的垂直半月状皱褶。是一种比较常见的先天异常，与面部骨骼发育不良有关。

【临床表现】常见为鼻根部到眉毛内端竖立的皮肤皱褶，略弯曲，遮盖内眦及泪阜，常合并上睑下垂、睑裂缩小、内斜视、眼球向上运动障碍及先天性睑缘内翻，具有特殊面容，少数病例泪阜发育不全。如果皱褶发生在内眦的下内侧，称反向内眦赘皮。

【治疗】一般不需治疗。为美观可行整形手术。如合并其他先天异常，应酌情手术矫正。

## 七、先天性睑裂狭小综合征

先天性睑裂狭小综合征（congenital blepharophimosis syndrome）是一种常染色体显性遗传性疾病，外显率高。可能为胚胎 3 个月前后，由于上颌突起发育抑制因子量的增加，与外鼻突起发育促进因子间平衡失调。本症还有两眼内眦间距扩大，下泪点外方偏位。日本人中较常见。

【临床表现】与正常相比，睑裂水平径及上下径明显变小。有的横径仅为 13mm，上下径仅为 1mm。同时还有上睑下垂、逆向内眦赘皮、内眦距离过远、下睑外翻、鼻梁低平、上眶缘发育不良等一系列眼睑和颜面发育异常，面容十分特殊。有的合并不同程度的智力缺陷。

【治疗】可行外眦切开内眦成形术，亦可行隆鼻术。合并有上睑下垂者行上睑下垂矫正术。

## 八、双行睫

双行睫（distichiasis）为正常睫毛根部后方相当于睑板腺开口处生长另一排多余的睫毛，也称副睫毛。为先天性睫毛发育异常，可能为显性遗传。Begle（1912）及 Szily（1923）认为是远祖遗传征象之一，动物中多见。

【临床表现】副睫毛少则几根，多者20余根。常见于双眼上、下睑，但也有只发生于双眼下睑或单眼者。一般副睫毛短小细软，且色素少，但也有与正常睫毛相同者。排列规则，直立或向后倾斜。如果副睫毛细软，对角膜的刺激并不重。如果副睫毛较粗硬，常引起角膜刺激症状，裂隙灯显微镜检查可发现角膜下半部荧光素着染。病理发现本病之睑板腺缺如，该处被睫毛毛囊所代替。

【治疗】双行睫较少，刺激症状不重者，可常涂用眼膏或戴软性角膜接触镜以保护角膜。如果副睫毛多且硬，可电解其毛囊后拔除或切开睑缘间部加以分离，暴露副睫毛毛囊后，在直视下逐一拔除，再将缘间部切口的前后唇对合复位。

## 九、先天性眼睑缺损

先天性眼睑缺损（congenital coloboma of the lid）罕见，与胚胎期受 X 线照射及注射胆碱或萘有关，子代可发生眼睑缺损、先天性白内障及小眼球。有的患者家族有近亲结婚史，母女或兄弟两人可同时患本病。

【临床表现】多为单眼，发生于上睑者较多见。缺损部位以中央偏内侧者占绝大多数。缺损的形状多为三角形，基底位于睑缘。但也有呈梯形或横椭圆形。如缺损较大，可使角膜失去保护而发生干燥或感染。

【治疗】手术修补，眼睑再造以保护角膜或改善面容。

## 本章小结

眼睑位于眼球的外表面，是眼球的安全保护屏障，对眼球起到重要的保护作用。眼睑疾病相对浅显，一般容易被患者及其周围的人发现，外观的改变常常影响美容。眼睑疾病可造成角膜炎、角膜溃疡、角膜瘢痕等，甚至可引起危及生命的并发症，故而眼睑疾病需要及时、正确的诊治。

## 思考题

1. 睑缘炎主要分为哪几种？如何区分和鉴别诊断？
2. 上睑下垂的分类、病因及临床表现有哪些？
3. 简述带状疱疹病毒性睑皮炎的病因、临床表现和治疗。

（刘瑞斌）

# 第五章　泪器病

## 第一节　概　　述

### 一、泪器的组成

泪器包括两个部分，即泪液分泌系统和泪液排出系统。泪液分泌系统包括泪腺、副泪腺、睑板腺和结膜杯状细胞等，属于外分泌腺。泪液排出系统（泪道）包括上泪点、下泪点和上泪小管、下泪小管、泪总管、泪囊及鼻泪管。

### 二、泪液的分泌

泪液的分泌包括基础分泌和反射性分泌。副泪腺和结膜杯状细胞为基础分泌腺，分泌的泪液量很少，是正常情况下维持角膜、结膜湿润的基本分泌，能减少眼睑和眼球间的摩擦。在受到外界刺激时反射性分泌增加，可以冲洗和稀释刺激物。

### 三、泪液的生理功能

泪液的生理功能主要有以下几点。

（1）湿润结膜、角膜表面，冲洗和清洁结膜囊。

（2）防御作用，泪液中含有多种抗菌物质如溶菌酶，可起杀菌作用。

（3）光学性能，泪液在角膜表面形成光滑的泪液膜，归整了角膜的屈光界面。

（4）营养功能，泪液中含有葡萄糖及一些代谢酶类，同时是角膜与氧气交换的媒介。

（5）修复功能，泪液中的白细胞在角膜损伤或发生炎症时可参与炎症及协助修复。

### 四、泪液的排出

在正常情况下，除了很少量的泪液通过蒸发消失外，大部分泪液依赖于眼轮匝肌"泵"作用，通过泪道排出。在眼睑闭合时，泪点暂时封闭，眼轮匝肌收缩，挤压泪小管和泪囊，迫使泪囊中的泪液通过鼻泪管排入鼻腔。睁开眼睑时，眼轮匝肌松弛，泪小管和泪囊因自身弹性扩张，腔内形成负压，泪湖的泪液通过重新开放的泪点被吸入泪小管和泪囊。

### 五、流泪和泪溢的关系

泪器病的主要症状是流眼泪（tearing），其原因有二：一种是泪液分泌增多，排出系统来不及排走而流出眼睑外，称为流泪（lacrimation）；一种是排出受阻，泪液不能流入鼻腔而溢出眼睑之外，称为泪溢（epiphora）。

临床上区分是由于泪道阻塞引起的泪溢，还是因眼表疾病刺激引起的高分泌性流泪十分重要。鼻泪管阻塞常可引起泪囊继发感染，形成慢性泪囊炎。是常见的泪器疾病，并对眼球构成潜在危险。此外，泪液基础分泌不足，是引起眼表疾病的重要因素之一。泪腺疾病相对少见，主要为炎症及肿瘤。

## 第二节　泪液分泌系统疾病

泪液分泌系统疾病主要包括泪腺炎症和泪腺肿瘤。

### 一、泪腺炎

#### （一）急性泪腺炎

急性泪腺炎（acute dacryoadenitis），临床上较少见的泪腺疾病，多为单侧发病，常见于儿童。

【病因】急性泪腺炎是泪腺的急性炎症，最常见的病原体为金黄色葡萄球菌或肺炎球菌，也可见于某些病毒。病原体可以来自周围组织的化脓性炎症直接扩散，也可从远处化脓性病灶血行转移而来。儿童急性泪腺炎常并发麻疹、流行性腮腺炎、感染性单核细胞增多症及流行性感冒等传染病。

【临床表现】可分别或同时累及泪腺的睑叶或眶叶，上睑颞侧泪腺区红肿、疼痛，有流泪或脓性分泌物。眶外上方局部肿胀、触痛，上睑呈 S 形弯曲，皮肤红肿，呈现炎性上睑下垂。眼球向下、内方移位，运动受限。触诊可扪及包块，有压痛。提起上睑，可见泪腺肿大、充血。同侧耳前淋巴结肿大，可有发热、头痛等全身不适症状。CT 检查显示泪腺扩大、边缘不规则，但不累及鼻窦、眶组织及周围骨壁。急性泪腺炎病程通常短暂，可自行缓解，但也可形成脓肿和转为亚急性或慢性炎症。

【治疗】包括病因治疗和对症治疗。针对细菌、病毒感染，应全身应用抗生素或抗病毒药物，局部热敷。如果发生脓肿，需要切开引流。睑部泪腺炎从上穹窿外侧结膜切开排脓，眶部泪腺炎可采用上睑外侧皮肤切口切开排脓。

#### （二）慢性泪腺炎

慢性泪腺炎（chronic dacryoadenitis）为病程进展缓慢的一种增殖性炎症，多为双侧发生。

【病因】慢性泪腺炎多为免疫性疾病，部分是由沙眼、结核、梅毒经血行播散引起，也可表现为不明原因的肉芽肿性病变，急性泪腺炎迁延不愈也可成为慢性泪腺炎。多数见于良性的淋巴细胞浸润、淋巴瘤、白血病或结核等。

【临床表现】双侧发病，病情进展缓慢。泪腺肿大，一般无疼痛，可伴有上睑下垂。在外上眶缘下可触及较硬的包块，可移动但多无压痛，眼球向鼻下方移位，向外上方转动受限，可出现复视，但眼球突出少见。通过活检有助于诊断。必要时做 OT 试验、检查周围血象、眼球突出度测定、X 线检查。伴有涎腺炎症和肿胀，考虑 Mikulicz 综合征。

【治疗】针对病因或原发疾病治疗。与全身性疾病有关的慢性泪囊炎首先治疗全身原发病。可根据病情应用抗生素及糖皮质激素。炎性假瘤、肉瘤样病和 Mikulicz 综合征局部或全身用糖皮质激素有效。

## 二、泪腺肿瘤

泪腺肿瘤约占全部眼眶肿瘤的13%，包括原发于泪腺的原发肿瘤和其他部位肿瘤转移累及泪腺的继发性肿瘤。这里主要指泪腺原发肿瘤，泪腺肿瘤中50%为炎性假瘤或淋巴样瘤，50%为上皮来源的肿瘤。在原发性上皮瘤中，50%属于良性（多形性腺瘤），50%为恶性。

泪腺良性肿瘤包括泪腺混合瘤、泪腺囊肿、泪腺腺瘤和血管瘤，恶性肿瘤包括泪腺囊样腺癌、多形性腺癌。

良性肿瘤多行肿瘤摘除，手术切除时应尽可能连同包膜完整切除，包膜残留或破裂可能导致肿瘤复发。恶性肿瘤应行眶内容剜除术，辅以放射治疗。

# 第三节　泪液排出系统疾病

泪液排出系统疾病引起的主要症状是泪溢，可由泪道狭窄、阻塞和泪囊炎引起。

## 一、慢性泪囊炎

慢性泪囊炎（chronic dacryocystitis）是一种较常见的眼病，因鼻泪管狭窄或阻塞，泪液滞留于泪囊内，伴发细菌感染引起。本病多见于中老年女性，可能与女性鼻泪管较细长或擤鼻少、泪液滞留等有关。成人原因不明，发病与沙眼、泪道外伤、鼻炎、鼻中隔偏曲、下鼻甲肥大等因素有关。常见致病菌为肺炎双球菌、链球菌、葡萄球菌等。

【临床表现】主要症状为泪溢，泪溢使泪囊部皮肤潮红、糜烂，下睑皮肤出现湿疹。并伴有黏液或黏液脓性分泌物回流。体格检查可见结膜充血，结膜囊分泌物多，用手指挤压泪囊区，有黏液或黏液脓性分泌物自泪点流出。泪道冲洗时，冲洗液自上、下泪点返流。同时有黏液脓性分泌物。由于分泌物大量潴留，若引流不畅则泪囊扩张，可形成泪囊黏液囊肿。

慢性泪囊炎是眼部一个感染病灶，对眼球构成潜在的威胁，因为脓液可以随时返流到结膜囊，使结膜囊长期处于带菌状态。如果发生眼外伤或施行内眼手术，极易引起化脓性感染，导致细菌性角膜溃疡或化脓性眼内炎。因此，应高度重视慢性泪囊炎对眼球构成的潜在威胁，尤其在内眼手术前，必须预先给予治疗。

【治疗】

**1. 药物治疗**　滴眼前要先挤出分泌物，然后用抗生素滴眼液滴眼。也可用抗生素药液冲洗泪道。药物治疗仅能暂时缓解症状。

**2. 手术治疗**　常用术式是泪囊鼻腔吻合术，术中将泪囊通过一个骨孔与鼻腔黏膜相吻合，使泪液从吻合口直接流入中鼻道。目前开展的鼻内镜下鼻腔泪道造口术，同样可达到消除泪溢、根治慢性泪囊炎的目的，优点是可减少术后瘢痕。无法行吻合术或造口术时，如在高龄患者可行泪囊摘除术，以去除病灶，但泪囊摘除术后泪溢症状仍然存在。相比之下，泪道置入支架是一个不错的选择。

**知识链接**

慢性泪囊炎是一种常见的外眼病，泪囊内脓液中的细菌种类多、毒力强，从泪囊分泌物中培养出的细菌有肺炎球菌、链球菌、葡萄球菌，有时还有厌氧型细菌，因此对眼部造成潜在感染威胁。尤其眼外伤或内眼手术时，有发生感染性眼内炎的危险，因此，白内障等内眼手术前应常规冲洗泪道，如有慢性泪囊炎，应先治疗慢性泪囊炎，防止其引起感染、致盲。

**案例问题**

> **临床案例** 患者，女，78岁，双眼视物不清2年，加重3个月。右眼眼红，流脓4个月。眼部查体：双眼视力0.1，眼压正常，右眼结膜充血重，双眼角膜透明，前房中深，瞳孔等大正圆，对光反应灵敏，晶状体混浊重，眼底欠清。挤压右下睑内眦可见有脓性分泌物自泪小点流出。
>
> **问题** 此病例初步诊断、诊断依据是什么？治疗方案是什么？

## 二、急性泪囊炎

急性泪囊炎（acute dacryocystitis），由毒力强的金黄色葡萄球菌和ß－溶血性链球菌引起，大多在慢性泪囊炎的基础上发生，与侵入细菌毒力的强弱及机体抵抗力降低有关，新生儿发病率低（图5-1）。

【**临床表现**】起病急，患眼泪囊区皮肤红肿明显，肿胀可以波及眼睑、鼻根和面颊部，甚至可引起眼眶蜂窝织炎，严重时可出现全身不适。数日后红肿局限，出现脓点，破溃后炎症减轻。可形成泪囊瘘管，经久不愈，泪液长期经瘘管溢出。

【**治疗**】治疗原则是控制感染、缓解疼痛。早期局部可热敷，全身和局部使用抗生素控制炎症。炎症期切忌泪道探通或泪道冲洗，以免导致感染扩散。一般炎症可以控制，待急性泪囊炎缓解后，可以考虑行鼻腔泪囊吻合术。

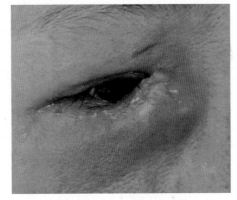

图5-1 急性泪囊炎
泪囊区皮肤红肿，肿胀波及周围组织

## 三、新生儿泪囊炎

新生儿泪囊炎（neonatal dacryocystitis）亦称先天性泪囊炎。新生儿泪囊炎属于泪道系统的先天性阻塞，是由于鼻泪管在胚胎发育中形成最迟，通常到出生时鼻泪管下端仍有一黏膜皱襞部分或全部遮盖鼻泪管开口，一般在出生后数月内可自行开通。新生儿鼻泪管下端发育不完全，没有完成"管道化"或留有膜状物阻塞是造成新生儿泪囊炎的主要原因。

【**临床表现**】可单眼或双眼发病。多由其父母代诉婴儿出生后不久即泪溢，逐步变为黏性或脓性分泌物。

【**治疗**】有规律地压迫泪囊区，自下睑眶下线内侧与眼球之间向下压迫，压迫数次后点抗生素眼液，每日3~4次，检查数周，能促使鼻泪管下端开放。大多数患儿可自行痊愈或经过压迫治愈。若非手术治疗无效，6个月以后可考虑行泪道探通术。

## 四、泪小管炎

泪小管炎常为结膜囊细菌下行感染或泪囊炎上行感染引起。也可以由沙眼、结核、真菌等引起。

【**临床表现**】症状有泪溢、泪点突出，泪小管部可触及一肿块，加压可有黏性或脓性分泌物流出。细菌感染时皮肤红肿、充血。

【**治疗**】病因治疗，结膜囊内滴抗生素滴眼液，全身抗炎治疗。必要时行泪小管切开排脓。

## 五、泪道阻塞或狭窄

泪道阻塞或狭窄常发生在泪点、泪小管、泪总管等管径窄细处，这些地方易受到炎症、外伤的影响而发生阻塞，主要症状是溢泪。

【病因】

**1. 眼睑位置异常及泪点异常**  如睑外翻，眼睑松弛，泪点狭窄、闭塞或缺如，泪液不能进入泪道。

**2. 泪小管至鼻泪管的阻塞或狭窄**  包括先天性闭锁、炎症、肿瘤、外伤、异物、药物毒性等各种因素引起的泪道结构或功能不全，致泪液不能排除。

**3. 其他原因**  特别是鼻泪管下端，为解剖学的狭窄，鼻腔疾病可以造成其阻塞。

【临床表现】主要症状为泪溢。结膜囊内含泪液，可影响视力。长期泪液浸渍，可引起慢性刺激性结膜炎、结膜充血、下睑和面颊部湿疹性皮炎。患者不断揩拭眼泪，可致下睑肥厚、外翻，加重泪溢症状。

**1. 功能性泪溢**  泪溢为功能性滞留，泪道冲洗时通畅。主要原因是眼轮匝肌松弛，泪液"泵"作用减弱或消失，泪液排出障碍。

**2. 器质性泪溢**  各种原因引起的泪道阻塞或狭窄导致的泪溢都属器质性泪溢。

由于器质性泪道阻塞或狭窄可发生在泪道的任何部位，确定阻塞部位对于治疗方案的选择十分重要。常用检查方法有以下几种。

（1）染料试验  于双眼结膜囊内滴入 1 滴 2% 荧光素钠溶液，5 分钟后观察和比较双眼泪膜中荧光素消退情况，如一眼荧光素保留较多，表明该眼可能有相对性泪道阻塞。或在滴入 2% 荧光素钠 2 分钟后，用一湿棉棒擦拭下鼻道，若棉棒带黄绿色，说明泪道通畅或没有完全性阻塞。

（2）泪道冲洗术  采用钝圆针头从泪点注入生理盐水，根据冲洗液体流向判断阻塞及其部位。通常有以下几种情况（图 5-2）：A. 若冲洗无阻力，液体顺利进入鼻腔或咽部，表明泪道通畅；B. 冲洗液完全从注入原路返回，为泪小管阻塞；C. 冲洗液自下泪点注入，液体由上、下泪点返流，泪囊部没有隆起，为泪总管阻塞；D. 冲洗有阻力，部分自泪点返回，泪囊部隆起，为鼻泪管狭窄；E. 冲洗液自上泪点返流，泪囊部隆起，同时有黏液脓性分泌物，为鼻泪管阻塞合并慢性泪囊炎。

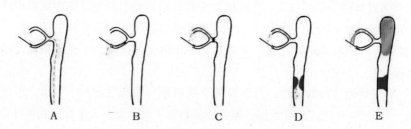

图 5-2  泪道冲洗及阻塞部位示意图
A. 泪道通畅；B. 泪小管阻塞；C. 泪总管阻塞；D. 鼻泪管狭窄；E. 鼻泪管阻塞合并慢性泪囊炎

（3）泪道探通术  诊断性泪道探通有助于证实上泪道（泪点、泪小管、泪囊）阻塞的部位，治疗性泪道探通主要用于婴幼儿泪道阻塞。对于成人鼻泪管阻塞，泪道探通多不能起到根治效果。

（4）X 线碘油造影  用于显示泪囊大小及阻塞部分。

【治疗】

**1. 功能性泪溢**  可使用硫酸锌及肾上腺素溶液点眼以收缩泪囊黏膜。

**2. 泪小点狭窄、闭塞或缺如**　可用泪点扩张器扩张或探通。如系先天性泪点残缺，有时在高倍镜下隐约可见泪点处有先天性残膜，用泪道探针自泪点残迹处探入，戳破残膜，扩张泪点。

**3. 睑外翻泪点位置异常**　可做泪点复位术或电灼泪点下方结膜，借助瘢痕收缩使泪点复位。

**4. 泪小管阻塞**　①可用 YAG 激光打通阻塞物，术后配合插管以提高疗效。②可采用泪液旁流术，将泪液直接从泪湖引流到泪囊或鼻腔。

**5. 鼻泪管狭窄**　可行内眦皮肤径路或经鼻腔内镜下泪囊鼻腔吻合术。

## 六、泪囊瘘

泪囊区皮肤有一针尖大小孔，泪液从该孔溢出称为泪囊瘘。本病有先天性泪囊瘘与后天性泪囊瘘之分。

先天性泪囊瘘是由于胚胎时面裂未能很好闭合而致。该处面裂于胚胎时与表面上皮分开，到后期才闭合，如不能闭合，即形成瘘。先天性泪囊瘘多为婴幼儿，常为双侧。瘘管口成粟粒大小凹陷，隐藏于内眦皱褶中，不细心检查，易被忽视。瘘管口多在内眦韧带水平之下，挤压泪囊可有泪液至管口溢出。先天性泪囊瘘中有部分患者泪道通畅而仅有少许泪液从瘘孔溢出，亦有部分患者泪道阻塞而从瘘孔溢出泪液。后天性泪囊瘘多为急性泪囊炎破溃，破口未闭而形成。个别病例是泪囊摘除时，遗有囊壁造成继发感染。泪囊瘘属少见病，先天性泪囊瘘不易被发现，后天性泪囊瘘易被发现，多数经过正确治疗可以治愈。

 **本章小结**

泪器病是眼科的常见病和多发病，一般不会严重影响视力，但影响生活质量，并对眼球存在潜在威胁。流泪或泪溢是泪器病的最主要症状，要明确病因，利于治疗。另外，泪液分泌不足或泪液成分异常等造成的泪液蒸发过强，可引起干眼和其他眼表疾病。慢性泪囊炎是常见的泪器感染，本病使眼表处于带菌状态，眼外伤或内眼手术时易发生感染，应予以重视，尽早诊治。

 **思考题**

1. 流泪的原因有哪些？什么是泪溢和流泪？
2. 泪道的检查方法有哪些？
3. 试述慢性泪囊炎的危害及其治疗方法。

（刘瑞斌）

# 第六章 眼表疾病

## 第一节 概 述

眼表（ocular surface）的概念首先由 Thoft 和 Friend 在 1979 年提出，描述为上、下睑与皮肤交界处之间的所有黏膜上皮，包括角膜上皮和结膜上皮（球结膜、睑结膜、穹窿结膜）。现在，广义的眼表还包括泪腺、副泪腺、睑板腺等附属腺体，以及相关的眼睑结构。眼表是维持视觉和眼球健康的非常重要的完整的功能单位。

### 一、维持正常眼表的主要因素

#### （一）泪液和泪膜

泪液是泪腺分泌的水样液体，95% 的泪液由泪腺分泌，5% 由副泪腺分泌。同时，它还含有睑板腺、结膜杯状细胞的分泌物以及角膜、结膜细胞的代谢产物。正常情况下，泪液分泌量约为 $1.2\mu l/min$，泪液每分钟更新的速度约为 16%。睡眠时，泪液分泌显著减少。

泪液呈膜状覆盖于眼表上皮细胞表面，故称为泪膜。泪膜是一个动态平衡的系统，它既包括泪液的产生并分布于结膜和角膜上皮细胞表面，也包括泪液通过泪道系统排出，通过结膜和角膜上皮进行液体的吸收和交换，以及水分在眼表面的蒸发过程。正常及稳定的泪膜是维持眼表上皮正常结构及功能的基础。

泪膜可分为 3 层，包括最表面的脂质层，中间的水性泪液层，以及最内层的黏液层。

泪膜的主要功能有：①形成并维持角膜光滑的折射表面；②维持角膜和结膜上皮细胞的湿润环境；③有杀菌作用；④润滑眼睑；⑤在上皮层和浅层基质之间输送代谢产物（主要是氧和二氧化碳）；⑥在损伤病理过程中提供白细胞通路；⑦稀释及清除有害刺激物，包括上皮碎屑、细菌、异物等。

当泪液生成减少或蒸发过量时会造成泪液的缺失，进而可引起干眼等眼部疾病。睑板腺功能障碍会造成泪膜的改变、脂酶分泌增加和细菌的繁殖，进而引起眼表的炎症反应或损伤。不稳定的泪膜本身也会引起干眼症状。当泪液发生功能障碍时，其组成成分的质与量发生改变，会影响角膜从泪液中汲取氧气及营养，同时也会引起角膜、结膜的炎性损伤，严重时可发生角膜溃疡，角膜变薄、穿孔及瘢痕化，造成视力明显下降。

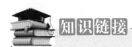 知识链接

### 泪膜的组成

正常的眼表覆盖一层泪膜，稳定的泪膜是维持眼表健康的基础。泪膜由泪液均匀地涂布于眼表而成。泪膜由外至内由3部分组成，依次为脂质层，水性泪液层和黏液层。泪液中绝大部分为水液层，由主泪腺和副泪腺分泌，表面张力低，在眼表的存在依赖于泪液的另两层结构。脂质层不溶于水，主要成分为胆固醇和蜡质，可防止水分的蒸发，维持泪膜形态，主要由睑板腺分泌产生。内层的黏液层与角膜上皮相贴附，主要由眼表上皮细胞（包括非杯状细胞和结膜杯状细胞）分泌，主要成分为黏蛋白、己糖胺等，其功能为加强角膜上皮细胞的亲水性，以增加泪膜的眼表贴附性。

### （二）眼睑和神经反射

眼睑的主动性和非随意性瞬目运动对于正常眼表的维持有着重要的作用。当眼表受到外界刺激时，眼睑会产生保护性闭睑反射。闭睑反射以视神经或听神经为反射弧，以面神经为传出弧。同时，非随意性瞬目也是形成泪膜的条件之一。

### （三）角膜上皮和角膜上皮干细胞

角膜上皮包括表层细胞、翼状细胞和基底细胞。角膜上皮干细胞位于角膜缘基底部，是角膜上皮细胞再生的来源，终身增殖及向心性移行不断补充损伤及凋亡的上皮细胞。在正常情况下，角膜上皮干细胞表现较低的增殖状态，分裂时产生短暂扩充细胞（transient amplifying cell，TAC），TAC增殖数次后脱离基底膜，向上皮表面和角膜中央迁移，逐步分化为终末分化细胞，即成熟的角膜上皮细胞。

角膜上皮最重要的生理功能是其屏障功能，发挥这一功能的解剖基础是角膜上皮的紧密连接和表层细胞的细胞膜结构。角膜上皮屏障功能异常时，泪液成分即可进入角膜基质层而导致角膜水肿。角膜上皮的另一个重要的生理功能就是对抗外界生物和化学损伤。角膜上皮与位于其上的泪膜还对维持光滑的角膜光学表面发挥重要作用。

 知识链接

### 角膜缘干细胞功能障碍

干细胞是生物体内具有增殖和分化潜能的细胞，具有自我更新复制的能力（self-renewing），能够产生高度分化的功能细胞。角膜周边的上皮细胞增殖活跃，角膜缘处呈放射状排列的Vogt栅栏结构隔开角膜和结膜。目前认为角膜上皮的干细胞存在于角膜缘的基底细胞中，即角膜缘干细胞，是角膜上皮细胞增殖与分化的源泉。角膜缘干细胞的缺如，导致早期的结膜转分化或结膜上皮化。由于角膜缘干细胞功能障碍（limbal stem cell dysfunction，LSCD），无法完成角膜上皮正常的更新换代，从而无法保持角膜表面的光滑和正常的生理功能。角膜失去阻挡结膜内生的天然屏障，结膜的转分化作用造成结膜内生和角膜新生血管形成。随着病情的逐步发展，患眼出现视觉障碍，最终因整个角膜表面完全血管化而丧失有用视力。

### （四）结膜上皮

结膜上皮由结膜上皮细胞和杯状细胞组成。成人的结膜上皮细胞有6~9层。杯状细胞是

一种能分泌黏液的单细胞腺体，散在分布于结膜上皮，占结膜上皮基底细胞的 5% ~ 10%，其分布密度在 1000 ~ 56 000/mm²，在睑结膜和鼻下方球结膜密度高，而颞侧及近角膜缘处密度低。结膜的生理功能主要为：囊样结构保护眼球，提供眼球灵活运动的空间，储存泪液，分泌黏蛋白构成泪液的黏液层。

## 二、眼表功能单位的完整对维持眼表稳定的作用

参与构成眼表的所有因素，如泪腺、眼表上皮、睑板腺等组成一个完整的功能单位，调节着眼表细胞的更新和泪膜代谢。当任何一个因素遭受破坏，眼表的完整性和功能必然受影响，出现相应的临床症状和体征。

# 第二节  眼表疾病

眼表疾病（ocular surface disease）是由 Nelson 于 1980 年提出，概指损害眼表结构和功能的疾病。角膜、结膜上皮的健康有赖于其下基质微环境的健康和覆盖其表面的泪膜的稳定，各种导致角膜、结膜和泪膜改变的影响因素都将导致眼表的损伤。因而在功能上需将眼表疾病与泪液疾病综合起来，概括为眼表泪液疾病（ocular surface & tear disease）。一般来说，眼表泪液疾病包括所有的浅层角膜病、结膜病及外眼疾病，也包括泪腺及泪道疾病。

## 一、病因

临床上，任何引起眼表损害的疾病，如果得不到有效治疗，最终将表现为角膜缘干细胞功能障碍（limbal stem cell dysfunction），这是眼表疾病致盲的主要原因。本节主要介绍角膜缘干细胞功能障碍的病因分类、临床表现及治疗原则。引起角膜缘干细胞功能障碍的原因很多，可分为先天性和后天性。先天性无虹膜是最常见的先天性原因，后天性原因主要包括外伤、炎症、肿瘤等。

## 二、分类

按病理性质分类及临床表现，可将角膜缘干细胞功能障碍分为两类：①角膜上皮结膜化，即"角膜缘干细胞缺乏"（limbal stem cell deficiency），表现为正常角膜上皮被结膜上皮不同程度地替代，出现血管化、慢性炎症、持续性溃疡、基底膜的破坏和纤维细胞的侵入。常见致病原因为眼表化学伤、热烧伤等。②角结膜上皮鳞状上皮化生（squamous metaplasia），表现为病理性的非角化上皮向角化型化生。这类疾病由泪膜异常或角结膜炎症导致结膜杯状细胞消失造成，常见致病原因包括 Stevens - Johnson 综合征和眼类天疱疮等。

## 三、临床表现

由于病因不同，角膜缘干细胞功能障碍可出现多种不同的症状，如畏光、流泪、疼痛、视力下降等。

角膜缘干细胞功能障碍的临床表现有：①角膜上皮结膜化，为特征性改变；②角膜出现新生血管生长；③角膜上皮反复糜烂，持续性角膜溃疡；④眼表面干燥；⑤周边纤维血管组织长入角膜内，形成假性胬肉。

## 四、治疗原则

任何原因引起的角膜缘干细胞功能障碍，首先应针对病因进行治疗。对于严重的眼表疾病引起完全性角膜缘干细胞功能障碍者可行眼表重建手术（ocular surface reconstruction）。手术应做到：①重建眼表的上皮或干细胞；②重建泪液分泌或泪膜稳定性；③保护或恢复眼表

相关的神经支配；④重建眼睑的解剖和功能。应正确掌握临床适应证，尽可能保留健康的眼表上皮，特别是角结膜干细胞，同时彻底清除坏死组织。

<h2 style="text-align:center">第三节　干眼</h2>

干眼（dry eye）又称干燥性角膜结膜炎，是指由于泪液的量或质或流体动力学异常引起的泪膜不稳定和（或）眼表损害，从而导致眼不适症状及视功能障碍的一类疾病。干眼可以单独存在，也可以合并于其他病症。

【病因】干眼发病的危险因素主要有老龄、女性、高海拔、糖尿病、翼状胬肉、空气污染、含防腐剂眼药水的滥用、长时间使用视频终端、角膜屈光手术、过敏性眼病和部分全身性疾病等。干眼的病理机制目前认为主要是由于泪液渗透压增高以及泪膜稳定性下降所致。

国际上目前尚无统一的干眼分类标准。中华医学会眼科学分会角膜病学组于2013年提出了我国的干眼分类标准，将干眼分为以下几种类型：①水液缺乏型干眼（aqueous tear deficiency，ATD），水液性泪液生成不足和（或）质的异常而引起；②蒸发过强型干眼，主要指睑板腺功能障碍所致的干眼；③黏蛋白缺乏型干眼，为眼表上皮细胞受损而引起；④泪液动力学异常型干眼；⑤混合型干眼，是临床上最常见的干眼类型，由以上两种或两种以上的原因所引起的干眼。

【临床表现】患者眼部常出现干涩感、异物感、烧灼感、针刺感，眼痒、畏光、眼红、视物模糊、视力波动等。长时间用眼、风、热等都可能导致症状加重。可表现为晨轻暮重。往往双眼发病且呈慢性过程。干眼的主要体征包括：球结膜血管扩张，泪河变窄或中断，使用荧光素钠染色后可见角结膜出现点状着色，泪膜破裂时间变短，可出现丝状角膜炎。

【诊断】目前，国际上干眼的诊断尚无统一的标准。眼科学分会角膜病学组提出了我国的干眼诊断标准：①有眼干燥感、异物感、烧灼感、不适感、视力波动等主观症状之一和泪膜破裂时间≤5秒或Schirmer Ⅰ试验（无表面麻醉）≤5mm/5min可诊断为干眼；②有眼部干燥感、异物感、烧灼感、疲劳感、不适感、视力波动等主观症状之一和泪膜破裂时间≤10秒但>5秒或Schirmer Ⅰ试验（无表面麻醉）≤10mm/5min但>5mm/5min时，同时有角结膜荧光素染色阳性可诊断干眼。

【治疗】干眼治疗的目标在于缓解眼部不适症状和保护患者的视功能。首先要去除病因，如停用加重病情的药物，改善工作和生活环境等。如由全身性疾病引起，同时进行原发病的治疗。如果还不能缓解，可以进行非药物治疗，如配戴湿房镜、软性角膜接触镜；睑板腺障碍引起者可进行眼睑清洁、热敷及睑板腺按摩。药物治疗可使用人工泪液、润滑膏剂、局部抗炎及免疫抑制药、自体血清等。如果经药物治疗效果不好的严重干眼患者，可考虑手术治疗。手术方式包括泪道栓塞、泪点封闭、睑缘缝合术、颌下腺及唇腺移植术等。

 知识链接

<h3 style="text-align:center">黏蛋白与干眼</h3>

黏蛋白是一种高度糖基化的大分子糖蛋白，根据功能的不同可分为膜结合黏蛋白和分泌型黏蛋白，迄今为止，已经有23种人类黏蛋白及其基因被识别，按发现的先后次序依次被命名为MUC1～MUC21。眼表黏蛋白由角膜、结膜、泪器产生，是泪膜的重要组成成分。具有稳定泪膜、保护眼表、参与信号转导等功能。干眼中黏蛋白的量和结构均发生了改变。

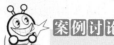

**案例讨论**

**临床案例** 患者，女，46岁，因双眼干涩4年余，于2015年6月29日就诊。

患者4年前无明显诱因出现双眼干涩，眼痒，异物感，伴泪少、口干，偶有四肢关节痛；当时未重视，未予特殊治疗，症状渐加重，今为求进一步诊治，就诊我院。无发热、畏寒，既往无外伤史，月经正常。

体格检查：一般情况良好，咽部不红，扁桃体无肿大，心肺检查（－），腹平软，肝、脾未触及，双下肢无水肿，脊柱及四肢关节无压痛。眼部检查：双眼视力1.0，眼压正常，结膜轻度充血，穹窿部未见分泌物，泪河线宽度浅窄；角膜透明完整，房水清，虹膜纹理清，瞳孔圆，对光反应灵敏，晶状体透明，眼底未见异常。

**问题**

1. 初步诊断什么？

2. 为进一步明确诊断和分析病因，尚需进行哪些相关实验室检查？

3. 明确诊断后该如何治疗？

# 第四节　睑板腺功能障碍

睑板腺功能障碍（meibomian gland dysfunction，MGD）是一组慢性、弥漫性的睑板腺异常，主要表现为末端导管阻塞、脂质的质或量改变等，最终引起泪膜稳定性改变，导致眼部炎症、眼表细胞损伤及刺激不适感。MGD是蒸发过强型干眼最常见的原因。

【病因】 发病机制现未完全明了，可能是睑板腺的退行性改变。病理改变包括：先天性睑板数目减少或开口移位、睑板腺分泌不足、睑板腺脂质构成异常、睑板腺阻塞等。一些皮肤病与其发病关系密切，如痤疮、脂溢性皮炎、酒渣鼻、红斑狼疮等。国际上按照脂质动力学将MGD分为低动力型和高动力型，前者包括睑板腺分泌能力下降（如睑板腺萎缩，睑板腺数量下降等）、睑板腺开口阻塞（如沙眼、瘢痕性类天疱疮引起的睑缘瘢痕化），后者则由脂溢性皮炎、酒渣鼻等疾病引起。

【临床表现】 MGD多见于老年人、油性皮肤者，主要症状有眼部干涩感、疲劳感、异物感、刺激感等。裂隙灯显微镜检查可发现腺口瘢痕化、阻塞、导管增粗，睑缘充血、水肿、新生血管。挤压睑板腺可见睑板腺分泌物呈泥沙状、乳糜状或牙膏状。远红外眼表分析仪检测可见睑板腺腺泡数量减少（图6-1）。

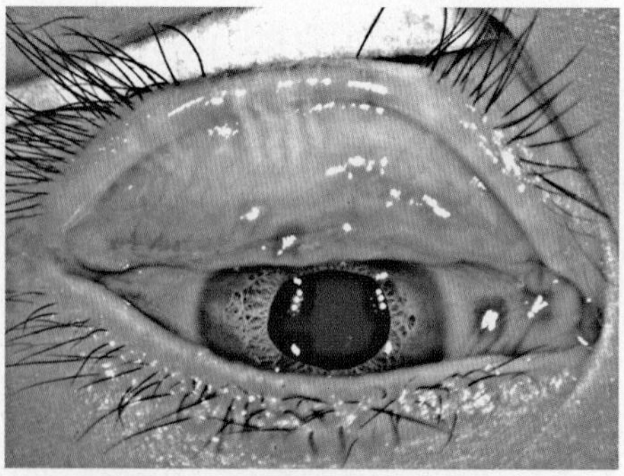

【诊断】 诊断标准：①症状；②睑缘部形态的变化；③睑板腺脂质性状及排出难易度的改变；④睑板腺缺失；⑤泪膜的变化；⑥眼表及角膜的变化。

图6-1　睑板腺红外照相
示右眼上睑部分睑板腺缺失、弯曲

诊断依据：MGD的诊断基础为②～④项；症状加上②～④项中任何一项异常可诊断为MGD；如无症状，②～④项任何一项异常，则诊断为无症状MGD；MGD诊断基础加上⑤异常，诊断为MGD伴蒸发过强型干眼；MGD诊断基础加上⑥异常，诊断为MGD伴眼表损伤性干眼。

【治疗】 对于轻症MGD患者，可采取睑板腺热敷及局部按摩治疗。对于有明显炎症反应

的 MGD 患者，在热敷、按摩的基础上辅以抗生素及糖皮质激素治疗，可加用人工泪液以稳定
泪膜，缓解眼部症状。

 **本章小结**

　　眼表是维持视觉和眼球健康的非常重要的完整的功能单位。维持正常的眼表功能需要泪
膜、角膜上皮、结膜上皮、眼睑及神经反射等共同作用。严重的眼表损害最终可以导致角膜
缘干细胞功能障碍。后者按病理性质及临床表现可分为角膜上皮结膜化以及角结膜上皮鳞状
上皮化生。干眼是眼表的一种常见疾病，既可以单独存在，也可以合并于其他疾病。干眼的
治疗需消除相关诱因，改善生活环境和作息方式，并辅以药物、手术等治疗方法。

 **思考题**

　　1. 简述眼表和眼表疾病的概念，维持正常眼表的主要因素。
　　2. 简述泪膜的主要成分和功能。
　　3. 简述干眼的临床表现和诊断标准。
　　4. 简述睑板腺功能障碍的临床表现有哪些。

（李　炜）

# 第七章 结膜病

## 第一节 概　述

结膜（conjunctiva）是一层薄而透明的黏膜，覆盖在眼睑后表面及眼球前表面，从而连接眼睑与眼球。按结膜所覆盖的解剖部位不同，在临床上可将其分为 3 个部分：睑结膜、球结膜和穹窿结膜，其中穹窿结膜是结膜囊中最松弛的部位。结膜的组织结构可分为上皮层和固有层两层，其内含有血管、神经和淋巴管，固有层分为浅层的腺样层及深层的纤维层。结膜的感觉神经来源于三叉神经，交感神经来源于颈上神经节。结膜是眼球与外界环境直接频繁接触的部位。空气中的各种微生物都可能侵入并存在于结膜囊内，包括细菌、真菌等，但并不一定就对宿主致病，这与免疫平衡状态关系密切。结膜上皮增殖能力强，血管丰富，受损后可以很快修复。结膜上皮细胞也具有吞噬功能，可以吞噬某些细菌及衣原体、包涵体等。结膜上皮的杯状细胞分泌黏液，其内含有免疫球蛋白，参与眼表的免疫反应。结膜组织中的副泪腺分泌的泪液中含有溶酶菌、补体等，起到免疫杀伤作用。正常结膜组织中所含免疫球蛋白及浆细胞成分较少，而朗格汉斯细胞的分布较广泛，淋巴细胞极为丰富，以抑制性 T 细胞（CD8）为主，虽然结膜的免疫防御系统是多方面的，但主要的是一种 T 细胞依赖性免疫调节组织。

## 第二节 结膜炎总论

结膜炎是主要累及结膜的炎症，占结膜病的首位，是眼科的常见病和多发病。当防御能力减弱或外界致病因素增加时，将引起结膜炎症的发生，其特征是血管扩张、渗出和细胞浸润，这种炎症统称为结膜炎（conjunctivitis）。

### 一、病因

结膜炎的病因可分为感染性及非感染性两类。感染性是指由于病原微生物感染所致的结膜炎症。非感染性以全身或局部的变态反应引起的过敏性炎症最常见，外界的理化因素如光、化学物等也可成为致病因素。

### 二、分类

根据结膜炎的病情及病程，可分为急性结膜炎、亚急性结膜炎和慢性结膜炎三大类；根据病因又可分为细菌性结膜炎、病毒性结膜炎、真菌性结膜炎等；根据结膜的病变特点，可分为急性滤泡性结膜炎、膜性结膜炎及假膜性结膜炎等。

## 三、临床表现

结膜充血及分泌物增多是各种结膜炎的共同特点，可为单眼或双眼同时或先后发病。

**1. 症状**　患眼异物感、烧灼感、分泌物增多、眼睑沉重，当病变累及角膜时，可出现流泪、畏光、不同程度的视力下降。

**2. 体征**

（1）结膜充血　充血越靠近穹窿部越明显，而越靠近角膜缘越轻，血管呈网状分布，色鲜红，可随结膜移动而移动，可伸入角膜周边形成角膜血管翳，滴用肾上腺素后充血消失。结膜充血与睫状充血的比较见表7-1。

表7-1　结膜充血与睫状充血的比较

| | 结膜充血 | 睫状充血 |
|---|---|---|
| 充血原因 | 结膜炎症 | 角膜及虹膜睫状体炎 |
| 血管来源 | 结膜后动脉 | 睫状前动脉 |
| 血管形态 | 扩张迂曲 | 呈密集毛刷状 |
| 充血外观 | 色鲜红 | 暗紫红色 |
| 充血部位 | 近穹窿部明显 | 角膜缘明显 |
| 血管活动度 | 可移动 | 不可移动 |
| 肾上腺素实验 | 血管收缩，充血消失 | 血管不收缩 |

（2）结膜下出血　多为点状或小片状，病毒所致的流行性出血性结膜炎常可伴结膜下出血。

（3）结膜水肿　炎症导致血管扩张、渗出，引起水肿，球结膜及穹窿结膜较睑结膜明显（图7-1）。

（4）分泌物　分泌物的性质可因结膜炎的病因不同而不同。细菌性结膜炎常出现脓性或卡他性分泌物，常粘附于睫毛，造成晨起睁眼困难。病毒性结膜炎常出现水样分泌物。淋球菌性结膜炎常出现脓性分泌物。过敏性结膜炎常出现黏稠丝状分泌物。

（5）乳头增生　是结膜炎的非特异性体征，可位于睑结膜或角膜缘。乳头来源于中央血管的渗出和炎症细胞，主要是白细胞浸润导致的结膜肿胀引起的（图7-2）。

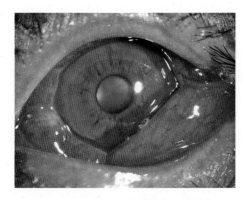

图7-1　结膜水肿

示球结膜高度水肿

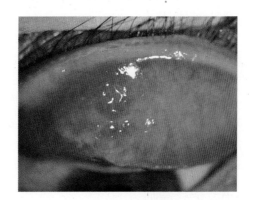

图7-2　结膜乳头

示上睑结膜面大量乳头增生

（6）滤泡形成　滤泡的中心是淋巴样的生发中心和纤维组织，没有血管，血管从周边基底部向顶部逐渐消失。在儿童和青年人中，正常情况下结膜尤其是颞下穹窿结膜也可见到生理性的滤泡（图7-3）。

（7）真膜与假膜　纤维素渗出覆盖在结膜表面形成膜，假膜易剥离，真膜不易剥离，强行剥离后创面粗糙、易出血，真膜的炎症反应更剧烈（图7-4）。

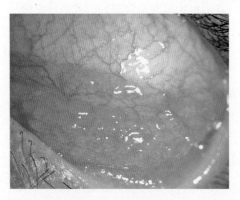

图7-3　结膜滤泡

示下睑结膜近穹隆部粗大滤泡增生

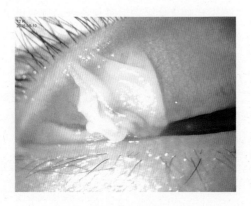

图7-4　假膜

示上睑假膜经棉签擦拭后与结膜分离

（8）瘢痕　结膜上皮的损伤不会形成瘢痕，结膜基质的损伤会形成瘢痕。早期的结膜瘢痕会造成结膜穹隆部缩窄及结膜上皮下纤维化，当进一步发展后可造成瘢痕性睑内翻和倒睫。

（9）假性上睑下垂　由于瘢痕形成或细胞浸润造成上睑组织肥厚，引起轻度上睑下垂，多见于沙眼晚期。

（10）耳前淋巴结肿大　常见于病毒性结膜炎。

（11）结膜肉芽肿　较少见，由增生的纤维血管组织和单核细胞、巨噬细胞构成，可见于结核、梅毒、结膜术后恢复不良等引起的慢性炎症（图7-5）。

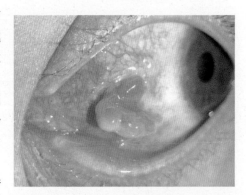

图7-5　结膜肉芽肿

示翼状胬肉术后结膜愈合不良导致肉芽肿增生

## 四、常用诊断方法

根据患者出现的临床症状和体征，可做出初步诊断。但要具体确诊是何种结膜炎，需进一步行实验室检查。

**1. 临床检查**　是最基本、最重要的诊断步骤，根据不同的病变特点可初步明确诊断。如感染性结膜炎通常双眼发病，可累及家人；急性病毒性结膜炎通常单眼先发病；细菌性结膜炎的卡他症状较明显；淋球菌性结膜炎可出现大量脓性分泌物。

**2. 结膜刮片**　结膜刮片后行革兰染色可初步确定病原菌类型，若以白细胞浸润为主，提示细菌感染，若单核细胞增多或出现多核巨细胞，则提示病毒感染。

**3. 细菌学检查及病原学检查**　结膜刮片和分泌物的细菌培养，有助于诊断。若考虑病毒感染，可行病原体分离或PCR检测辅助诊断。

## 五、治疗原则

结膜炎的治疗应针对其根本原因，避免盲目地使用抗生素或糖皮质激素滴眼液，以免造成症状加重。

**1. 冲洗结膜囊**　当结膜囊内有分泌物存在时，应用生理盐水或3%硼酸溶液进行冲洗，保持清洁。

**2. 避免遮盖患眼或热敷**　结膜炎患者分泌物较多,遮盖后分泌物不易排出,积存于结膜囊内,且遮盖后造成局部温度升高,易于病原菌繁殖。若患者畏光,可配戴遮光镜。

**3. 局部用药**　在病原学诊断结果未明确之前,可根据临床症状经验性用药。待病原学结果明确后,选择相应的抗生素或抗病毒药物。滴眼剂点眼是最基本的给药途径,睡前可使用眼膏或眼用凝胶。

**4. 全身治疗**　对于病情严重的患者,需结合全身用药治疗。

## 六、预后和预防

大多数结膜炎预后较好,一般不会留有后遗症。少数结膜炎因并发角膜炎而造成视力受损。严重或慢性结膜炎会发生永久性损伤,如睑球粘连、眼睑变形等。

需告诫患者加强用眼卫生,避免和他人共用毛巾、脸盆,勤洗手、消毒。

 **知识链接**

### 眼科常见的病原微生物

眼表存在着不同种类和数量的微生物,当人体免疫功能正常时,这些微生物对宿主无害,是人体正常的微生物群。正常微生物群与宿主间的生态平衡在某些情况下(如外伤、手术、角膜异常等)可被打破而引起疾病,原来不致病的正常菌群就成了条件致病菌。正常人睑缘处有表皮葡萄球菌、类白喉杆菌等寄生。正常结膜囊内可无细菌,也可见少数表皮葡萄球菌、甲型链球菌等条件致病菌和金黄色葡萄球菌、肺炎链球菌等致病菌。常见的病原微生物还有铜绿假单胞菌、大肠埃希菌、凝固酶阴性葡萄球菌、甲型溶血性链球菌、单纯疱疹病毒、巨细胞病毒、曲真菌、白色念珠菌、新型隐球菌等。

## 第三节　细菌性结膜炎

细菌性结膜炎(bacterial conjunctivitis)是细菌在结膜组织中增殖并引起的炎症反应。细菌可来源于结膜囊内积存的细菌,也可来源于接触感染。轻症的细菌性结膜炎具有自限性,在正常免疫的人中不需要特异性治疗就可自行缓解。重症细菌性结膜炎会出现大量脓性分泌物、疼痛等症状,需排除淋病奈瑟菌感染。按发病快慢可分为超急性细菌性结膜炎(24 小时内)、急性细菌性结膜炎(几小时或几天)和慢性细菌性结膜炎(数天到数周)。

### 一、超急性细菌性结膜炎

超急性细菌性结膜炎(hyperacute bacterial conjunctivitis)是一种剧烈的急性化脓性结膜炎,传染性强,对眼组织的损害大,可严重影响视力。应作为眼科急症处理。

**【病因】**由奈瑟菌属细菌(淋球菌或脑膜炎球菌)引起,前者更为常见。成人淋球菌性结膜炎主要是通过接触淋球菌性尿道炎或淋球菌性结膜炎患者的分泌物引起。偶有血源性传播。脑膜炎球菌性结膜炎常为血源性传播。新生儿淋球菌性结膜炎常为产道感染引起。

**【临床表现】**成人淋球菌性结膜炎潜伏期短(数小时至数天不等),起病急,通常单眼先发病,随着病情发展会累及双眼。眼痛、畏光、流泪症状明显。体格检查可见眼睑肿胀、疼痛,结膜充血、水肿,伴有小出血点及假膜形成,耳前淋巴结肿痛。本病特征是有大量分泌物,早期为血性或浆液性,逐渐演变为脓性分泌物,不断从眼睑流出,形成典型的"脓漏眼"。大多数患者存在角膜并发症如角膜溃疡、角膜葡萄肿。待疾病痊愈后,可能留有结膜瘢痕、角膜薄翳等。新生儿淋球菌性结膜炎症状与成人相似，但发病较成人缓和，角膜并发症少且发生较晚。

【诊断】根据典型的临床症状和细菌学检查可明确诊断。

【治疗】淋球菌性结膜炎患者每日都必须复查，直到结膜炎缓解。分泌物较多时，使用生理盐水或3%硼酸溶液冲洗结膜囊。并使用喹诺酮类或水剂青霉素 G 滴眼液，全身使用足量的抗生素，可用青霉素、头孢曲松或头孢噻肟，也可使用诺氟沙星。同时需治疗可能存在的衣原体感染。因本病为接触传染，需告诫患者注意个人卫生，常消毒，尽量避免出入公共场所，并去皮肤性病科评估是否存在性传播疾病。

## 二、急性细菌性结膜炎

急性细菌性结膜炎（acute bacterial conjunctivitis）又称"急性卡他性结膜炎"，俗称"红眼病"，是由细菌感染引起的常见的急性流行性眼病。

【病因】成人常见的致病菌有金黄色葡萄球菌、肺炎双球菌、链球菌。儿童最常见的致病菌是流感嗜血杆菌。细菌通过接触传染，可散发感染，也可在公共场所迅速蔓延，导致流行，以春、秋季节多发。

【临床表现】起病急，具有自限性，一般 2 周可愈合。自觉异物感、疼痛，严重时眼睑沉重，畏光、流泪。因炎症刺激会产生大量黏液、脓性分泌物，晨起时眼睑可被分泌物粘在一起，睁眼困难。体格检查可见眼睑肿胀、结膜充血，以穹窿部、睑结膜充血最为显著，可伴有乳头增生，结膜表面有较多的分泌物，可形成假膜，球结膜水肿。病情严重者可波及角膜，使视力受到影响（图 7-6）。

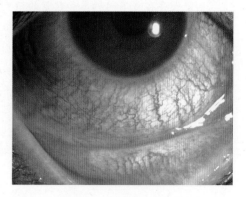

图 7-6　急性结膜炎
示睑结膜、球结膜充血

【诊断】根据临床症状和细菌学检查可明确诊断。

【治疗】根据不同的病原菌选用敏感的抗生素，未做细菌培养前，使用广谱抗菌药物，如氟喹诺酮类药物（诺氟沙星、氧氟沙星等）、氨基糖苷类药物（0.3% 妥布霉素等）。对于有假膜的患者，应先去除假膜，再使用滴眼液。睡前可使用眼膏或眼用凝胶。早期治疗应频繁点眼，每 15 分钟 1 次，连续 2 小时，而后改为每小时 1 次，连续 24～48 小时，而后酌情减量。对于儿童或免疫功能低下的患者可给予适当的口服抗生素治疗，如多西环素。本病预后较好，但传染性较强，应注意卫生、消毒，避免交叉感染。

## 三、慢性细菌性结膜炎

慢性细菌性结膜炎（chronic bacterial conjunctivitis）为眼科常见病，是由多种原因引起的结膜慢性炎症，病程长。

【病因】

**1. 感染性因素**　最常见的细菌是金黄色葡萄球菌、莫拉菌，它们引起的急性细菌性结膜炎也可迁延不愈转为慢性细菌性结膜炎。

**2. 非感染性因素**　不良环境因素如风、沙、灰尘等对眼的长期刺激，可引起慢性细菌性结膜炎。非感染性因素较感染性因素致病更为多见。

【临床表现】多数患者会出现症状与体征不符的现象。自觉眼部异物感、干涩感、易疲劳，体格检查可见睑结膜充血、肥厚，乳头增生，有黏液或黏液脓性分泌物。一般不累及角膜，但金黄色葡萄球菌可引起下方角膜上皮的点状角膜炎。

【诊断】主要依据病史及临床症状诊断，若迁延不愈，需行病原学检查确诊。

【治疗】确定并去除致病因素。对于感染性病因，选用敏感的抗菌药物如妥布霉素、氧氟沙星。对于非感染性病因，去除致病因素，改善生活和工作环境，慎用抗菌药物，以免造成菌群失调，二次感染。

**案例讨论**

**临床案例** 患者，女，8岁，因双眼红痛，伴易流泪、分泌物多3天于2015年8月7日由其父母带来医院就诊。

患儿3天前无明显诱因出现右眼红，次日波及左眼，近两日眼红加重，有刺痛感，畏光，易流泪，分泌物多。追问病史，患儿父亲1周前出现眼红，自认为劳累所致，未给予特殊治疗，自行好转。进一步追问，患儿一家有共用脸盆洗脸和同床睡觉的习惯。患儿近日无上呼吸道感染、发热病史，无全身传染病接触史；其父母非近亲结婚，无遗传病史。

体格检查：体温37℃，脉搏85次/分，呼吸20次/分，心、肺、腹部检查（－）。眼部检查：双眼视力1.0，眼压正常，睑缘可见浅黄色分泌物附着，双眼睑红肿，轻压痛，结膜充血明显，下穹窿可见黏液脓性分泌物，睑结膜表面有白色膜状物，用湿棉签擦拭后睑结膜表面无出血；角膜透明，上皮光滑，角膜荧光素钠无明显着色；房水清，虹膜纹理清，瞳孔圆，对光反应灵敏，晶状体透明，眼底未见异常。

**问题**

1. 初步诊断什么？

2. 为进行下一步诊断和治疗，应进行哪些相关实验室检查？

3. 明确诊断后应如何处理？对本病的预防您有什么建议？

# 第四节 病毒性结膜炎

病毒性结膜炎（viral conjunctivitis）是一种眼科常见病，传染性强，多为自限性疾病。

## 一、流行性角结膜炎

流行性角结膜炎（epidemic keratoconjunctivitis）是一种传染性很强的疾病，成人发病较儿童常见。

【病因】由腺病毒感染所致，腺病毒是一种DNA病毒，以腺病毒8型最为常见。通过接触传染。

【临床表现】该病潜伏期为5～12天，有近期上呼吸道感染史或病患接触史，双眼先后发病。患者自觉眼部烧灼感、瘙痒感、异物感、疼痛，流泪增多。典型体征是下睑结膜出现大量滤泡，耳前淋巴结疼痛。体格检查可见结膜高度充血、水肿，可有小出血点，严重者形成假膜，极少数患者发生睑球粘连，分泌物呈水样，量不多。角膜通常受累，可见角膜上皮下出现点状病变，严重者出现点状糜烂，而后演变为中央局灶性上皮病变。约2周后，结膜炎症状逐渐减轻，角膜出现典型的上皮下浸润，为圆形点状，散在分布，是机体的免疫反应所致，大部分可以逐渐吸收消失，极少数形成瘢痕。儿童患者可同时出现全身症状，如发热、咽痛等。

【诊断】急性滤泡性结膜炎和炎症晚期出现的角膜上皮下浸润是典型的临床症状,结膜刮片可见大量单核细胞,病毒培养、PCR 检测可协助病原学诊断。

【治疗】目前尚无抗腺病毒的特效药物。使用广谱抗病毒药物阿昔洛韦、更昔洛韦对某些患者有效。使用人工泪液、冷敷、眼部滴用糖皮质激素可以减轻症状,如果瘙痒感较重,可加用抗组胺滴眼液。告知患者该病为自限性疾病,需注意用眼卫生,注意不要和他人共用毛巾、脸盆,加强隔离。使用糖皮质激素滴眼液的患者需密切随诊。

## 二、咽结膜热

咽结膜热(pharyngo conjunctival fever)是由腺病毒引起的一种急性滤泡性结膜炎,儿童发病较成人常见。该病有自限性,预后较好。

【病因】腺病毒 3、4、7 型可引起该病,主要通过飞沫传播,也可通过接触传染。

【临床表现】该病通常合并上呼吸道感染。可出现发热(38.5～40℃)、咽炎、急性滤泡性结膜炎三联征。临床表现同流行性角结膜炎类似,但症状较轻。伴有咽痛、乏力、耳前淋巴结肿大等全身症状。分泌物呈浆液状,病变一般不累及角膜,极少数患者出现角膜上皮下浸润。

【诊断】根据典型的临床症状可诊断,结膜刮片可见大量单核细胞。

【治疗】同流行性角结膜炎。

## 三、流行性出血性结膜炎

流行性出血性结膜炎(epidemic hemorrhagic conjunctivitis)又称急性出血性结膜炎、"阿波罗 11 号结膜炎",是一种传染性极强的疾病,多发生于春、秋季节。

【病因】主要由 70 型肠道病毒、A24 型柯萨奇病毒致病,本病为接触传染。

【临床表现】本病具有自限性。患者自觉眼部异物感、刺痛、畏光、流泪。体格检查可见眼睑红肿,结膜高度充血水肿、滤泡形成、耳前淋巴结肿大。典型特征是结膜下可见点状或片状出血。角膜并发症多,最常见的是角膜上皮点状剥脱。极个别患者可并发神经性并发症。

【诊断】根据典型的临床症状可诊断,病毒培养、PCR 检测可协助病原学诊断。

【治疗】目前尚无特殊治疗方法,可局部使用广谱抗病毒药物。该病为丙类传染病,确诊后需向卫生主管机关报告,加强个人卫生、医院管理、隔离及消毒。避免疾病广泛传播。

# 第五节  衣原体性结膜炎

## 一、沙眼

沙眼(trachoma)是由沙眼衣原体(chlamydia trachomatis)引起的一种慢性传染性结膜角膜炎,是导致盲目的主要原因之一。主要发生于卫生状况差的发展中国家,20 世纪 50 年代曾在我国广泛流行,是当时致盲的首要因素,随着医疗水平的发展,发病率大大降低。

【病因】衣原体是一种区别于细菌和病毒的原核生物。沙眼衣原体由我国汤飞凡、张晓楼等于 1955 年用鸡胚培养的方法在世界上首次分离出来。沙眼为双眼发病,通过直接接触或污染物间接传播,节肢昆虫也是传播媒介。热带、亚热带地区或干旱季节容易传播。

【临床表现】沙眼的急性感染多见于低龄儿童,瘢痕并发症一般在 20 岁左右才开始变得明显。急性期的症状为畏光、流泪、异物感等。体格检查可见分泌物黏稠、增多,结膜充血、滤泡形成、乳头增生,一般不留有瘢痕。慢性期主要表现为慢性结膜炎的症状,无明显不适,可有瘙痒感、异物感、干涩等症状。体格检查可见结膜肥厚，充血减轻，同时有乳头及滤泡增生，病变以睑板上缘及上穹窿较为显著，并可出现垂帘状的角膜血管翳。随着病程的发展，结膜病变逐渐演变为瘢痕，重者出现睑内翻、倒睫、睑球粘连等并发症。早期瘢痕出现在上睑结膜的睑板下沟处，呈灰白色或黄白色，称为 Arlt 线，逐渐变为网状，以后全部变为白色平滑的瘢痕。角膜缘滤泡发生瘢痕化改变临床上称为 Herbert 小凹。沙眼性角膜血管翳及睑结膜瘢痕为沙眼的特有体征。当并发细菌感染时，眼部刺激症状加重，可出现视力下降（图7-7）。

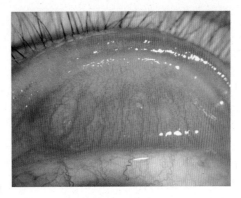

图7-7　沙眼
示上睑结膜充血，少量乳头增生

【临床分期】世界卫生组织（WHO）将沙眼分为5期。

TF 期：上睑结膜滤泡 >5 个。

TI 期：炎症伴有结膜增厚，睑结膜血管模糊 >50%。

TS 期：睑结膜瘢痕形成。

TT 期：发生倒睫。

CO 期：角膜混浊，累及瞳孔缘。

TF、TI 期是活动期沙眼，要给予治疗。TS 期表明曾经患过沙眼。TT 期有潜在致盲危险，需行手术治疗。CO 期是终末期。

【诊断】WHO 要求诊断沙眼时至少符合以下标准中的 2 条：①上睑结膜 5 个以上的滤泡；②典型的睑结膜瘢痕；③角膜缘滤泡或 Herbert 小凹；④广泛的角膜血管翳。实验室检查可以确诊，沙眼细胞学检查的典型特点是结膜刮片可检出淋巴细胞、多核白细胞和浆细胞，但细胞学检查假阳性率较高。

【治疗】衣原体对红霉素及四环素最敏感。沙眼患者局部可使用 0.1% 利福平滴眼液或 0.5% 新霉素滴眼液，夜间使用红霉素眼膏或四环素眼膏（8 岁以下儿童、孕妇及哺乳期妇女禁忌使用四环素）。急性期或严重的沙眼患者可口服四环素、多西环素或红霉素行全身治疗。当出现倒睫及睑内翻时，需行手术矫正，减少盲目的发生。患者个人应注意卫生，改善生活环境，避免接触传染。

## 二、包涵体性结膜炎

包涵体性结膜炎（inclusion conjunctivitis）是由 D～K 型沙眼衣原体引起的一种通过性接触或产道传播的急性或亚急性滤泡性结膜炎。

【病因】D～K 型沙眼衣原体感染。

【临床表现】包涵体性结膜炎分为成人型和新生儿型。

**1. 成人包涵体性结膜炎**　单眼或双眼发病，发病初期表现为眼红，有刺激感，黏脓性分泌物增多，耳前淋巴结肿大。随着病程的发展，1 周后可出现结膜滤泡，结膜增厚，有时可见角膜上皮下浸润。可留有结膜瘢痕，但不出现角膜瘢痕，不会引起虹膜睫状体炎。

**2. 新生儿包涵体性结膜炎**　感染多为双侧，眼睑轻度肿胀，睑结膜充血、水肿，黏脓性分泌物增多，耳前淋巴结肿大，可同时伴有呼吸道感染、肺炎等全身性疾病。大多数新生儿包涵体性结膜炎症状轻微，有自限性，但可能会形成角膜瘢痕及新生血管。

【诊断】根据病史及临床表现可诊断，实验室检测同沙眼。

【治疗】局部可使用 0.1% 利福平滴眼液或 0.5% 新霉素滴眼液，夜间使用红霉素眼膏或四环素眼膏。伴有全身症状者需口服四环素、多西环素或红霉素。因该病多为性接触传染，需对患者加强性知识的教育。产前诊断、治疗孕妇生殖道衣原体感染是预防新生儿包涵体性结膜炎的关键。新生儿出生后即用0.5%红霉素眼膏涂眼。

# 第六节 免疫性结膜炎

## 一、过敏性结膜炎

过敏性结膜炎（allergic conjunctivitis）是由于结膜对过敏原产生超敏反应所引起的炎症，是最常见的过敏性眼病。分为季节性过敏性结膜炎、常年性过敏性结膜炎、巨乳头型结膜炎、春季角结膜炎、特应性角结膜炎。其中季节性过敏性结膜炎最为常见。

【病因】过敏性结膜炎分为Ⅰ型超敏反应和Ⅳ型超敏反应。Ⅰ型超敏反应为速发型，接触花粉、真菌、尘螨、动物毛发等过敏原数分钟后即发病。Ⅳ型超敏反应为迟发型，通常接触药物等过敏原数天后才发病。Ⅰ型超敏反应与IgE有关，主要是肥大细胞参与反应，其产生的组胺引起一系列的临床表现。患者常伴有过敏性鼻炎及相关家族史。

【临床表现】患者最常见的症状是眼部瘙痒感明显，其他症状包括畏光、流泪、烧灼感等。患者最常见的体征是结膜充血，充血程度和病情程度相关。其他体征包括眼睑、球结膜水肿，睑结膜细小的乳头增生、滤泡形成。角膜并发症较少发生（图7-8）。

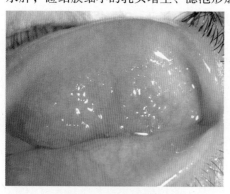

图7-8 过敏性结膜炎
示上睑结膜充血，大量乳头与滤泡混合分布

【诊断】根据病史、临床表现即可诊断。结膜刮片可见嗜酸性粒细胞增多。

【治疗】以局部用药为主。抗组胺药物如依美斯汀、左卡巴斯汀滴眼液，肥大细胞稳定剂如色甘酸铵等，非甾体消炎药如普拉洛芬，免疫抑制药如环孢素A，血管收缩药物如1%麻黄碱、0.1%肾上腺素。对于瘙痒感及结膜充血严重的患者，可使用双效作用药物如酮替芬等。对于严重的过敏性结膜炎，应用其他药物无法控制病情时，则考虑使用糖皮质激素。长期使用抗组胺药物及糖皮质激素的患者，需辅以眼表面润滑剂以保护眼表。如果过敏原明确，可考虑脱敏治疗。需告诫患者尽量远离过敏原，减少与过敏原的接触，注意个人卫生，同时辅以冷敷以减轻症状。

## 二、巨乳头性结膜炎

【病因】巨乳头性结膜炎（macropapillary conjunctivitis）是机械刺激（如角膜接触镜、义眼、手术缝线等）与超敏反应共同作用引起的结膜炎症，它的发生与微创伤及抗原沉积密切相关。

【临床表现】患者最常见的症状是眼部瘙痒感明显。体格检查可见睑结膜乳头增生（>1mm），充血、水肿，黏性分泌物增多。

【诊断】根据临床诊断及相关病史即可诊断。

【治疗】去除病因，更换角膜接触镜、义眼，拆除引起眼部刺激的缝线，加强眼部护理。同时可辅以糖皮质激素、肥大细胞稳定剂等。一般预后较好。

## 三、春季结膜炎

春季结膜炎（vernal conjunctivitis）又称春季卡他性结膜炎、季节性结膜炎。发病人群主要是青少年和儿童。春、夏季该病多发。

【病因】尚不明确。主要免疫机制是Ⅰ型和Ⅳ型超敏反应。

【临床表现】该病分为3型。①睑结膜型：此型最为常见。特征性改变是上睑结膜乳头增生呈铺路石样，下睑结膜可出现增生的小乳头。分泌物黏稠。②球结膜型：又称角膜缘型。球结膜增厚、混浊，可在角膜缘形成胶状隆起，相互融合后呈堤状。③混合型：病变同时累及睑结膜、球结膜。

【诊断】根据临床诊断及相关病史可诊断。结膜刮片可见嗜酸性粒细胞增多，血清、泪液中IgE升高。

【治疗】以局部治疗为主。需清除眼表分泌物。使用抗组胺药物如依美斯汀、左卡巴斯汀滴眼液，肥大细胞稳定剂如色甘酸铵等，非甾体消炎药如普拉洛芬，血管收缩药物如1%麻黄碱、0.1%肾上腺素。若应用其他药物无法控制病情，考虑使用糖皮质激素，但角膜上皮受损者禁用。反复发作的患者可使用免疫调节药，如他克莫司滴眼液。需告诫患者尽量远离过敏原，减少与过敏原的接触，注意个人卫生，同时冷敷以减轻症状。

## 四、特应性角结膜炎

特应性角结膜炎（atopic conjunctivitis）是一种慢性、严重的过敏性眼病。常合并特应性皮炎。

【病因】过敏原通常不明确，与遗传有关。主要为Ⅰ型超敏反应。

【临床表现】该病好发于中老年人。双眼发病，患者自觉眼部瘙痒感、干涩、流泪增多。体格检查可见眼睑湿疹样损害，结膜充血，乳头增生，分泌物增多呈黏液状或浆液状。病程较长者可形成结膜瘢痕。该病常累及角膜。

【诊断】根据临床表现及相关病史即可诊断。

【治疗】基本同过敏性结膜炎。合并全身症状者，需全身使用抗组胺药物、糖皮质激素或免疫抑制药。

## 五、泡性角膜结膜炎

泡性角膜结膜炎（phlyctenular keratoconjunctivitis）是由微生物，特别是葡萄球菌及结核分枝杆菌蛋白抗原引起的Ⅳ型超敏反应。

【临床表现】通常单眼发病，常见于儿童及青少年。一般患者自觉轻度的畏光、流泪、异物感，若累及角膜，症状加重。该病的典型特征是结膜及角膜缘出现结节样细胞浸润。该病分为泡性结膜炎和泡性角结膜炎两型。①泡性结膜炎：球结膜出现单个或多个结节，呈红色，直径为1~3mm，结节可累及巩膜，伴眼痛和巩膜压痛。愈合后一般不留有瘢痕。②泡性角结膜炎：病变累及角膜缘。结节不仅出现于球结膜，角膜缘出现灰白色的小结节，累及基质层，可留有瘢痕。该病反复发作后，疱疹结节向角膜中央侵犯，并有新生血管形成，称为束状角膜炎（fasicular keratitis），愈合后血管可逐渐萎缩，但会留有一薄翳。

【诊断】根据临床表现可诊断。

【治疗】以局部使用糖皮质激素滴眼液为主，睡前可加用四环素滴眼液。必要时局部联合使用抗生素治疗。

## 六、自身免疫性结膜炎

### （一）Sjögren综合征

Sjögren综合征（Sjögren's syndrome，SS），又称干燥综合征，是一种全身多系统的疾病，主要累及涎腺及泪腺。病因尚不明确。

【临床表现】该病分为原发性和继发性两类。①原发性 Sjögren 综合征：患者自觉口干、眼部干涩，不合并其他结缔组织病。②继发性 Sjögren 综合征：患者不仅有口腔、眼部症状，还合并系统性红斑狼疮、类风湿关节炎等全身结缔组织病。该病眼部表现为干眼的症状。

【诊断】若患者存在干眼、口干、结缔组织损害 3 种症状中的 2 个，即可诊断。Schirmer 实验、角结膜的虎红染色可协助诊断干眼。眼部刺激症状、口干症状、干眼、涎腺受累、实验室检查异常（抗 SSA 或抗 SSB，ANA 或类风湿因子），需 3 项指标符合，同时又符合 SSA 抗体阳性或涎腺活检阳性的一项。

【治疗】以对症治疗为主。使用人工泪液改善眼部干燥情况，也可使用环孢素滴眼液。同时应积极治疗全身性疾病，注意保湿，必要时行睑裂缝合术、唇黏膜移植术等手术改善患者症状。

### （二）Stevens – Johnson 综合征

Stevens – Johnson 综合征（Stevens – Johnson syndrome）又称重型多形红斑，黏膜 - 皮肤 - 眼综合征，是一种急性皮肤黏膜大疱性炎症。

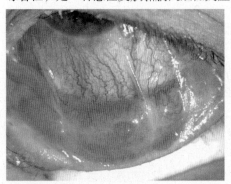

图 7 – 9 Stevens – Johnson 综合征晚期
示睑结膜瘢痕形成，睑球粘连

【病因】主要由药物、感染引起，表现为皮肤黏膜基质的Ⅲ型超敏反应。

【临床表现】该病好发于儿童及青年。该病的主要特征是皮肤和黏膜出现多形红斑，表现为突然发作的皮肤红斑、丘疹，黏膜出现水疱、假膜。患者眼部主要表现为畏光、流泪、分泌物增多，晚期因结膜瘢痕引起睑球粘连、睑内翻等症状，亦会表现为干眼（图 7 – 9）。

【诊断】有药物过敏史或感染、发热病史。出现典型的临床表现：发热，伴有皮损、干眼。

【治疗】早期以对症治疗为主，使用糖皮质激素可以缓解症状，也可以行羊膜覆盖。慢性期以针对干眼治疗为主。

### （三）瘢痕性类天疱疮

瘢痕性类天疱疮（cicatricialpemphigoid）是一种非特异性慢性结膜炎，伴有皮肤、黏膜的损害。

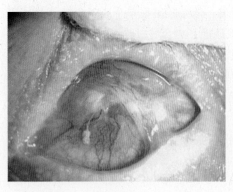

图 7 – 10 瘢痕性类天疱疮晚期
示角膜表面血管翳形成，重度睑球粘连

【病因】病因未明。目前认为是Ⅱ型超敏反应所致。

【临床表现】好发于女性中老年人。主要表现为反复发作的表皮、黏膜水疱，可留有瘢痕。眼部表现为双眼发病，初期表现为结膜炎，而后水疱形成，逐渐破溃形成瘢痕，晚期导致睑球粘连、睑内翻甚至眼睑闭锁（图 7 – 10）。

【诊断】根据典型的临床表现可诊断，行病理学检查可确诊。

【治疗】需多学科综合治疗。应用人工泪液、抗生素、糖皮质激素滴眼液，全身应用糖皮质激素或免疫抑制药，必要时行眼表重建术。

## 第七节 结膜变性疾病

### 一、睑裂斑

睑裂斑（pinguecula）是睑裂区角巩膜缘连接处水平性的三角形或椭圆形、隆起的、灰黄色的球结膜结节。是位于睑裂区角膜缘两侧斑状球结膜变性。是结膜实质的玻璃样变性和弹性纤维增生。

【病因】病因尚不明确。常见于老年人及长期暴露在户外工作的人。

【临床表现】睑裂区角膜缘处可见隆起的三角形黄白色变性斑，基底部朝向角膜，多为双侧发病。患者一般无自觉症状（图7-11）。

【诊断】根据典型的临床表现可诊断。

【治疗】一般无须治疗。若影响外观可考虑切除，需告诫患者尽量避免外界刺激。

### 二、翼状胬肉

翼状胬肉（pterygium）是局部球结膜纤维血管组织增生侵犯角膜的一种良性增生性疾病，因形状酷似昆虫翅膀而得名。

【病因】病因尚不明确。一般认为与长期暴露在紫外线下及生活地区相关。

【临床表现】初期患者无症状。随着病情的发展，患者自觉视力下降、眼红、畏光、异物感及眼球运动受限，侵及角膜中央区可引起散光。翼状胬肉多发生于鼻侧球结膜。体格检查可见角膜缘3点或9点位置球结膜局部隆起、肥厚、充血，呈三角形，尖端指向角膜中央。翼状胬肉可分为头、颈、体三部分，头是位于角膜的部位，颈是角膜缘上的部位，体位于巩膜表面（图7-12）。

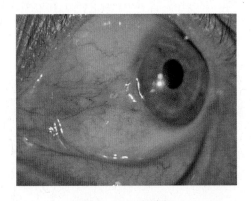

图7-11 睑裂斑

示左眼鼻侧近角膜缘处局限性黄白色隆起

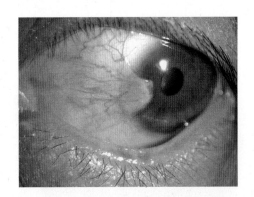

图7-12 翼状胬肉

示左眼鼻侧球结膜增生，侵入角膜缘内约3mm

【诊断】根据典型的临床表现可诊断。

【治疗】可使用药物治疗：局部使用抗炎、抗代谢、抑肽酶药物。当出现以下情况时考虑手术治疗：①侵犯视轴，影响视力；②引起散光；③发生复视；④炎症反复发作；⑤形态异常；⑥患者自身美容要求。通常采用翼状胬肉切除联合自体角膜缘及结膜移植术，少数患者术后可复发。

### 三、结膜结石

结膜结石（conjunctival concretion）是睑结膜表面的白色凝结物，并非真正的"结石"，是由脱落的上皮细胞与变性的白细胞聚集凝固而成。常见于老年人及慢性结膜炎患者。结膜

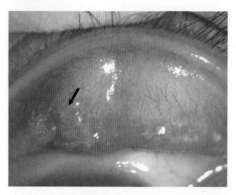

**图7-13 结膜结石**
示上睑近穹窿部结膜下大量白色点状凝结物

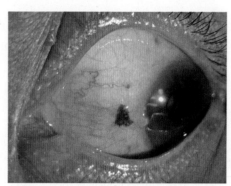

**图7-14 结膜色素痣**
示左眼鼻侧球结膜下片状色素

变。多发生于颞侧近外眦部的球结膜下，观可考虑手术切除。

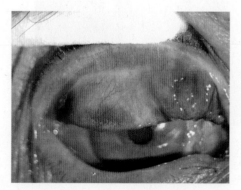

**图7-15 恶性黑色素瘤**
示上睑结膜下弥漫性色素浸润

位置较深时，患者一般无自觉症状。若结石突出于结膜表面，患者可自觉异物感，可在表面麻醉下剔除（图7-13）。

## 第八节 结膜肿瘤

### 一、原发性结膜良性肿瘤

**1. 结膜色素痣**（pigmented nervus of conjunctiva） 多发生于角膜缘及球结膜，境界清楚，大小不等，呈不规则圆形，为黑色、棕色或棕红色，无血管生长。一般无须治疗，若影响美观可考虑手术切除。若痣突然变大或有血管长入，应切除并送病理检查（图7-14）。

**2. 结膜血管瘤**（conjunctival angioma） 先天性病变。表现为结膜下团块状、孤立的毛细血管扩张，呈暗紫红色。静止的血管瘤无须治疗。

**3. 结膜乳头状瘤**（conjunctival papilloma） 由人乳头瘤病毒（HPV）感染所致。多发生于角膜缘、泪阜、睑缘处。瘤体色鲜红，质软，有蒂连接。手术切除后易复发，有恶变倾向。博来霉素局部注射可降低复发率。

**4. 结膜皮样脂肪瘤**（dermolipoma） 先天性病变，黄色、质软，表面光滑。一般无须治疗，若影响美

### 二、原发性结膜恶性肿瘤

**1. 结膜鳞状细胞癌**（squamous cell carcinoma of conjunctiva） 多发生于睑裂区角膜缘、睑缘结膜、泪阜等处。早期呈胶样，可向深部组织浸润，肿瘤生长缓慢，很少发生转移。彻底切除肿瘤是最佳治疗方法。

**2. 恶性黑色素瘤**（malignant melanoma of eyelid） 发展迅速，易转移，恶性程度极高。可原发于眼睑、结膜，也可继发于结膜色素痣。多数可手术切除（图7-15）。

## 第九节 其他结膜病

### 一、结膜松弛症

结膜松弛症（conjunctivochalasis，CCH）是由于球结膜过度松弛和（或）下睑缘张力高，

造成松弛的球结膜堆积在眼球与下睑缘和内、外眦部之间形成皱褶，引起眼表泪液学微环境异常，并伴有眼部干涩、异物感、泪溢等不适症状的眼病。

【病因】结膜松弛症是一种年龄相关性疾病，具体病因尚未明确。临床病理研究发现，结膜松弛症患者存在不同程度的胶原降解及慢性非肉芽肿性炎症，其结膜成纤维细胞的基质金属蛋白酶（MMPs）表达显著升高。

【临床表现】主要表现为异物感、泪溢、眼部干涩，重症患者可能会有刺痛、视力下降。

【诊断】根据典型的临床表现可诊断。

【治疗】无症状的患者无须治疗。轻症患者，应用肾上腺皮质激素、抗组胺药物及人工泪液能够暂时减轻症状。当出现夜间眼表暴露或溃疡时，睡前涂眼膏，必要时施予眼罩或睑裂缝合手术。当这些治疗无效时，可行手术治疗（图7-16）。

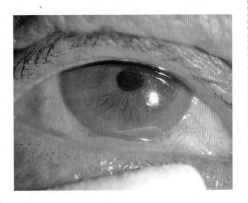

图 7 - 16　结膜松弛症
示下方球结膜皱褶形成

## 二、结膜下出血

结膜下出血（subconjunctival hemorrhage）是由于结膜下血管破裂或渗透性增加所致。

【病因】可源于其他疾病如炎症、外伤、血液系统疾病等，结膜松弛是自发性球结膜下出血的常见原因。

【临床表现】多见于球结膜，因球结膜下组织疏松，出血后易聚集。单眼多见。早期呈鲜红色，以后颜色逐渐变暗，1周后可自行吸收。

【诊断】根据典型的临床表现可诊断。

【治疗】应寻找原发病，针对病因治疗。小面积的结膜下出血无须处理，可自行吸收。出血较多或有血肿时，滴用抗生素滴眼液。早期可冷敷，48小时后改热敷。若反复出血，需排除全身系统疾病（图7-17）。

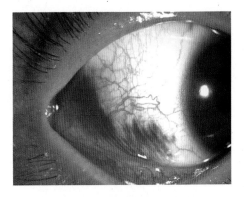

图 7 - 17　结膜下出血
示右眼颞侧球结膜下大片状出血

 **本章小结**

结膜是眼表重要的组成部分，是连接眼睑及眼球的覆盖在眼睑后表面及眼球前表面的一层薄而透明的黏膜。结膜炎是最常见的结膜病，其特征是血管扩张、渗出和细胞浸润，主要症状为异物感、烧灼感、分泌物增多等，主要体征为结膜充血、水肿、分泌物增多、乳头增生、滤泡形成等。根据病因不同，可分为细菌性结膜炎、病毒性结膜炎、真菌性结膜炎、免疫性结膜炎等。大多数结膜炎具有自限性，但在某些情况下可引起严重的眼部和眼外并发症。需区分炎症是原发于结膜还是继发于全身性疾病，并针对病因做相关治疗。

 **思考题**

1. 简述结膜炎的临床表现。

2. 简述细菌性结膜炎、真菌性结膜炎、病毒性结膜炎、过敏性结膜炎的鉴别诊断及治疗原则。

3. 简述沙眼的诊断标准和分期。

（李　炜）

# 第八章 角膜病

学习要求

1. **掌握** 掌握细菌性角膜溃疡、真菌性角膜炎、单疱病毒性角膜炎、蚕食性角膜溃疡的临床表现、诊断及治疗。
2. **熟悉** 熟悉角膜炎的病因、分类、病理过程（炎症浸润及溃疡过程）。
3. **了解** 暴露性角膜炎、角膜变性与营养不良。

## 第一节 概　　述

角膜是一种用于光线折射和传送的高度特殊的组织，厚薄不一，周边厚度约为1mm，中央厚度约为0.5mm。组织学上，角膜分为上皮层、前弹力层、基质层、后弹力层和内皮层。角膜是一种无血管的组织，富有感觉神经，知觉敏感。角膜依赖大气提供所需的大部分氧，由泪液和房水提供大部分营养物质。角膜是一种重要的屈光介质，相当于43D的凸透镜，约占人眼总屈光力的3/4，因此，角膜的病变，特别是角膜中央的病变将会严重影响视力。角膜周边及角膜缘血供丰富，淋巴细胞及补体成分高于中央部角膜，因此，周边部感染性角膜病的发生率较中央部低。角膜中央部缺乏朗格汉斯细胞，处于相对免疫赦免状态，因此角膜周边部较中央更易发生免疫性角膜病。

## 第二节 角膜炎症

### 一、角膜炎总论

角膜防御能力减弱时，外界或内源性致病因素均可引起角膜组织的炎症，统称为角膜炎（keratitis）。致病因素主要包括感染性因素、全身疾病所致的内源性病变以及角膜邻近组织病变的蔓延。

虽然致病因素有所差异，但其病理过程大致相同，可分为4期。①炎症浸润期：主要表现为红、肿、热、痛。角膜缘血管充血，致病因子引起炎性渗出和水肿，并侵入角膜，造成组织受损，形成角膜浸润（corneal infiltration），患者随之出现畏光、疼痛、流泪等症状，病变位于角膜中央则视力受损明显。若角膜基质和内皮未受损，则经治疗后角膜可完全恢复透明。②溃疡形成期：当病情进一步发展，浸润区的角膜组织受损，坏死的角膜上皮和基质脱落形成角膜溃疡（corneal ulcer）。溃疡进一步扩大，角膜基质发生溶解、变薄，并接近后弹力层，在眼压的作用下后弹力层膨出，致病因素向基质深层渗入到前房，可引起虹膜炎症反应及前房积脓（hypopyon）（图8-1），若后弹力层破坏，则发生角膜穿孔（perforation of cornea），若穿孔口位于角膜中央，则房水不断流出，难以愈合，形成角膜瘘（corneal fistula）。角膜穿孔及角膜瘘的患者，眼内、外直接交通，眼压低，极易发生眼内感染，导致眼球萎缩、

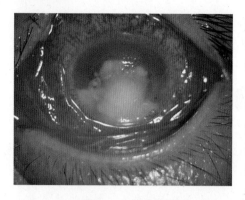

图8-1 前房积脓
示角膜中央溃疡面，以及黏稠的前房积脓

失明。③溃疡恢复期：若角膜炎症得到控制，浸润逐渐吸收、好转，溃疡周边角膜上皮逐渐覆盖溃疡，瘢痕填充，可有新生血管长入。④愈合期：溃疡区上皮再生，前弹力层和基质的缺损由瘢痕组织填充。根据溃疡深浅程度的不同，留下不同程度的角膜瘢痕（corneal scarring）。浅层的瘢痕性混浊薄如云雾，透过混浊部分能看清后方虹膜纹理称为角膜薄翳，透过混浊部分仍可看见虹膜称为角膜斑翳（corneal macula）。混浊很厚呈瓷白色，不能透见虹膜称为角膜白斑（corneal leukoma），提示病变角膜有穿破史。当瘢痕组织与虹膜发生粘连，称为粘连性角膜白斑，若白斑面积较大，可堵塞房角，引起继发性青光眼。高眼压作用下，角膜瘢痕与粘连的虹膜一起向外膨出形成紫黑色隆起，称角膜葡萄肿（corneal staphyloma）。

## 二、感染性角膜炎

感染性角膜炎主要分为细菌性角膜炎、病毒性角膜炎、真菌性角膜炎、棘阿米巴性角膜炎，目前真菌性角膜炎为我国发病率和致盲率最高的感染性角膜炎。

### （一）细菌性角膜炎

【病因】导致细菌性角膜炎（bacterial keratitis）发生的危险因素主要有4类。①外源性因素：主要为配戴角膜接触镜，其他的包括外伤、眼部或眼睑手术等。②眼表疾病：泪膜缺乏、眼睑解剖及功能的异常、邻近部位感染的蔓延。③角膜上皮异常：角膜擦伤或上皮受损、神经营养性角膜病变等。④全身性疾病：糖尿病、药物滥用、皮肤或黏膜疾病、维生素A缺乏等。

我国细菌性角膜炎常见的致病菌包括铜绿假单胞菌、表皮葡萄球菌、金黄色葡萄球菌等。

【临床表现】患者主要表现为眼痛、畏光、流泪、视力下降、异物感、分泌物增多，其中疼痛是最常见的症状。体格检查可见眼睑肿胀，结膜睫状充血或混合充血，角膜出现浸润、水肿、溃疡甚至穿孔。革兰阳性菌感染时溃疡局限，革兰阴性菌感染时溃疡呈环形（图8-2）。

【诊断】根据典型的临床症状和细菌学检查可明确诊断。

【治疗】当不能确定致病菌时，应用头孢唑林联合妥布霉素/庆大霉素或喹诺酮类滴眼液，睡前可辅以眼膏。当病情严重或累及角膜中央时，考虑强

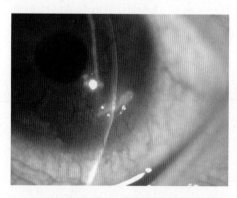

图8-2 细菌性角膜炎
示4~5点钟周边角膜浸润及浅溃疡形成，角膜缘充血

化治疗，联合应用抗生素治疗，增加用药频率。若病情扩展到邻近组织如巩膜，可全身应用抗生素治疗。若治疗后48小时病情未缓解，需调整用药。当角膜浸润累及视轴时，可在应用抗生素病情好转后2~3天应用糖皮质激素，但需谨慎用药，尽量使用最小量的激素控制炎症反应。当角膜表面极度变薄、即将穿孔或已经穿孔时，需使用组织黏合剂、板层角膜移植术等治疗。

### （二）单纯疱疹性角膜炎

【病因】单纯疱疹病毒（herpes simplex virus，HSV）引起的角膜感染称为单纯疱疹性角

膜炎（herpes simplex keratitis，HSK）。HSV 是一种 DNA 病毒，分为两种血清型：Ⅰ型和Ⅱ型。Ⅰ型主要感染眼、口、唇；Ⅱ型主要感染生殖系统，偶可侵犯眼部。病情易复发（图8-3）。

**【临床表现】** 主要分为原发感染和复发感染两种类型。

**1. 原发感染** 多见于幼儿。常伴有耳前淋巴结肿痛和发热，眼部表现为眼睑皮肤出现水疱或脓疱、滤泡性结膜炎或假膜性结膜炎、点状角膜炎或树枝状角膜炎，"树枝"短，出现时间晚，存在时间短（1~3 天）。

**2. 复发感染** 特点是不侵犯全身。

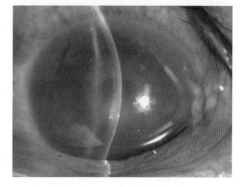

图8-3 单纯疱疹性角膜炎
示中央角膜基质的圆盘状水肿及结膜充血

（1）点状角膜炎、树枝状角膜炎和地图状角膜炎 患者自觉疼痛、摩擦感、流泪。早期角膜上皮出现灰白色、稍隆起的针尖样小疱，此期持续时间短，易被忽略，若及时处理，治愈后角膜不留有痕迹。疱疹排列成行，不久后即扩大融合，形成条状，并伸出分支，形成典型的树枝状溃疡。若病情进一步发展，可形成地图样溃疡。本病的特征是溃疡边缘的上皮存在水肿、疏松的现象，角膜出现知觉减退。多数浅层溃疡治疗后1~2周可愈合，浅层实质的浸润需更长的时间吸收，会留下角膜薄翳，一般对视力影响不大。

（2）神经营养性角膜炎 可能由病毒感染或免疫反应引起，常伴有角膜的神经功能障碍或泪膜异常，有的患者表现为无菌性溃疡。溃疡可累及上皮表面，也可深入到基质深层，溃疡一般呈圆形、光滑的卷边，若处理不当可引起角膜穿孔。

（3）角膜基质炎 角膜基质可被上皮、内皮影响，从而引起角膜基质的水肿。角膜基质炎可分为两种类型。①免疫性角膜基质炎：主要表现为角膜基质的浸润、水肿，上皮一般完整，可伴有抗原抗体复合物沉积形成的免疫环。一些基质病变呈圆形，又称为盘状角膜炎（disciform keratitis）②基质坏死性角膜炎：多见于多次复发的树枝状角膜炎，正在局部使用糖皮质激素治疗的盘状角膜炎。角膜表现为严重的基质炎症，伴有浸润、坏死、瘢痕，可同时发生虹膜睫状体炎、继发性青光眼。本病病情重、缺乏有效的治疗方案，预后极差。

（4）角膜内皮炎 患者自觉疼痛、畏光、视力下降，体格检查可见结膜充血，角膜后沉着物，角膜上皮及基质水肿，一般不伴有基质浸润和新生血管。主要分为盘状角膜内皮炎、弥散性角膜内皮炎和线状角膜内皮炎3种类型。

**【诊断】** 根据典型的临床症状和病原学检查可明确诊断。

**【治疗】** 根据不同类型的病变采用不同的治疗方案。①眼睑、皮肤病变：局部应用阿昔洛韦软膏，并湿敷患处。②角膜上皮病变：局部应用更昔洛韦眼用凝胶或三氟胸苷滴眼液，当出现前房反应或畏光时，应用睫状肌麻痹药如东莨菪碱。③神经营养性角膜病变：轻度者使用不含防腐剂的人工泪液，小的角膜上皮缺损使用抗生素眼膏。有角膜溃疡者除使用抗生素外，可使用绷带镜、自体血清促进上皮恢复。④角膜基质病变：轻度者使用睫状肌麻痹药，中、重度患者需加用糖皮质激素及抗病毒药物。对于基质坏死性角膜炎，需加用抗生素治疗上皮缺损引发的二次感染。需注意的是，感染性角膜上皮病变局部禁用激素，若合并全身症状需口服用药。对于角膜明显变薄、穿孔以及病变愈合后留有瘢痕影响视力的患者，可行手术治疗。

### （三）真菌性角膜炎

**【病因】** 真菌性角膜炎（fungal keratitis）主要由植物性外伤所致，也可因长期使用抗生素或激素导致。

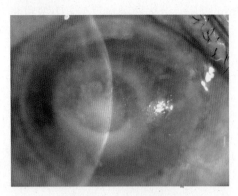

图 8-4　真菌性角膜炎
示角膜中央的片状基质浸润

**【临床表现】** 起病缓，早期刺激症状较轻，当合并细菌性感染时病情进展迅速。患者自觉异物感、刺痛、视力下降，典型的体征包括菌丝、伪足、免疫环、卫星病灶及前房积脓等（图 8-4）。

**【诊断】** 根据外伤病史、典型的临床症状和病原学检查可明确诊断。

**【治疗】** 早期应用抗真菌药物，当病原学检查结果出来前，经验性用药，首选 5%那他霉素，对于严重感染合并前房积脓时，可另加全身用药。当病变累及基质时，需清创后再用药物，若病变较深、药物疗效不佳时，应尽早采用板层角膜移植术治疗。治疗期间需每天复查，建议住院治疗。

### （四）棘阿米巴角膜炎

**【病因】** 棘阿米巴角膜炎（acanthamoeba keratitis，AK）是由棘阿米巴原虫感染引起的一种严重威胁视力的角膜炎。常有角膜接触镜使用史。

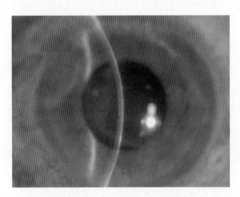

图 8-5　棘阿米巴角膜炎
示中央角膜基质片状混浊，结膜充血显著

**【临床表现】** 病程长，常表现为慢性、进行性角膜溃疡。患者自觉剧烈眼痛、眼红、畏光、流泪及视力下降。早期可有树枝状角膜炎的表现，后期基质混浊、环状浸润。可伴有眼睑肿胀、结膜充血及角膜溃疡等（图 8-5）。

**【诊断】** 需从角膜病灶取材检出棘阿米巴原虫或从角膜刮片中培养出棘阿米巴。必要时可做角膜活检。

**【治疗】** 停止配戴角膜接触镜，使用睫状肌麻痹药，口服非甾体消炎药如萘普生。局部使用 0.02%聚六甲基双胍或 0.1%羟乙磺酸丙氧苯脒滴眼，可加服伊曲康唑。若药物治疗无效，考虑行角膜移植手术。

## 三、其他类型的角膜病变

### （一）神经麻痹性角膜炎

神经麻痹性角膜炎（neuroparalytic keratitis）是由多种因素引起角膜感觉减退或丧失后引起的角膜上皮细胞的退行性病变。

**【病因】** 角膜、结膜及眼附属器的感觉神经来源于三叉神经，三叉神经的病变可引起眼表干燥和神经营养性的丧失，从而引起角膜上皮受损、溃疡甚至穿孔。

**【临床表现】** 患者出现角膜感觉减退或丧失。疾病早期，角膜缘周边出现充血和水肿，随后角膜上皮出现水肿，上皮细胞死亡脱落形成点状上皮缺损，进而点状缺损逐渐融合，形成大面积的角膜上皮缺损及溃疡，多发生于角膜中央或下部，溃疡周边无明显基质浸润，这区别于一般的感染性角膜炎。

**【诊断】** 角膜感觉减退或丧失是诊断的必备条件。根据患者提供的相关病史及临床表现可做诊断。

**【治疗】** 积极治疗引发神经病变的原发疾病。眼部局部用药有人工泪液、自体血清、神经生长因子等。可预防性使用抗生素，若存在前房积脓可使用睫状肌麻痹药，若出现角膜基质溶解可使用胶原酶抑制药。若药物治疗效果不明显，可考虑手术治疗：睑缘缝合术、结膜瓣遮盖术、羊膜移植术等。

#### （二）暴露性角膜炎

暴露性角膜炎（exposure keratitis）是指角膜失去眼睑保护暴露在空气中，引起干燥、上皮脱落，进而形成无菌性角膜基质溃疡。

**【病因】**

**1. 眼球突出**　如甲状腺功能亢进症、眶内肿瘤。

**2. 眼睑闭合不全**　如睑外翻、眼睑缺损。

**3. 其他**　如面神经麻痹、重度昏迷也可引起。

**【临床表现】**病变多位于角膜中下方。初期角膜、结膜干燥，暴露部位结膜充血，角膜上皮逐渐由点状糜烂融合为大片缺损，进而形成溃疡，甚至导致穿孔。缺损处可有新生血管长入（图8-6）。

**【诊断】**根据相关病史及临床表现可做出诊断。

**【治疗】**首先需去除暴露原因，可辅以人工泪液、抗生素眼膏，症状重者行睑裂缺损修补术、眼睑植皮术等治疗。

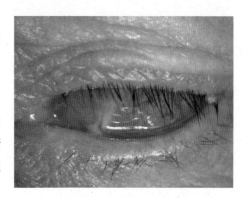

图8-6　暴露性角膜炎

示眼睑闭合不全，结膜充血，下方角膜暴露区混浊

#### （三）蚕食性角膜溃疡

蚕食性角膜溃疡（rodent corneal ulcer，Mooren ulcer）是一种原发性、慢性、进行性、疼痛性角膜溃疡，为免疫性角膜炎，多发生于角膜周边及角膜缘。

**【临床表现】**患者自觉畏光、流泪、眼痛、视力下降。疾病初期角膜缘充血并出现灰色浸润，并逐渐向深处发展形成溃疡，溃疡沿角膜缘环形发展，最终累及全角膜。溃疡进一步发展可引起角膜穿孔（图8-7）。

**【诊断】**患者出现较重的眼痛及角膜刺激症状，角膜缘部位出现慢性进行性溃疡病变，同时需筛除是否合并全身性疾病。

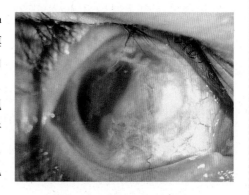

图8-7　蚕食性角膜溃疡

示右眼大部分角膜混浊、变薄，新生血管长入

**【治疗】**目前缺乏特效的治疗方法。可给予全身及局部的免疫治疗，如使用糖皮质激素、环孢素、环磷酰胺。对于药物疗效欠佳的患者可施行手术治疗：结膜切除术、板层角膜移植术及穿透角膜移植。手术的关键是彻底清除病变组织，复发是治疗失败的主要危险因素。

#### （四）丝状角膜炎

丝状角膜炎（filamentary keratitis）是由变性的角膜上皮包裹黏液形成丝状物，一端附着在角膜表面，另一端呈游离状态。多见于Sjögren综合征、长期包眼、角膜移植术后长期滴眼的患者。

**【临床表现】**患者自觉异物感、畏光、疼痛等，瞬目时症状加重。角膜上可见数个1～10mm长的上皮细丝，可呈卷曲状，丝状物下方可见小的灰白色上皮下混浊（图8-8）。

**【治疗】**首先需去除相关病因。患者自觉异物感明显时可在表面麻醉下去除丝状物，并给予抗生素药膏后包眼，同时可辅以人工泪液、环孢素滴眼液，或短期配戴治疗性软性角膜接触镜。

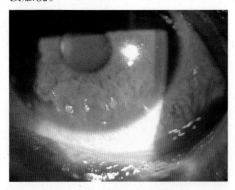

图8-8 丝状角膜炎
示下方周边角膜表面丝状物附着

### （五）浅层点状角膜炎

浅层点状角膜炎（superficial punctate keratitis，SPK）是一种病因不明的上皮性角膜病变。特点是粗糙的点状上皮性角膜炎，伴或不伴结膜充血，为角膜的活动性炎症，但不诱发角膜新生血管。

【临床表现】患者自觉异物感、流泪、畏光等。角膜上皮可见散在的圆形或椭圆形细小颗粒状白色或灰色点状混浊，好发于角膜中央或视轴部。荧光素染色可见角膜上皮点状着色，局部滴用表面麻醉药可缓解疼痛。该病易复发。

【治疗】使用人工泪液、抗生素类滴眼液，睡前可加用润滑眼膏。可配戴治疗性软性角膜接触镜。病情较重者考虑加用糖皮质激素治疗，可辅以生长因子、自体血清等药物促进角膜上皮修复。

### （六）Thygeson 浅层点状角膜炎

Thygeson 浅层点状角膜炎（superficial punctuate keratitis of Thygeson）被用于描述各种角膜上皮、前弹力层及基质的各种散在小病变。病因不明。

【临床表现】患者自觉眼部异物感、流泪、畏光等。角膜上皮可见散在的圆形或椭圆形细小颗粒状白色或灰色点状浸润，好发于角膜中央，较少有荧光素钠着色。

【治疗】使用人工泪液，可配戴治疗性软性角膜接触镜。病情较重者考虑加用糖皮质激素治疗。

 **案例讨论**

**临床案例** 患者，男，43岁，因右眼红、痛伴畏光、易流泪2天于2015年11月4日就诊。

患者1周前因受凉后出现咳嗽，全身酸痛、乏力，轻度发热，自服"消炎药"（具体不详）后症状好转；2天前出现右眼红、疼痛、畏光、异物感、易流泪，未见明显分泌物；今为求进一步诊治，就诊我院。1年前有类似病史，外院诊断为"角膜炎"，经治疗后好转（具体不详）；无外伤史，无全身传染病接触史。

体格检查：体温36.7℃，脉搏78次/分，呼吸20次/分，心、肺、腹检查（−）。眼部检查：视力右眼0.6，左眼1.0，眼压正常；右眼结膜充血明显，结膜囊未见分泌物，角膜中央瞳孔区可见树枝状角膜上皮缺损，角膜荧光素钠染色阳性，该区角膜敏感度较左眼明显降低，角膜基质水肿，无新生血管浸润；左眼结膜无充血，角膜透明，上皮光滑角膜，荧光素钠无明显着色。房水清，虹膜纹理清，瞳孔圆，对光反应灵敏，晶状体透明，眼底未见异常。

**问题**

1. 初步诊断什么？

2. 为进一步诊断和治疗，应进行哪些相关实验室检查？

3. 明确诊断后应如何治疗？

## 第三节 角膜变性与角膜营养不良

### 一、角膜变性

角膜变性（corneal degeneration）主要是由于先期疾病引起的角膜退行性病变，与遗传无关。

#### （一）角膜环

角膜环（arcuscornease）为角膜周边部基质内的类脂质沉积，它的发生与年龄密切相关，80岁以上的老年人几乎都有此环，称为"角膜老年环"。年轻人中有此环者称为"角膜青年环"。角膜老年环的形成从角膜上、下方的周边部开始，呈灰白色，逐渐向上形成环形，约1.5mm宽。该病无自觉症状，无须治疗。

#### （二）Terrien角膜边缘性变性

Terrien角膜边缘性变性（Terrien's marginal corneal degeneration）是一种发生于角膜周边的非炎性角膜变薄病变，是一种双侧性周边部角膜扩张病。患者主要表现为进行性视力下降。该病多发生于上方角膜缘，表现为细小的点状基质层混浊，与角膜缘平行且有一定间隔，并有血管伸入。晚期可形成局限性角膜葡萄肿，最终引起角膜穿孔。目前缺乏有效的药物治疗。早期配戴眼镜矫正散光，对于反复发生的炎症及病情较重者，考虑板层角膜移植术（图8-9）。

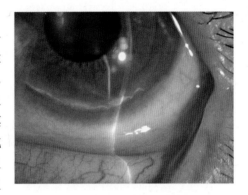

图8-9 Terrien角膜边缘性变性
示4~7点钟周边角膜基质层白色混浊

#### （三）钙化性带状角膜病变

带状角膜病变（calcific band keratopathy）是钙盐沉积于角膜上皮下及前弹力层引起的疾病，常继发于眼部疾病或全身性疾病。病变早期无自觉症状，起始于睑裂区角膜边缘，前弹力层出现细点状灰白色钙质沉着。病变逐渐向中央发展，形成一条带状混浊横过角膜睑裂区，钙盐并逐渐沉积形成白色斑片。该病较轻时无须治疗，当发生上皮受损引起刺激症状时，可配戴角膜接触镜，病情较重时可行羊膜覆盖术（图8-10）。

#### （四）大泡性角膜病变

大泡性角膜病变（bullous keratopathy）是由于各种原因导致角膜内皮细胞数量下降，内皮细胞的液泵功能受损，从而引起角膜功能受损，角膜上皮及基质水肿，并出现大泡。患者自觉眼痛、异物感、畏光、流泪视力下降。目前缺乏特效的药物治疗，疾病早期可使用高渗葡萄糖溶液滴眼，可配戴软性角膜接触镜，若病情严重，可考虑角膜移植术（图8-11）。

### 二、角膜营养不良

角膜营养不良（corneal dystrophy）是一种原发性、遗传性疾病。

#### （一）上皮基底膜营养不良

上皮基底膜营养不良（epithelial basement membrane dystrophy）主要见于成人，双眼发病，病变形态各异，可出现斑点状、地图状、指纹状、泡状。患者自觉症状较轻微，若发生上皮糜烂则出现角膜刺激征。局部应用高渗药物或润滑剂可减轻症状，若发生角膜上皮糜烂，则配戴角膜接触镜。若药物治疗无效，可使用 PTK 准分子激光去除病变的角膜上皮或基底膜。

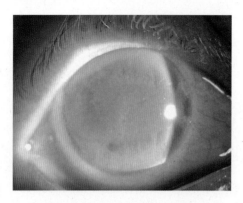

图 8-10　钙化性带状角膜病变
示角膜中央上皮下带状灰白色混浊

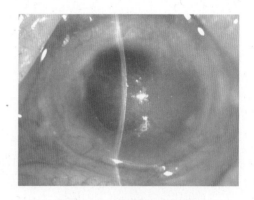

图 8-11　大泡性角膜病变
示角膜中央上皮下多个水泡样隆起

### （二）基质层角膜营养不良

基质层角膜营养不良分类较多，有格子状、颗粒状、结晶状、微粒状、云雾状等，较典型的为颗粒状角膜营养不良（granular corneal dystrophy，GCD）。GCD 为常染色体显性遗传，双眼对称发作，角膜中央部实质浅层有多个散发的、灰白色小点组成的不规则混浊。随着病情发展，混浊逐渐融合扩大。疾病早期患者无自觉症状，若混浊较大影响视力时考虑角膜移植术。

### （三）富克斯角膜内皮营养不良

富克斯角膜内皮营养不良（Fuchs endothelial dystrophy of cornea）是较典型的角膜内皮营养不良。该病分为 3 期：第一期，角膜中央后表面形成滴状赘疣，随着病情发展，赘疣数量增多并侵及全角膜后表面。该期患者一般无自觉症状。第二期，内皮细胞失去生物泵的功能，角膜上皮水肿，患者自觉眼痛、视力下降。第三期，为瘢痕期，角膜长期水肿引起角膜新生血管形成，并在上皮下形成瘢痕组织。瘢痕形成后患者疼痛症状减轻、水肿减轻，但视力下降更为严重。

## 第四节　角膜软化症

角膜软化症（keratomalacia）是由于维生素 A 缺乏导致的疾病，好发于 4 岁以下的儿童，多见于发展中国家。

【临床表现】患者表现为全身的营养不良，皮肤干燥，精神萎靡不振，声嘶。眼部表现分为 3 期。①夜盲期：患者在夜间或暗光下不能视物，但因患者年幼难以发现。②结膜干燥期：患者结膜失去光泽，眼球转动时呈现向心性皱纹。睑裂部球结膜上可见典型的三角形上皮角化斑，称为 Bitot 斑，该斑呈银白色泡沫状，不被泪液湿润。角膜上皮同样失去光泽并逐渐脱落。③角膜软化期：随着病情进一步发展，角膜呈灰白色或灰黄色混浊，并逐渐溶解、坏死、形成溃疡，极易合并感染，引发角膜穿孔。

【治疗】改善全身营养状况，补充维生素 A，并应用抗生素滴眼液预防、治疗角膜感染。该病是一种可预防的疾病，需普及科学的喂养知识，避免无原则的忌口。

## 第五节　角膜的先天异常

### 一、圆锥角膜

圆锥角膜（keratoconus）是一种先天性疾病，表现为角膜扩张，角膜中央向前凸出呈圆锥形，患者表现为高度不规则近视散光和不同程度的视力损害。该病最有效的诊断方法为角膜地形图。若病情较轻，可配戴眼镜进行光学矫正。当配戴眼镜不适或眼镜无法纠正屈光不正、急性圆锥角膜时，可行角膜移植术等手术（图 8 - 12）。

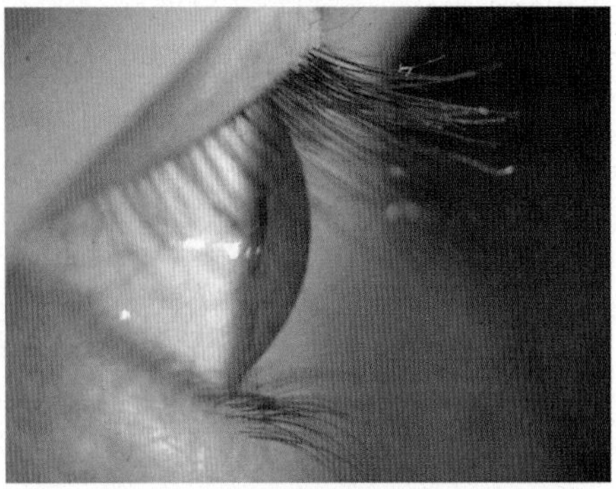

图 8 - 12　圆锥角膜
中央角膜前凸呈圆锥形（角膜侧面观）

### 二、大角膜

大角膜（macrocornea）是一种角膜直径大于正常，但眼压、眼底及视功能均正常的先天性角膜发育异常，为 X 染色体连锁的隐性遗传。男性较为多见。部分患者可并发高度屈光不正、白内障、青光眼等疾病，需与先天性青光眼鉴别。该病无特殊的治疗方法，形成的屈光不正可通过配镜纠正。

### 三、小角膜

直径 <10mm 的角膜称为小角膜（microcornea），常合并小眼球、虹膜缺损、先天性白内障等疾病。多为常染色体显性遗传。该病易诱发青光眼。若无合并症可以不做治疗。

## 第六节　角膜肿瘤

### 一、角膜皮样瘤

角膜皮样瘤（corneal dermoid tumor）是一种先天性疾病，来源于胚胎性皮肤，属于迷芽瘤，常伴发眼睑缺损、副耳等先天异常。出生时就存在，随年龄增长可略有增大。肿物多跨越角膜缘，外表似皮肤，边界清楚，可有纤细的毛发存在。较大的肿物可引起散光，位于角膜中央的肿物可造成弱视。小的皮样瘤可以不做处理，随访观察。当影响视力时，应行手术治疗，切除肿物联合板层角巩膜移植（图 8 - 13）。

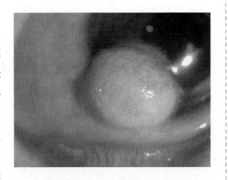

图 8 - 13　角膜皮样瘤
瘤体上可见纤细的毛发存在

### 二、角膜上皮内上皮癌

角膜上皮内上皮癌（intraepithelial neoplasm of cornea）是指仅累及上皮层，未突破前弹力层的角膜上皮肿瘤，又称为 Bowen 病，是一种病程缓慢的上皮样良性肿瘤。多见于老年人。好发于角膜结膜交界处，为半透明或胶冻状的新生物，微隆起，呈粉色或白色，表面布满"松针"样新生血管，界限清楚，可局限生长。可切除肿物联合板层角膜移植治疗。

### 三、角膜鳞状细胞癌

角膜鳞状细胞癌（corneal squamous cell carcinoma）是角膜上皮的原发性恶性肿瘤，也可由角膜上皮内上皮癌恶变形成。多发于中老年男性，常发生于睑裂区角膜缘。肿瘤呈胶样隆起，基底宽，富有血管。少数可侵犯眼眶组织或发生全身转移。继发感染时，可有浆液脓性分泌物、淋巴引流区的淋巴结肿痛。病变早期即行手术治疗。

 **知识链接**

#### 羊膜

羊膜是胎儿胎膜中的最内层，是一种光滑、无血管、无神经、无淋巴的透明薄膜，厚度为 $20 \sim 100 \mu m$，由羊膜上皮细胞层、基底膜层及基质层组成。在以往的临床应用研究中发现，羊膜具有抗炎、抗瘢痕形成、抗新生血管，以及促进眼表面上皮损伤愈合作用。目前，随着对羊膜的动物实验和临床研究，以及成熟的现代化组织制备技术不断提高和改善，羊膜的应用逐渐发展，可以应用于：①作为生物基底膜直接进行移植；②作为细胞培养载体，构建组织工程角膜等；③作为干细胞诱导分化成为其他细胞，羊膜中含有羊膜上皮干细胞、间充质干细胞等可向角膜、结膜上皮定向分化；④制备成为眼科药物的缓释药膜；⑤羊膜提取液应用于干眼的治疗等。

#### 组织工程角膜

组织工程学是综合应用工程学和生命科学的方法和技术，在体外预先构建一个有生物活性的种植体，然后植入体内，修复组织缺损，替代组织、器官的一部分或全部功能。组织工程器官与组织的构建三要素是：种子细胞、支架材料和诱导种子细胞在支架材料中生长、增殖、分化的构建技术。根据角膜三层组织学来源不同，组织工程角膜构建可以分为组织工程角膜上皮的构建、组织工程角膜基质的构建和组织工程角膜内皮的构建。其中，组织工程角膜上皮的构建技术已经成熟，角膜缘干细胞以羊膜为载体制备组织工程角膜上皮片可以修复由于角膜上皮干细胞缺乏所致的角膜混浊，现在已用于临床。最近有学者拟通过胚胎干细胞分化成人工角膜，诱导胚胎干细胞、间充质干细胞、表皮干细胞向角膜上皮细胞、结膜上皮细胞定向分化取得成功，但上述研究还没有进入临床应用。

#### 人工角膜

人工角膜是用异质性材料（如惰性碳与 Teflon 的复合物、生物玻璃陶瓷等）制成的用于替代混浊角膜而提高患者视力的一种特殊装置。尽管同种异体角膜移植手术治疗圆锥角膜、角膜白斑、角膜变性、大泡性角膜病变以及部分感染性角膜病变已经获得相当高的成功率，但对于严重的角膜化学烧伤、热烧伤、类天疱疮以及 Stevens - Johnson 综合征引起的严重干眼及角膜新生血管，常规角膜移植手术效果不佳，其失败的原因是上皮修复不良而引起角膜混浊以及排斥反应。用异质成形材料制成的人工角膜是目前治疗同种异体角膜移植不能治愈的双眼角膜混浊性失明患者的唯一有效途径。尽管人工角膜植入手术相对复杂，术后可出现严重并发症，但随着科学技术及研究的深入，获得更简单、更安全的组织工程生物角膜成为可能。

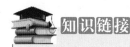知识链接

**基因诊断和基因治疗**

基因诊断和基因治疗作为新技术在眼科领域有广泛的应用前景。角膜营养不良等先天性角膜疾病可通过分子生物学方法筛查出基因突变位点，指导治疗。目前，将外源性基因导入角膜细胞的研究已获得成功。由于角膜具有组织结构相对简单、便于观察、位于眼表容易进行技术操作等特点，基因治疗可望在角膜领域首先得到突破。基因治疗的可控性、安全性、更有效的载体以及外源性基因的长期稳定表达等方面还有大量的研究工作等待开展。

**本章小结**

角膜作为一种屈光物质，是维持正常眼表和视觉功能的重要组成部分。正常人眼角膜对感染具有自然抵抗力，由于感染性因素、全身组织疾病等因素导致角膜防御能力减弱，从而导致角膜炎的发生。根据典型的临床症状和病原学检查可明确诊断。按其病理过程大致可分为炎症浸润、溃疡形成、溃疡恢复、愈合期四期。部分角膜炎可伴有角膜瘢痕形成，最终导致视力损害，尤其是累及角膜中央的病变应注意。

**思考题**

1. 简述角膜炎的病理变化过程和临床表现。
2. 简述细菌性角膜炎、真菌性角膜炎、病毒性角膜炎的鉴别诊断及治疗原则。
3. 简述蚕食性角膜溃疡的诊断。

（李　炜）

# 第九章 巩膜病

## 第一节 概　述

巩膜位于眼球壁最外层，乳白色，质地坚韧，约占眼球壁外层的5/6。表面为眼球筋膜囊所包裹，两者之间形成巩膜上腔，内面为脉络膜，中间潜在的间隙为脉络膜上腔。主要由胶原纤维和弹性纤维致密交织构成坚韧而具弹性的眼球外膜，是保护眼球内容物及对眼球起支撑作用的组织。

儿童巩膜较薄，呈蓝白色，至成人逐渐变为黄白色。偶尔于前部巩膜表面可见边界清楚、不规则的片状棕色或蓝灰色斑，称为巩膜色素斑，无临床意义。

巩膜的胶原纤维排列比较紊乱，巩膜内细胞成分和血管很少，这种组织学特点决定了巩膜的病理改变比较单纯，通常表现为结节或弥漫性病变，而肿瘤性病变少见。巩膜炎容易发生在表层血管相对较多，尤其是前睫状血管穿过巩膜的部位。由于巩膜血管和神经少，代谢不活跃，虽不易发病，但一旦发生炎症，病程进展缓慢，组织修复能力差，药物治疗效果不明显，也较易复发。

巩膜的自我修复能力比较差，所以巩膜病的临床特点是病程长，反复发作。发作症状为疼痛、畏光、流泪。炎症后巩膜可变薄，形成巩膜葡萄肿。巩膜炎症常可累及邻近组织，出现角膜炎、葡萄膜炎、白内障、继发性青光眼等并发症。巩膜的炎症多伴有全身性疾病，如结核、类风湿关节炎、痛风、梅毒等。

## 第二节 表层巩膜炎

表层巩膜炎（episcleritis）是一种巩膜外面的薄层血管结缔组织的炎症反应。具有复发性、暂时性和自限性，是巩膜外层组织的非特异性炎症。常发生于角膜缘至直肌附着点的区域内，以内睑裂暴露部位最常见。可分为单纯性表层巩膜炎和结节性表层巩膜炎两类。多见于20~50岁的患者，且多为女性。约1/3的患者双眼同时或先后发病，可反复发作，持续数年。

### 一、结节性表层巩膜炎

结节性表层巩膜炎（nodular episcleritis）较常见，起病隐匿，较单纯性表层巩膜炎症状重，病程更长。以局限性结节样隆起为特征，常急性发病。结节多为单发，呈暗红色，圆形或椭圆形，直径2~3mm。结节在巩膜上可被推动，表示与深部巩膜无关。结节及周围结膜充血和水肿。病变可累及角膜。患者有眼红、疼痛、畏光、流泪和压痛，但一般不影响视力。每次发病约持续2周，炎症逐渐消退，2/3的患者可多次复发。长期发作可使局部巩膜变薄，结节不出现坏死。

## 二、单纯性表层巩膜炎

单纯性表层巩膜炎（simple episcleritis）又称周期性表层巩膜炎（periodic episcleritis）。40%的患者为双眼发病，呈周期性发作，其发病急，每次持续1至数天，然后自然消退。间隔1~3个月。病变部位巩膜表层和球结膜弥漫性充血、水肿，呈紫红色外观（图9-1）。症状一般较轻，表现为轻微疼痛和灼热感，有时可伴有眼睑的神经血管性水肿，视力多不受影响。偶有出现瞳孔括约肌和睫状肌痉挛，引起瞳孔缩小和暂时性近视。妇女多在月经期发作，但复发部位不固定。

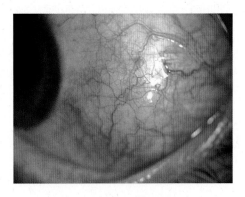

图9-1 单纯性表层巩膜炎
巩膜表层和球结膜弥漫性充血、水肿

【鉴别诊断】表层巩膜炎应与结膜炎和巩膜炎相鉴别。

**1. 结膜炎** 结膜充血弥漫，巩膜炎多局限在角膜缘至直肌附着点的区域内，并以睑裂暴露部位最常见，不累及睑结膜，充血血管呈放射状垂直从角膜缘向后延伸。

**2. 巩膜炎** 表层巩膜炎仅局限在巩膜外层，外层巩膜血管充血呈放射状垂直走行，滴肾上腺素后血管迅速变白。巩膜炎病变位于巩膜实质层，深部疼痛，疼痛剧烈，深层的巩膜充血为紫红色，滴用肾上腺素后巩膜充血不消退。

【治疗】本病为自限性，通常1~2周自愈，对眼球几乎不产生永久性损害，通常无须特殊处理。症状较重或频繁发作者局部滴用糖皮质激素或非甾体类滴眼液。如局部应用糖皮质激素类滴眼液不能减轻疼痛，可口服非甾体消炎药或糖皮质激素。

**案例讨论**

**临床案例** 患者，女，36岁，双眼疼痛，伴有灼热感1天。既往双眼反复发作类似症状，自然缓解。眼部检查：双眼视力1.0，双眼鲜红色充血，结膜及巩膜血管充血扭曲，滴肾上腺素后血管迅速变白。角膜透明，前房中深，Tyn（－），瞳孔等大正圆，对光反应灵敏，晶状体透明，眼底检查未见明显异常。

**问题**

1. 该患者最可能的诊断是什么？诊断依据是什么？

2. 治疗原则是什么？

## 第三节 巩膜炎

巩膜炎（scleritis）为巩膜基质层的炎症，病理特征为细胞浸润、胶原破坏，血管重建，病情和预后比表层巩膜炎严重，预后不佳，较表层巩膜炎少见，但发病急，常伴有角膜炎及葡萄膜炎，故其对眼的结构和功能有一定潜在破坏性。女性多见，好发于40~60岁，1/2以上的患者为双眼发病。

巩膜炎按病变部位分为前巩膜炎和后巩膜炎，前巩膜炎又可分为结节性前巩膜炎、弥漫性前巩膜炎和坏死性前巩膜炎。

巩膜炎的病因多不明，可能与以下疾病有关：感染性疾病（如结核、麻风、梅毒、带状疱疹）或感染病灶引起的过敏反应；与自身免疫性结缔组织疾病有关，如风湿性关节炎、Wegener 肉芽肿、系统性红斑狼疮、多发性结节性动脉炎、复发性多软骨炎等；代谢性疾病，如痛风；外伤或结膜创面感染扩散。附近组织如结膜、角膜、葡萄膜或眶内组织炎症直接蔓延也可引起巩膜炎。

巩膜炎的原因不易确定，多数患者伴有全身免疫性疾病，免疫反应的类型多为 III 型免疫复合物性超敏反应或 IV 型迟发性反应。因此，对巩膜炎病因学诊断，应对患者进行系统性检查，实验室检查，如全血流图、红细胞沉降率（血沉）、结核菌素试验、C 反应蛋白、血清学分析及胸部 X 线检查等。

## 一、前巩膜炎

前巩膜炎（anterior scleritis）病变位于赤道部之前，呈进展性，常沿受累的区域环形发展，双眼先后发病。眼部疼痛剧烈。病变位于直肌附着处时，眼球运动使疼痛加剧。一次发作持续时间长，病程反复、迁延可达数月或数年。炎症消退后，病变区巩膜被瘢痕组织代替，巩膜变薄，葡萄膜颜色显露而呈蓝色，在眼内压的作用下，病变部位巩膜可扩张膨出，形成巩膜葡萄肿。此外，尚可并发葡萄膜炎、角膜炎、白内障和继发性青光眼。

**1. 结节性前巩膜炎**（nodular anterior scleritis）病程缓慢，逐渐发展。表现为病变区巩膜呈紫红色充血，炎症浸润与肿胀，巩膜基质层形成局限性炎性结节样隆起，结节质硬，压痛，不能推动。病变部位的巩膜会变透明，但不穿孔。40%的患者可有系统性疾病，有数个结节，并可伴有表层巩膜炎。浸润结节可围绕角膜蔓延相接，形成环状前巩膜炎。患者自觉眼痛颇为剧烈，而且放射到眼眶周围。50%的患者有眼球的压痛。

**2. 弥漫性前巩膜炎**（diffuse anterior scleritis）本病预后较好，是巩膜炎中症状最轻的，约占40%。很少合并严重的全身性疾病。患者多有严重的眼痛，巩膜呈弥漫性充血，球结膜水肿。病变可局限于眼的一个象限或包括全部前巩膜，且多伴有表层巩膜炎。

**3. 坏死性前巩膜炎**（necrotizing anterior scleritis）是一种破坏性较大、常引起视力损害的巩膜炎症。60%的患者出现眼部或全身的并发症；40%的患者丧失视力；常双眼发病，病程长短不一，可伴有严重的自身免疫性疾病。如 Wegener 肉芽肿病、类风湿关节炎和复发性多软骨炎。眼痛明显，与巩膜炎症征象不成比例。发病初期表现为局部巩膜炎性斑块，病灶边缘炎性反应较中心重。病理改变为巩膜外层血管发生闭塞性脉管炎，病灶及周围出现无血管区，受累巩膜可坏死、变薄，显露出脉络膜。如果未及时治疗，巩膜病变可迅速向后和向周围蔓延扩展。炎症消退后，巩膜可呈蓝灰色，且有粗大吻合血管围绕病灶区。另一种炎症征象不明显的坏死性巩膜炎，主要表现为进行性巩膜变薄、软化、坏死，女性多见，常累及双眼，并有长期性类风湿关节炎病史，因此又名穿孔性巩膜软化。常并发角膜炎、前葡萄膜炎和青光眼等。

## 二、后巩膜炎

后巩膜炎（posterior scleritis）临床少见，为发生于赤道后部及视神经周围巩膜的一种肉芽肿性炎症。一般眼前段无明显改变，单眼发病为多。

患者出现程度不同的眼痛、视力减退、眼红和压痛，眼睑及球结膜水肿，眼球轻度突出，因眼外肌受累可致眼球运动受限及复视。若合并葡萄膜炎、玻璃体混浊、视乳头水肿、渗出性视网膜脱离、脉络膜皱褶时，视力减退明显。B 超、CT 扫描或 MRI 能显示后部巩膜增厚，有助于诊断。大多数后巩膜炎患者不伴有系统性疾病，但可伴有眼眶炎性假瘤。

本病应与眼眶蜂窝织炎鉴别，后者眼球突出更明显，并伴有发热和血象异常。疾病反复发作可能导致巩膜变薄、巩膜后葡萄肿，增加眼压升高时眼球穿孔的危险。眼部其他的并发症有角膜炎、葡萄膜炎、白内障和青光眼。对原因不明的闭角型青光眼、脉络膜皱褶、视乳头水肿、边境清楚的眼底肿块、脉络膜脱离和渗出性视网膜脱离等，应考虑此病的可能。

### 三、巩膜炎的治疗

巩膜炎常作为全身结缔组织疾病的眼部表现，其治疗原则主要包括以下几点。

1. 针对病因治疗。

2. **抗炎治疗** 局部滴用糖皮质激素滴眼液，可能减轻结节性前巩膜炎或弥漫性前巩膜炎的炎性反应。也可根据局部病情选用非甾体消炎药，常可迅速缓解炎症和疼痛。对于严重病例或出现无血管区，则应局部和全身应用足量糖皮质激素。但慎用结膜下注射，以防造成巩膜穿孔。应用糖皮质激素疗效差时可考虑采用免疫抑制药治疗。

3. **治疗并发症** 如并发虹膜睫状体炎，应以阿托品散瞳。并发青光眼时降低眼压处理。

4. 巩膜坏死、穿孔时需手术治疗，刮除坏死的巩膜组织，异体巩膜移植修补，分离带蒂的自体眼球筋膜覆盖等。

 **知识链接**

巩膜病病因多为全身性疾病，尤其是结缔组织疾病。结缔组织病是泛指结缔组织受累的疾病，包括红斑狼疮、类风湿关节炎、硬皮病、皮肌炎、结节性多动脉炎、Wegener 肉芽肿病、巨细胞动脉炎及干燥综合征等。结缔组织病具有某些临床、病理学及免疫学方面的共同特征，如多系统受累（即皮肤、关节、肌肉、心、肾、造血系统、中枢神经等可同时受累），病程长，病情复杂，可伴发热、关节痛、血管炎、红细胞沉降率增快、γ 球蛋白增高等。

## 第四节　巩膜葡萄肿

巩膜葡萄肿（scleral staphyloma）指各种原因（如先天性缺陷或病理损害等）致巩膜变薄，在眼压作用下变薄的巩膜连同深层葡萄膜组织向外扩张膨出，透过巩膜呈现葡萄膜的颜色，称为巩膜葡萄肿。患者多有严重视力障碍。根据发生的范围分为部分性巩膜葡萄肿、全巩膜葡萄肿。根据发生部位分为前巩膜葡萄肿、赤道部巩膜葡萄肿、后巩膜葡萄肿。

1. **前巩膜葡萄肿** 膨出位于睫状体区或角巩膜缘与睫状体区之间。常见于继发性青光眼、巩膜炎、眼内肿瘤或外伤之后。

2. **赤道部巩膜葡萄肿** 发生在涡状静脉穿出巩膜处，呈深紫色或暗黑色局限性隆起。常见于巩膜炎或绝对期青光眼。

3. **后部巩膜葡萄肿** 位于眼底后极部及视盘周围。多见于高度近视眼，偶见于先天性疾病。后巩膜葡萄肿可伴随脉络膜萎缩及脉络膜新生血管形成。

应针对原发病进行治疗。前巩膜葡萄肿早期可试行减压术，以缓解葡萄肿的发展和扩大。若患眼视功能已经丧失，疼痛症状明显，可考虑眼球摘除，可联合植入义眼。

本章小结

　　巩膜是眼球壁的最外层，由胶原和弹性纤维构成，不与外界直接接触，深层几无血管，故巩膜病变较少。一旦发生病变，修复力差，反应迟缓，病程冗长，治疗效果差，且易复发。巩膜病变以炎症为多，常可累及巩膜周围组织，引起角膜炎、葡萄膜炎、白内障、继发性青光眼、巩膜葡萄肿等并发症。病因多为全身性疾病，尤其是结缔组织疾病。病理特点为肉芽肿性改变。治疗原则主要是病因治疗，局部和全身应用糖皮质激素等。

思考题

　　1. 巩膜炎的病理改变有哪些？
　　2. 前巩膜炎与后巩膜炎的临床表现有何异同？

（刘瑞斌）

# 第十章　晶状体病

## 第一节　概　述

晶状体为双凸面、有弹性、无血管的透明组织，主要通过房水和玻璃体代谢。它是眼球重要的屈光介质。晶状体的主要病变有：①透明度改变；②位置的改变；③先天形成和形态异常。这些病变均会导致视力障碍。

## 第二节　白内障

### 一、病因学及发病机制

白内障（cataract）是指多种因素，如老化、遗传、代谢异常、外伤、辐射、中毒、局部营养障碍等，引起晶状体蛋白质发生变性、聚集，最终形成晶状体皮质和核的混浊，导致光散射和视力下降。

白内障的发病机制十分复杂，是机体内、外各种因素对晶状体作用的结果。晶状体处于眼内液体环境中，周围微环境的营养障碍、氧化－抗氧化失衡、代谢失调均与白内障形成有关。

### 二、分类

1. **按病因分类**　分为年龄相关性白内障、外伤性白内障、并发性白内障、代谢性白内障、中毒性白内障、辐射性白内障、发育性白内障和后发性白内障等。
2. **按发病时间分类**　分为先天性白内障和后天获得性白内障。
3. **按晶状体混浊形态分类**　分为点状白内障、冠状白内障和绕核性白内障等。
4. **按晶状体混浊部位分类**　分为皮质性白内障、核性白内障和囊膜下白内障等。
5. **按晶状体混浊程度分类**　分为初发期、未成熟期、成熟期和过熟期。

### 三、临床表现

**1. 白内障引起的症状**

（1）视力障碍　渐进性、无痛性视力下降，视力下降与晶状体混浊程度和部位有关。只有当白内障引起视力障碍时才有临床意义。

（2）对比敏感度下降　在高空间频率上的对比敏感度下降尤为明显。

（3）屈光改变　核性白内障时晶状体核屈光指数增加，晶状体屈折力增强，产生核性近视。如果晶状体内部混浊程度不一，还可能产生晶状体性散光。

（4）单眼复视或多视　由于晶状体纤维肿胀和断裂，使晶状体内各部分的屈光力发生不一致的变化，产生类似棱镜的作用而引起单眼复视或多视。

（5）眩光　晶状体混浊使进入眼内光线发生散射，干扰视网膜成像，部分患者会出现畏光和眩光。

（6）色觉改变　晶状体核颜色改变可产生色觉改变，混浊晶状体对光谱中位于蓝光端的光线吸收增强，使患眼对这些光的色觉敏感下降。

（7）视野缺损　混浊的晶状体可产生程度不等的视野缺损。

**2. 白内障的体征**　晶状体混浊，可在裂隙灯显微镜下以直接照明法或后彻照法清晰地看到。当晶状体混浊局限于周边部时，需在散大瞳孔后才能看到。当晶状体混浊严重时，可在聚光灯下以肉眼看到。

**知识链接**

晶状体混浊分类方法：广泛应用于白内障研究、流行病学调查和药物疗效评价的晶状体混浊分类系统（LOCS）Ⅱ晶状体混浊分类，其方法是将瞳孔充分散大，采用裂隙灯照相和后照法，区别晶状体混浊的类型和范围，即核性（$N_0 \sim N_3$），皮质性（$C_0 \sim C_5$）和后囊下（$P_0 \sim P_4$）混浊，记录相应的等级。

晶状体核硬度分级：临床上根据核的颜色进行分级（Emery 分级标准，Ⅰ~Ⅴ级）。

## 四、年龄相关性白内障

年龄相关性白内障（age - related cataract）又称老年白内障（senile cataract），是中老年开始发生的晶状体退行性病变。它分为 3 种类型：皮质性白内障、核性白内障和后囊白内障。

【病因】可能是环境、营养、代谢和遗传等多种因素对晶状体长期综合作用的结果。

**知识链接**

白内障的发病机制较复杂，流行病学研究表明，紫外线照射、糖尿病、高血压、心血管疾病、机体外伤、高度近视、过量饮酒及吸烟等均与白内障的形成有关。一般认为，氧化损伤和白内障的发生有关。自由基损伤是引起各种致白内障因素作用的共同途径。氧化作用会损伤晶状体细胞膜，使维持正常晶状体细胞内低钠和高钾离子浓度的 $Na^+$，$K^+$ - ATP 酶泵功能明显改变。氧化作用也能使正常晶状体核内的可溶性晶状体蛋白质经氧化、蛋白质水解、糖化和脱酰胺作用而发生变化，最终使晶状体蛋白质聚合，形成不溶性的高分子量蛋白质。上述变化使晶状体内排列非常规则的结构发生改变，屈光指数发生波动，继而使通过晶状体的光线发生散射。

【临床表现】常双眼患病，但发病有先后，严重程度也不一致。

**1. 皮质性白内障**（cortical cataract）　最为常见（图 10 - 1）。按其发展过程分为 4 期。

（1）初发期　晶状体皮质内出现空泡、水裂和板层分离，它们在赤道部汇合，最后形成轮辐状混浊；或在晶状体某一象限融合成小片或大片混浊。散大瞳孔后应用检眼镜彻照法或裂隙灯显微镜下检查可在眼底红光反射中看到轮辐状混浊的阴影。当瞳孔区的晶状体未累及时，一般不会影响视力。

（2）膨胀期　又称未熟期，为晶状体混浊继续加重时，其渗透压改变，短期内有较多水分积聚于晶状体内，使其急剧肿胀，体积变大，将虹膜向前推移，前房变浅，可诱发急性闭角型青光眼。晶状体呈不均匀的灰白色混浊。患眼视力明显减退，眼底难以看清。以斜照法检查晶状体时，投照侧虹膜在深层混浊皮质上形成新月形阴影，称为虹膜投影（图10-2）。

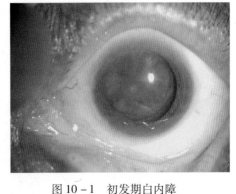

图 10-1　初发期白内障
晶状体周边出现楔形混浊

（3）成熟期　晶状体内水分和分解产物从囊膜内溢出，肿胀消退，体积变小，前房深度恢复正常。晶状体混浊逐渐加重，直至全部混浊，虹膜投影消失。患眼的视力降至眼前手动或光感，眼底不能窥入（图10-3）。

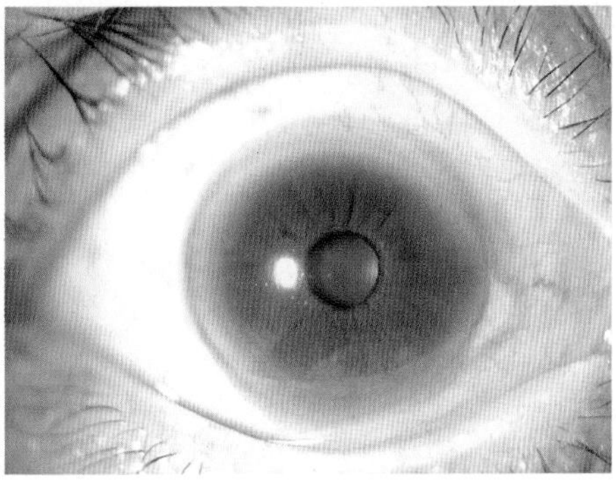

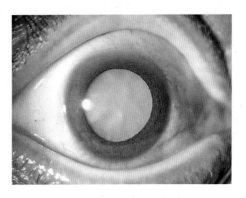

图 10-2　膨胀期白内障
出现新月形虹膜投影

图 10-3　成熟期白内障
晶状体完全混浊呈乳白色

（4）过熟期　晶状体内水分继续丢失，晶状体体积缩小，囊膜皱缩和有不规则的白色斑点及胆固醇结晶，前房加深，虹膜震颤。晶状体纤维分解液化，呈乳白色。棕黄色晶状体核沉于囊袋下方，可随体位变化而移动，上方前房进一步加深，称为Morgagnian白内障（图10-4）。过熟期白内障囊膜变性，液化的皮质渗漏到晶状体囊膜外时，可发生晶状体过敏性葡萄膜炎。长期存在于房水中的晶状体皮质可沉积于前房角；也可被巨噬细胞吞噬，堵塞前房角而引起继发性青光眼，称为晶状体溶解性青光眼。过熟期白内障的晶状体悬韧带发生退行性改变，容易发生晶状体脱位。

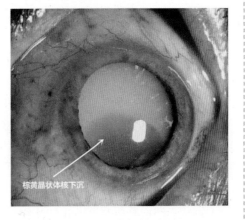

棕黄晶状体核下沉

图 10-4　过熟期白内障

**2. 核性白内障**（nuclear cataract）　发病年龄较早，进展缓慢。混浊多开始于胎儿核，逐渐发展到成人核，也可开始于成人核，直至其完全混浊。初期与核硬化相似。核硬化是由于晶状体生长，晶状体核密度逐渐增加，颜色变深，透明度降低，但对视力无明显影响的生理现象。散大瞳孔后用后彻照法检查，核性白内障在周边部环状红色反光中，中央有一盘状暗影。核性白内障可发生近视。由于晶状体的中央和周边部的屈光力不同，瞳孔散大前后的视力是不同的，可形成晶状体双焦距，可产生单眼复视或多视（图10-5）。

**3. 后囊膜下白内障**（subcapsular cataract） 晶状体后囊膜下浅层皮质出现棕黄色混浊，为许多致密小点组成，其中有小空泡和结晶样颗粒，外观似锅巴状。由于混浊位于视轴，所以早期就会出现明显视力障碍。后囊膜下白内障进展缓慢，后期合并晶状体皮质和核混浊，最后发展为成熟期白内障（图10-6）。

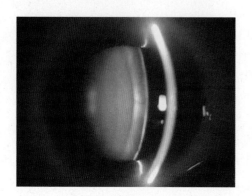
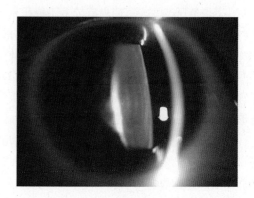

图10-5 核性白内障　　　　　　　　图10-6 后囊膜下白内障
晶状体核呈黄褐色　　　　　　　晶状体后囊下呈灰白色混浊

【诊断】 应在散大瞳孔后，以检眼镜或裂隙灯显微镜检查晶状体。根据晶状体混浊的形态和视力情况可以做出明确诊断。当视力减退与晶状体混浊情况不相符时，应进一步检查，寻找导致视力下降的其他病变，尤其是眼底黄斑部和视神经疾病，以避免因为晶状体混浊的诊断而漏诊其他眼病。

【治疗】

**1. 药物治疗** 目前尚无疗效肯定的药物治疗方法。早期可以采用抗氧化制剂和滴眼液治疗。

**2. 手术治疗** 手术治疗仍是目前有效的治疗手段，通常采用手术显微镜下的白内障超声乳化术（或白内障囊外摘除术）联合人工晶状体植入术。手术切口可以是角巩膜缘和透明角膜，透明角膜切口大小从3.0mm至1.5mm，为微切口超声乳化术。在某些情况下，可行白内障囊内摘除术，再给予人工晶状体固定、眼镜或角膜接触镜矫正视力。

（1）手术适应证 视功能不能满足患者的生活需要；因晶状体引起其他眼部疾病；晶状体混浊影响眼底疾病的治疗；由于成熟或过熟的白内障使瞳孔区变白，影响外观，手术摘除达到美容效果。

（2）手术禁忌证 患者的生活质量未受到影响；患者同时患有其他疾病不能安全完成手术；患者不愿手术，不能获得患者或其代理人的知情同意。

（3）术前检查和准备

①眼部检查：视力、光定位、红绿色觉；角膜、虹膜、前房、视网膜和晶状体混浊情况。

②特殊检查：角膜曲率、前房深度和眼轴长度测量，计算人工晶状体度数；角膜内皮计数；眼压，眼部B超和黄斑部OCT检查等。

③全身检查：对高血压、糖尿病患者控制血压和血糖；心、肺、肝、肾等脏器功能检查，确保可耐受手术。

④白内障术后视力预测：光定位检查判断视网膜功能；视觉电生理检查，包括ERG和VEP检查；激光干涉仪检查等。

⑤术前准备：冲洗结膜囊和泪道，散瞳剂扩大瞳孔等。

（4）手术方法 将混浊的晶状体摘除，并植入人工晶状体矫正视力，是白内障手术的目的和基本手术原则。

①白内障囊内摘出术（intracapsular cataract extraction，ICCE）：将混浊晶状体完整摘除的手术。手术切口大，玻璃体脱出发生率高，易引起青光眼、角膜内皮损伤、黄斑囊样水肿和视网膜脱离等并发症。

②白内障囊外摘出术（extracapsular cataract extraction，ECCE）：将混浊的晶状体核和皮质摘除而保留后囊膜的术式。因为完整保留了后囊膜，减少了对眼内结构的干扰和破坏，并发症少，并为顺利植入后房型人工晶状体创造了条件。术中保留的后囊膜术后易发生混浊，称为后发性白内障。

③晶状体超声乳化术（phacoemulsification）：是应用超声能量将混浊晶状体核和皮质乳化吸除、保留晶状体后囊膜的手术方法。超声乳化技术自20世纪60年代问世以来，发展迅速，配合折叠式人工晶状体的应用，技术趋于成熟。该技术具有组织损伤小、切口不用缝合、手术时间短、视力恢复快、角膜散光小等优点，并可在表面麻醉下完成手术。

④人工晶状体植入术（intraocular lens implantation）：人工晶状体为无晶状体眼屈光矫正的最好方法。Ⅰ期（白内障摘除后立即进行）或Ⅱ期植入人工晶状体用于矫正无晶状体眼或屈光不正。人工晶状体按植入眼内的位置主要可分为前房型人工晶状体和后房型人工晶状体两种；按照其制造材料可分为硬质人工晶状体和软质人工晶状体（可折叠）两种，均为高分子聚合物，具有良好的光学物理性能和组织相容性。

**3. 白内障术后的视力矫正** 白内障摘除后的无晶状体眼呈高度远视状态，一般达 +8D ~ +12D，须采取一定措施矫正视力。常用的方法有角膜前矫正（配戴眼镜），角膜平面矫正（配戴角膜接触镜）和眼内矫正（人工晶状体植入）。

 **知识链接**

　　人工晶状体植入：摘除白内障后在眼内植入人工晶状体（intraocular lens，IOL）。后房型人工晶状体仅使物像放大1% ~ 2%。术后可迅速恢复视力、双眼单视和立体视觉，无环形暗点，周边视野正常。人工晶状体为无晶状体眼屈光矫正的最好方法。目前已广泛使用多焦 IOL、治疗散光的 Toric IOL、可调节 IOL 等，并已有可调节的多焦点人工晶状体问世，以期给患者在术后不戴眼镜的情况下提供较好的远、近视力。

　　眼镜：采用高度正球面镜片（+11D ~ +14D）进行矫正。它可使物像放大20% ~ 35%，因此单眼使用时，因双眼物像不等，不能融合，而发生复视，因此不能用于单眼白内障术后的患者。可用于双眼白内障摘除术后患者。戴用后可产生环形暗点，视野受限，且有球面差，故不是最理想的矫正方法。

　　角膜接触镜：可改变角膜前表面的屈折力，使其接近正视。物像放大率为7% ~ 12%，无球面差，无环形暗点，周边视野正常，可用于单眼无晶状体眼，但需经常戴上取出，老年人操作困难，使用不当易造成角膜感染等。

## 五、先天性白内障

先天性白内障（congenital cataract）为出生时或出生后第1年内发生的晶状体混浊。先天性白内障是造成儿童失明和弱视的重要原因。

【病因】各种影响胎儿晶状体发育的因素都可能引起先天性白内障。

**1. 遗传** 约1/3 患者与遗传有关。常见为常染色体显性遗传。

**2. 病毒感染** 母亲妊娠前3个月宫内病毒性感染。

**3. 药物和放射线** 母亲妊娠期，特别是妊娠前3个月内应用药物或暴露于X线。

**4. 全身性疾病** 母亲妊娠期患有代谢性疾病或营养和维生素极度缺乏等。

【临床表现与分类】可为单眼或双眼发生。多数为静止性，少数出生后继续发展，也有

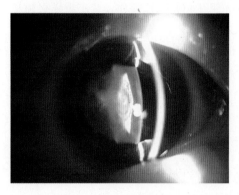

图 10-7 先天性白内障

直至儿童期才影响视力。一般根据晶状体混浊部位、形态和程度进行分类。比较常见的有膜性白内障、核性白内障、绕核性白内障、前极白内障、后极白内障、粉尘状白内障、点状白内障、盘状白内障、缝状白内障、珊瑚状白内障、花冠状白内障、核液化白内障及全白内障等（图 10-7）。

许多先天性白内障患者常合并其他眼病或异常，如斜视、眼球震颤、先天性小眼球、视网膜和脉络膜病变、瞳孔扩大肌发育不良以及晶状体脱位或缺损、先天性无虹膜、先天性虹膜和（或）脉络膜缺损、瞳孔残膜、大角膜、圆锥角膜、永存玻璃体动脉等。

【诊断】主要根据晶状体混浊形态和部位来诊断。为明确诊断，应针对不同情况选择一些实验室检查。

先天性白内障的瞳孔区有白色反射，称为白瞳症，应注意与其他引起白瞳症的疾病相鉴别。

【治疗】治疗先天性白内障的目标是恢复视力，减少低视力和盲目的发生。

1. 对视力影响不大者，定期随诊观察。

2. 明显影响视力者，应选择晶状体切除术或晶状体超声乳化术，对于膜性白内障可选择膜性切开术等。手术越早，患儿获得良好视力的机会越大。应在出生后及早手术（出生 4 周后），最迟不超过 6 个月。双眼白内障者在完成一眼手术后，应在较短的时间间隔后完成另一眼手术。对于因风疹病毒引起的先天性白内障不宜过早手术。

3. 无晶状体眼需进行屈光矫正和视力训练，治疗弱视，促进融合功能的发育。常用的矫正方法有：眼镜矫正、角膜接触镜矫正和人工晶状体植入。目前认为，一般最早在 1.5~2 岁时施行人工晶状体植入术。

## 六、外伤性白内障

眼球钝挫伤、穿通伤和爆炸伤等引起的晶状体混浊称外伤性白内障（traumatic cataract）。多见于儿童或年轻人，常单眼发生。由于各种外伤的性质和程度有所不同，所引起的晶状体混浊也有不同的特点。

【病因和临床表现】

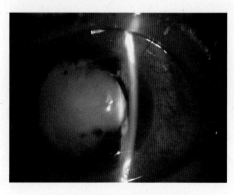

图 10-8 外伤性白内障

**1. 眼部钝挫伤所致白内障** ①挫伤时，瞳孔缘部虹膜色素上皮破裂脱落，附贴在晶状体前表面称Vossius 环混浊，相应的囊膜下出现混浊，可在数日后消失或长期存在。②形成放射状混浊，可在伤后数小时或数周内发生，可被吸收或永久存在。③形成绕核性白内障。④晶状体囊膜破裂，囊膜破口小可形成局限混浊；囊膜破口大，短期内晶状体完全混浊。⑤可伴有前房出血、前房角后退、晶状体脱位、继发性青光眼等（图 10-8）。

**2. 眼球穿通伤所致白内障** 穿通伤时，可使晶

状体囊膜破裂形成白内障。皮质经囊膜破口突入前房,可以继发葡萄膜炎或青光眼。

**3. 眼部爆炸伤所致白内障** 可同时发生钝挫伤所致白内障及穿通伤所致的白内障。

**4. 电击伤所致白内障** 晶状体前、后囊及皮质均可混浊。多数病例静止不发展,少数可能逐渐发展为全白内障。

外伤性白内障的视力障碍与伤害程度有关。除视力障碍外,还伴有眼前节明显炎症或继发性青光眼。

【诊断】根据受伤史和晶状体混浊的形态及程度可做出诊断。

【治疗】对视力影响不大时,可以随诊观察。当影响视力时,应当施行白内障摘除术。如果皮质进入前房,可用糖皮质激素、非甾体消炎药及降眼压药物治疗,待前段炎症反应消退后,再行手术摘除白内障。如经治疗,炎症反应不减轻或眼压升高不能控制,或晶状体皮质与角膜内皮层接触时,应当及时摘除白内障。

## 七、代谢性白内障

因代谢障碍引起的晶状体混浊称为代谢性白内障。

### (一)糖尿病性白内障

糖尿病性白内障是糖尿病的并发症之一,可分为两种类型:真性糖尿病性白内障和糖尿病患者的年龄相关性白内障。

【病因与发病机制】机制并不明确,可能与糖尿病时晶状体内葡萄糖蓄积,过多转化为山梨醇,引起晶状体内渗透压改变有关。

【临床表现】糖尿病患者中年龄相关性白内障较为多见,其临床表现与无糖尿病的年龄相关性白内障相似,但发生较早,进展较快,容易成熟。

真性糖尿病性白内障多发生于30岁以下、病情严重的幼年型糖尿病患者中。常为双眼发病,进展迅速,晶状体可能在数天、数周或数月内全混浊。

 **知识链接**

糖尿病可导致屈光变化,出现近视和远视。当血糖升高时,血液中无机盐含量减少,渗透压降低,房水渗入晶状体内,使之更加变凸,而成为近视。当血糖降低时,晶状体内水分渗出,晶状体变为扁平,而形成远视。

【诊断】根据糖尿病的病史和白内障的形态可做出诊断。

【治疗】积极治疗糖尿病,晶状体混浊可能会部分消退,视力有一定程度的改善。

当白内障明显影响视力,可在血糖控制下进行白内障摘除术。根据眼底有无增生期糖尿病性视网膜病变,酌情可植入后房型人工晶状体。

### (二)半乳糖性白内障

为常染色体隐性遗传疾病。

【病因】患儿缺乏半乳糖-1-磷酸尿苷转移酶和半乳糖激酶,使半乳糖被醛糖还原酶还原为半乳糖醇。在晶状体内的半乳糖醇吸收水分后,晶状体囊膜破裂,引起晶状体混浊。

【临床表现】可在生后数日或数周内发生。多为板层白内障。

【诊断】对于先天性白内障患儿,应当对尿中半乳糖进行筛选。应用放射化学法可测定半乳糖激酶的活性,有助于诊断。

【治疗】给予无乳糖和半乳糖饮食,可控制病情的发展或逆转白内障。

### （三）低血钙性白内障

低血钙性白内障是由于血清钙过低引起的。低血钙患者常有手足搐搦，故称为手足搐搦性白内障。

【病因】甲状旁腺功能不足或血清钙过低。

【临床表现】患者有手足搐搦、骨质软化和白内障3种典型改变。

【诊断】全身和眼部的临床表现可有助于诊断。

【治疗】给予足量的维生素D、钙剂，纠正低钙血症，有利于控制白内障的发展。当白内障明显影响视力时可进行白内障摘除术。术前应纠正低钙血症。

## 八、并发性白内障

并发性白内障（complicated cataract）是指眼内疾病引起的晶状体混浊。

【病因】由于眼部炎症或退行性病变，使晶状体的营养或代谢发生障碍，从而导致其混浊。

【临床表现】患者有原发病的表现。

【诊断】正确诊断原发病与并发性白内障的关系至关重要。

【治疗】积极治疗原发病。明显影响视力者，可行手术摘除白内障。根据原发病决定是否植入人工晶状体。根据原发病的不同，术前术后的治疗亦不同。

## 九、药物性白内障及中毒性白内障

长期应用或接触对晶状体有毒性作用的药物或化学药品可导致晶状体混浊，称为药物性白内障及中毒性白内障。

【病因】容易引起晶状体混浊的药物有糖皮质激素、氯丙嗪、缩瞳剂等，化学药品有三硝基甲苯、二硝基酚、萘和汞等。

【临床表现】患者有与上述药物或化学药品的接触史。

【诊断】根据接触药物和化学药品史及晶状体混浊的形态、位置等，可以做出明确的诊断。

【治疗】注意合理用药。如果发现有药物性白内障和中毒性白内障，应停用药物和脱离与化学药品的接触。当影响视力时，可考虑手术摘除白内障。

## 十、放射性白内障

因放射线所致的晶状体混浊称为放射性白内障。

【病因和临床表现】

**1. 红外线所致白内障** 晶状体蜘蛛网状混浊，有金黄色结晶样光泽。

**2. 电离辐射所致白内障** 晶状体环状混浊。前囊膜下皮质有点状、线状和羽毛状混浊，从前极向外放射。

**3. 微波所致白内障** 类似于红外线所致的白内障。晶状体出现皮质点状混浊、后囊膜下混浊和前皮质羽状混浊。

【诊断】根据长期接触放射线的病史及晶状体混浊的形态、位置等，可做出诊断。

【治疗】接触放射线时应配戴防护眼镜。当影响视力时，可考虑手术摘除白内障。

## 十一、后发性白内障

后发性白内障（after - cataract）是指白内障囊外摘除术后或外伤性白内障部分皮质吸收

后所形成的晶状体后囊膜混浊（posterior capsular opacities，PCO）。

【病因】术后囊膜下残留晶状体上皮细胞增生，形成 Elschnig 珠样小体；或发生肌成纤维细胞样分化，收缩使晶状体后囊膜产生细小的皱褶。术后如果残留部分皮质可加重混浊。

【临床表现】儿童期白内障术后几乎均发生。晶状体后囊膜出现厚薄不均的机化组织和 Elschnig 珠样小体（图 10 - 9）。

【诊断】根据病史及裂隙灯检查容易确诊。

【治疗】可用 Nd - YAG 激光行瞳孔区晶状体后囊膜切开术。或手术剪开瞳孔区晶状体后囊膜。

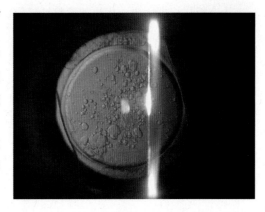

图 10 - 9　白内障摘除人工晶状体植入术后
后囊膜 Elschning 珠样小体形成及混浊

案例讨论

　　**临床案例**　患者，男，75 岁，主因"右眼渐进性视物不清 5 年，加重 1 年"来医院就诊。眼部检查：视力，右眼手动/眼前，左眼 0.2。右眼阳性发现：瞳孔直径 4mm，对光反应迟钝，前房深，虹膜震颤，晶状体体积缩小，可见棕黄色晶状体核沉于囊袋下方，随体位变化而移动。

　　**问题**　给出患者的诊断（具体到分期），简述治疗原则和方法。

# 第三节　晶状体位置异常

　　正常情况下，晶状体由晶状体悬韧带悬挂于睫状体上。晶状体的前后轴与视轴几乎一致。如果晶状体悬韧带部分或全部破裂或缺损，可使悬挂力减弱，导致晶状体的位置异常。若出生时晶状体就不在正常位置，称为晶状体异位。若出生后由于先天因素、外伤或一些疾病使晶状体位置改变，称为晶状体脱位。

　　【病因】先天性悬韧带发育不全或松弛无力；外伤引起悬韧带断裂；以及眼内一些病变，如葡萄肿、"牛眼"或眼球扩张使悬韧带机械性伸长，眼内炎症如睫状体炎使悬韧带变性，均能导致晶状体位置异常。

　　【临床表现】外伤性晶状体脱位者有眼部挫伤史及眼外其他损伤体征。先天性晶状体脱位多见于一些遗传病，如 Marfan 综合征、Marchesani 综合征和同型胱氨酸尿症等。

　　**1. 晶状体全脱位**　晶状体悬韧带全部断裂，晶状体可脱位至前房内、玻璃体腔内，晶状体嵌于瞳孔区或晶状体脱位于眼球外。

　　当晶状体全脱位离开瞳孔区后，患眼的视力为无晶状体眼视力，前房加深，虹膜震颤。脱位早期，晶状体可随体位的改变而移动。

　　**2. 晶状体半脱位**　瞳孔区可见部分晶状体，散大瞳孔后可见部分晶状体赤道部，该区悬韧带断裂。Marfan 综合征的晶状体常向上移位，Marchesani 综合征和同型胱氨酸尿症的晶状体常向下移位。前房深浅不一致，虹膜震颤，晶状体凸度增加而引起晶状体性近视，晶状体半脱位后可产生单眼复视。眼底可见到双像，一像为通过正常晶状体区所形成，另一像较小，为通过无晶状体区所见。

【诊断】 根据病史、症状和裂隙灯显微镜检查，可以明确诊断。

【治疗】 根据晶状体脱位程度进行治疗。

**1. 晶状体全脱位** 脱入前房内和嵌于瞳孔区的晶状体应立即手术摘除。脱入玻璃体腔者，需将晶状体取出。如晶状体脱位于结膜下时，应手术取出晶状体并缝合角巩膜伤口。

**2. 晶状体半脱位** 如果晶状体透明，且无明显症状和并发症时，可以不必手术。所引起的屈光不正可以试用镜片矫正。如半脱位明显，有发生全脱位危险或所引起的屈光不正不能用镜片矫正时，也应当考虑手术摘除晶状体。

# 第四节 先天性晶状体异常

先天性晶状体异常包括晶状体形成异常、形态异常、透明度异常和位置异常。它可发生于胚胎晶状体泡形成至出生的不同阶段。

## 一、晶状体形成异常

晶状体形成异常包括先天性无晶状体、晶状体形成不全和双晶状体等。

【病因及临床表现】

晶状体形成异常时常伴有眼其他组织异常。

**1. 先天性无晶状体** 胚胎早期未形成晶状体板，为原发性无晶状体，极为罕见。当晶状体形成后发生退行变性，使其结构消失，仅遗留其痕迹者为继发性无晶状体，多见于小眼球和发育不良的眼球。

**2. 晶状体形成不全** 晶状体泡与表面外胚叶分离延迟时，会发生角膜混浊和后部锥形角膜及晶状体前部圆锥畸形。晶状体纤维发育异常时可发生晶状体双核或无核，或晶状体内异常裂隙。

【诊断】 根据裂隙灯显微镜下晶状体的形态可做出诊断。

【治疗】 无特殊疗法。

## 二、晶状体形态异常

【临床表现】

**1. 球形晶状体** 又名小晶状体。多为双侧。晶状体呈球形，直径较小，体积小，前后径较长。充分散瞳后，晶状体赤道部和悬韧带完全暴露。球形晶状体屈折力增大，可致高度近视。常发生晶状体不全脱位，有时可发生全脱位。由于晶状体悬韧带延长而牵拉力减弱，因而无调节功能。

**2. 圆锥形晶状体** 晶状体前面或后面突出，呈圆锥形或球形，通常为皮质突出，多发于胎儿后期或出生后，为少见的晶状体先天异常，前圆锥更为少见。

**3. 晶状体缺损** 多为单眼，也可为双眼。晶状体下方偏内赤道部有切迹样缺损，形状、大小不等。缺损处晶状体悬韧带减少或缺如。晶状体各方向屈光力不等，呈近视散光。

**4. 晶状体脐状缺陷** 极为少见。在晶状体前表面或后表面有一小的陷凹。

【治疗】 无症状和无并发症时一般不必治疗。对于球形晶状体并发青光眼者，应用睫状体麻痹药使晶状体悬韧带拉紧，使晶状体后移，解除瞳孔阻滞。

 **本章小结**

白内障的概念是晶状体混浊。白内障病因复杂，分类多样。年龄相关性白内障临床的两大特点：晶状体逐渐混浊；视力逐渐下降。

皮质性白内障的临床 4 个分期为初发期、膨胀期、成熟期和过熟期。

晶状体超声乳化＋人工晶状体植入术是目前最有效的治疗方法。视觉矫正原则包括角膜前矫正、角膜平面矫正和眼内矫正。

 思考题

1. 皮质性白内障的分期和临床特点是什么？
2. 简要叙述白内障手术的适应证和常用手术方法。
3. 叙述白内障手术后的视觉矫正原则和方法。
4. 叙述先天性白内障和后发性白内障的治疗原则。

（严　宏）

# 第十一章 青光眼

## 第一节 概 述

青光眼（glaucoma）是一种视神经受损的疾病，通常由高眼压引起。它的视功能损害主要表现为特征性的视野缺损。从婴儿到老年人均可能患青光眼，且为终身性、反复性、不可逆性的。由于目前的医疗水平尚无法使青光眼患者已萎缩的视神经重新恢复功能，因此尽早发现、诊治青光眼尤其重要。青光眼在全球是仅次于白内障导致视力丧失的主要病因。

### 一、眼压与青光眼

眼球内具有一定的压力，称为眼压或眼内压（intraocular pressure，IOP）。生理性眼压的稳定性，有赖于房水生成量与排出量的动态平衡。房水自睫状突生成后，经后房越过瞳孔到达前房，然后主要通过两个途径外流：①小梁网通道（占80%），经前房角小梁网进入Schlemm管，再通过巩膜内集合管至巩膜表层睫状前静脉；②葡萄膜巩膜通道（占20%），通过前房角睫状体带进入睫状肌间隙，然后进入睫状体和脉络膜上腔，最后穿过巩膜胶原间隙和神经血管间隙出眼。从统计学概念，将正常眼压定义在 10～21mmHg（正态分布区间）（1mmHg＝0.133kPa），但实际上正常人群眼压并非呈正态分布。因此，不能机械地把眼压 >21mmHg 认为是病理值。临床上，部分患者眼压虽已超越统计学正常上限，但长期随访并不出现视神经、视野损害，称为高眼压症；部分患者眼压在正常范围内，却发生了典型青光眼视神经萎缩和视野缺损，称为正常眼压青光眼。由此可见，高眼压并非都是青光眼，而正常眼压也不能排除青光眼。

### 二、青光眼视神经损害的机制

青光眼视神经损害的机制主要有两种学说，即机械学说和缺血学说。机械学说强调视神经纤维直接受压，轴浆流中断的重要性；缺血学说则强调视神经供血不足，对眼压耐受性降低的重要性。目前一般认为两种机制共同作用于青光眼的视神经损害。

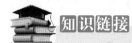

**知识链接**

随着对青光眼发病机制研究的深入，传统的机械压迫学说和缺血学说已不足以解释青光眼视神经损害的发生机制，有学者提出青光眼的视功能障碍是从视网膜神经节细胞（RGCs）到高级视中枢的广泛区域发生损伤的过程，其视神经损伤的最终共同通路是RGCs死亡。同时，大量临床研究证实单纯降低眼压不能完全阻止视功能的进行性损害，因此，青光眼视神经保护药物成为治疗青光眼的研究热点，如钙通道阻滞药、谷氨酸受体拮抗药、神经营养因子、抗氧化剂、热休克蛋白、基因治疗等。近年来眼部控释系统给药研究继续深入，药物治疗青光眼仍有很大的发展空间，个性化的药物治疗势在必行，临床医师需根据患者的基线眼压水平、视功能损害程度、生活背景等因素的不同，制订适合不同患者的个体化治疗方案。

### 三、青光眼的临床诊断

青光眼的诊断与其他疾病一样，根据病史、临床表现及检查结果进行综合分析。

**1. 眼压检查** 对可疑患者，首先应测量眼压。眼压 > 24mmHg（3.20kPa）为病理性高眼压，但一次眼压偏高不能诊断青光眼，而一次眼压正常也不能排除青光眼。因为眼压在一日内呈周期性波动。日眼压波动 > 8mmHg（1.07kPa）为病理性眼压。正常人双眼眼压接近，如双眼压差 > 5mmHg（0.67kPa）也为病理性眼压。

**2. 眼底检查** 注意观察视盘改变，青光眼的视盘改变具有一定的特殊性，有重要的临床价值。常表现为病理性陷凹，目前普遍采用陷凹与视盘直径的比值（C/D）表示陷凹大小。C/D > 0.6 或双眼 C/D 差 > 0.2 为异常；视盘沿变薄，常伴有视盘沿的宽窄不均和切迹，表示视盘沿视神经纤维数量减少；视盘血管改变，表现为视盘边缘出血，血管架空，视盘血管鼻侧移位和视网膜中央动脉搏动。此外，眼底检查可观察视网膜神经纤维层缺损，由于它可出现在视野缺损前，被认为是青光眼早期诊断的指征之一。

**3. 视野检查** 视野检查可以直接了解视神经的功能，判断视神经受损程度，是诊治、随访青光眼的重要检查方法之一。视野检查包括中心视野检查和周边视野检查。一般来说，青光眼早期主要进行中心视野检查，比较敏感；晚期主要进行周边视野检查，可以反映残余视野的大小。一般在视野出现异常之前已有 30% ~ 45% 的视神经纤维受到损伤。临床常见视野缺损类型有视阈值普遍降低、旁中心暗点、弓形缺损、鼻侧阶梯、垂直阶梯、扇形缺损、中心及颞侧岛状视野。

**4. 房角检查** 青光眼有开角型青光眼和闭角型青光眼之分，通过房角检查可以确定青光眼的类型。患者滴用表面麻醉药后，医师利用裂隙灯显微镜结合前房角镜检查，通过镜面光线的反射和折射，直接观察房角结构，以便做出正确的诊断并采取相应的治疗措施。如果房角各结构均可见，称为开角（图 11 - 1A）；如果房角不可见，则为闭角（图 11 - 1B）。

**5. 角膜中央厚度检查** 就像人有不同的身高一样，每个人的角膜也有厚有薄。眼压的测量值受角膜中央厚度的影响，角膜越厚，测量值较实际值越偏高；角膜越薄，测量值较实际值越偏低。因此，对某些青光眼，尤其是正常眼压性青光眼以及高眼压症的诊断，一定要考虑角膜中央厚度可能带来的影响。

**6. 超声生物显微镜检查**（UBM） 这是利用高频的超声来检测活体前房角结构的一种检查方法，可使医师直观地了解前房角、虹膜后、睫状体以及晶状体、前部玻璃体等结构的情况，有利于了解青光眼的类型及其发生机制，从而更准确地制订相应的处理方案。这一检查对于闭角型青光眼和一些继发性青光眼尤为重要（图 11 - 1C、D）。

**7. 视神经纤维层厚度检查** 青光眼可导致视神经损害和神经纤维萎缩，现在已有仪器可通过检测视神经纤维层的厚度来早期发现青光眼，常用的有光学相干断层扫描（OCT）、偏振激光视网膜神经纤维分析仪（GDx）和海德堡视网膜地形图（HRT）等。与视野检查相比较，此类检查更敏感；与眼底照相比较，它具有定量比较的特点。

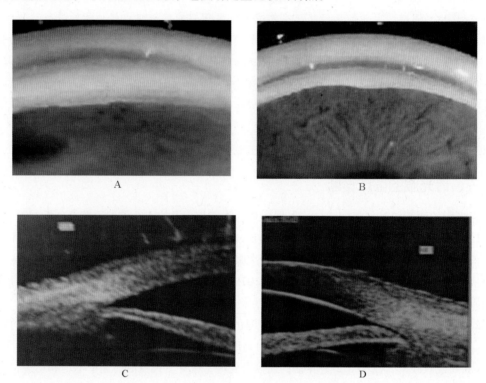

图 11 - 1 房角检查

A、B 示前房角镜所见；C、D 示 UBM 所见；A、C 示房角开放；B、D 示房角关闭

## 四、青光眼分类

青光眼主要分为 3 类：即原发性青光眼、继发性青光眼、发育性青光眼。其中大部分患者为原发性青光眼，它又分为原发性闭角型青光眼和原发性开角型青光眼。原发性闭角型青光眼患者房水引流的房角是关闭的，因而无法发挥引流功能；而原发性开角型青光眼患者房水引流的房角是开放的，却没有正常的引流功能。在我国，以原发性闭角型青光眼为最多。

# 第二节 原发性青光眼

## 一、原发性闭角型青光眼

此型多发于中老年人，40 岁以上者占 90%。女性发病率较高，男、女比例为 1∶4。这类青光眼是由于周边虹膜堵塞小梁网或与小梁网产生永久性粘连，房水外流受阻，从而眼压升高。患眼具有房角狭窄，周边虹膜易与小梁网接触的解剖特征。根据眼压升高急骤或缓慢，分为急性闭角型青光眼和慢性闭角型青光眼。原发性闭角型青光眼房角关闭的机制主要是瞳孔阻滞：当虹膜与晶状体前表面接触紧密，房水从后房越过瞳孔进入前房的阻力增加，造成后房压力增高，推挤周边虹膜向前膨隆，导致房角狭窄甚至关闭。

### （一）急性闭角型青光眼

急性闭角型青光眼是一种以眼压急剧升高并伴有相应症状和眼前段组织改变为特征的眼病。双眼同时或先后发病。诱发因素为情绪激动、暗室停留时间长、疲劳、疼痛等。

**【临床分期和临床表现】** 急性闭角型青光眼分为临床前期、先兆期、急性发作期、间歇期、慢性期、绝对期6个临床阶段。

**1. 临床前期** 一眼急性发作确诊后，另一眼即使无任何症状也可诊断。有青光眼家族史及浅前房等特征，在一定诱因下，眼压明显升高，可诊断为临床前期。

**2. 先兆期** 一过性或反复多次的小发作，突感雾视、虹视、患侧额部疼痛、同侧鼻根部酸胀，轻度眼充血及角膜水肿，前房浅，眼压高于40mmHg，历时短暂，休息后可缓解，发作缓解后，除特征性浅前房外，多不留永久损害。

**3. 急性发作期**

（1）症状 来势凶猛，症状急剧，发病时前房狭窄或完全关闭，表现突然发作的剧烈眼胀、头痛，视力锐减，眼球坚硬如石，结膜充血，恶心、呕吐，大便秘结，血压升高。此时全身症状较重，易被误诊为"急性胃肠炎""偏头痛""重感冒""脑血管意外"等病变。如得不到及时诊治，24～48小时即可完全失明致无光感。除了典型症状外，临床上有部分患者仅表现为眼眶及眼部不适，鼻根部酸胀，经休息后可自行缓解。

（2）体征

①球结膜睫状或混合性充血，并有结膜水肿。

②角膜上皮水肿，呈雾状混浊，知觉消失，角膜后壁有棕色沉着物。

③前房极浅，可出现房水闪光，但较轻。因虹膜血管渗透性增加，血浆中的蛋白漏到房水中，开始时房水中无浮游细胞，以后可有棕色浮游物。

④虹膜水肿，隐窝消失，若高眼压持续时间长，可使1～2条放射状虹膜血管闭锁，造成相应区域的虹膜缺血性梗塞，从而出现虹膜扇形萎缩，从色素上皮释放的色素颗粒可沉着于角膜后壁、虹膜表面和睫状体表面。

⑤瞳孔散大呈竖椭圆形，这是由于高眼压使瞳孔括约肌麻痹，可有瞳孔后粘连。

⑥晶状体前囊下可出现乳白色、斑点状、边界锐利的混浊，称为青光眼斑，常位于晶状体缝处，不发生于被虹膜覆盖的部位。青光眼斑为永久性混浊，以后被新的晶状体纤维覆盖，故可以从青光眼斑在晶状体中的深度估计急性发作后所经过的时间，有时淡而小的青光眼斑可以消退。

⑦IOP明显升高，多在50mmHg以上，甚至可达80mmHg或更高。

⑧房角关闭：前房角镜下虹膜周边部与小梁网相贴，如急性发作持续时间短，眼压下降后，房角尚可开放或有局限性粘连。如持续时间长，则形成永久性房角粘连。

⑨眼底：因角膜上皮水肿，常需滴甘油使角膜暂时清亮后才能看清眼底。视盘充血，有动脉搏动，视网膜静脉扩张，偶见少许视网膜出血。

青光眼急性发作三联征：青光眼斑、角膜后色素沉着（KP）、虹膜扇形萎缩。

**4. 间歇期** 小发作自行缓解，小梁网未遭受严重损害，房角开放或大部分开放，不用药或仅用缩瞳剂，眼压稳定正常。

**5. 慢性期** 急性大发作或反复小发作后，房角广泛粘连，小梁网功能遭受严重损害，房角粘连 >180°，眼压中度升高，眼底检查可见青光眼性视盘改变及相应视野缺损。

**6. 绝对期** 高眼压持续过久，视神经严重损害、视力无光感且无法挽救的晚期病例，可伴有剧烈眼痛。

**【鉴别诊断】**

**1. 与急性虹膜睫状体炎鉴别** 急性发作时，如症状不典型，有时可与急性虹膜睫状体炎相混淆，而两者的治疗完全相反，如诊断错误，治疗不当，可造成严重后果，故应注意鉴别。鉴别要点：主要是前房深度、瞳孔大小及 IOP。急性闭角型青光眼前房浅，瞳孔半开大，IOP 升高；而急性虹膜睫状体炎前房深度正常，瞳孔缩小，有后粘连，呈不规则形，IOP 正常、偏低或稍高。此外，急性虹膜睫状体炎角膜后壁有较多灰白色沉着物，房水闪光明显阳性，有浮游物；而急性闭角型青光眼，角膜后壁可有少量棕色沉着物，房水闪光可为阳性，但一般较轻。

**2. 与全身其他系统疾病鉴别** 因闭角型青光眼急性发作时，常有头痛、恶心、呕吐等症状，可被误诊为脑血管疾病或消化系统疾病，忽略了眼部的检查而延误青光眼的治疗，造成严重后果甚至失明。应详细询问病史，要考虑到有青光眼的可能性，只要做必要的眼部检查，不难做出正确诊断。

### （二）慢性闭角型青光眼

前房角逐渐关闭，患者在严重视功能损害前可没有任何不适感觉。

案例讨论

**临床案例** 患者，女，60 岁，与邻居吵架后出现右眼痛、头痛、视力减退，并恶心、呕吐。眼部检查：右眼视力眼前手动，结膜混合充血，角膜上皮水肿，角膜后色素沉着，前房极浅，瞳孔中度大，对光反射迟钝，眼后节看不清。左眼视力 0.7，角膜透明，前房稍浅，瞳孔正常，晶状体轻度混浊，眼底正常。

**问题** 首先应考虑的检查有哪些？右眼最可能的诊断为（具体到分期）？为支持该诊断还需要哪些检查方法？应采取的治疗方法有哪些？假设患者左眼从未有过不适，左眼为何诊断（具体到分期）？

## 二、原发性开角型青光眼

原发性开角型青光眼多发生于 40 岁以上的人，25% 的患者有家族史。绝大多数患者无明显症状，有的直至失明也无不适感。发作时前房角开放。部分患者早期容易产生视觉疲劳、眼部不适，有的可表现为进行性近视、视物模糊等。患者多缺乏自觉症状而忽略，因此，早期病例往往是在眼部常规检查时才被偶然发现。当患者出现视物模糊等症状时，则疾病多已进展至中、晚期，错过了最佳的治疗时机。晚期当视野缩小至管状时，会出现行动不便和夜盲等症状，最后完全失明。该病是青光眼的主要类型，可以发生在年轻人，但在老年人中更常见。

## 三、原发性青光眼的治疗

青光眼治疗的目的是保护视功能，方法包括降眼压和视神经保护。

### （一）药物治疗

青光眼药物治疗的主要作用是降低眼压，常用的药物有以下 6 类。

**1. 缩瞳药**

（1）代表药物 1% ~4% 毛果芸香碱滴眼液。

（2）用药方法 每日滴眼 4~6 次，急性闭角型青光眼急性发作期的青光眼患者可每 5 ~10 分钟 1 次以快速缩瞳。

（3）作用 引起瞳孔括约肌和睫状肌收缩，牵引巩膜突和小梁网，房角开放，小梁网开大，减小房水外流阻力，增加房水从小梁网流出。

（4）不良反应　长期应用缩瞳药易导致瞳孔缩小、虹膜后粘连；由于睫状肌强烈收缩会牵引视网膜，故近视特别是高度近视的青光眼患者，不宜长期选用高浓度的缩瞳药。同时，高浓度频繁滴眼，可能产生胃肠道反应、头痛、出汗等全身症状。

**2. β 肾上腺素受体阻滞药**

（1）代表药物　0.25% 或 0.5% 噻吗洛尔滴眼液、0.25% 或 0.5% 左布诺洛尔滴眼液、1% 盐酸卡替洛尔滴眼液、0.25% 倍他洛尔滴眼液等。

（2）用药方法　每日滴眼 2 次。

（3）作用　阻断位于睫状体非色素上皮细胞上的 β 肾上腺素受体而抑制房水生成，减少房水生成约 30%；对房水外流无影响，不影响瞳孔大小和调节功能。

（4）不良反应　$\beta_1$ 受体的效应主要在于心脏，它可使心脏收缩力加强，心率和传导加快，故而阻滞 $\beta_1$ 受体可引起心动过缓、血压下降、晕厥等；$\beta_2$ 受体的效应主要在于使支气管及血管的平滑肌扩张，故而阻滞 $\beta_2$ 受体可引起支气管痉挛、哮喘及血管收缩。

（5）注意事项　心率偏慢、心脏传导阻滞 I 级以上及哮喘患者不建议使用该类药物。

**3. α 肾上腺素受体激动药**

（1）代表药物　0.15% ~0.2% 酒石酸溴莫尼定滴眼液等。

（2）用药方法　每日滴眼 3 次。

（3）作用　早期激活睫状体内的 $\alpha_2$ 受体，抑制 CAMP 合成，使房水生成减少，随着时间延续，房水经巩膜葡萄膜外引流的增加逐渐占主要作用。同时，激活 $\alpha_2$ 受体介导的神经保护信号途径，增强视网膜神经节细胞存活率，具有潜在的神经保护作用。

（4）不良反应　局部可有结膜苍白、烧灼感、视物模糊和泪液分泌减少、结膜滤泡形成等不良反应；全身可引起口、鼻黏膜干燥；疲劳、乏力、嗜睡等中枢神经系统症状。

（5）注意事项　从事危险作业岗位的患者或抑郁症患者不建议使用该类药物。

**4. 前列腺素类衍生物**

（1）代表药物　0.005% 拉坦前列素滴眼液、0.004% 曲伏前列素滴眼液、0.03% 贝美前列素滴眼液等。

（2）用药方法　每日滴眼 1 次。

（3）作用　通过增加眼房水经葡萄膜巩膜通道和小梁通道的外流而降低眼压。

（4）不良反应　眼局部刺激充血、角膜点状上皮脱落、虹膜色泽改变、睫毛生长、眶周皮肤发黑；全身可引起皮疹、皮肤瘙痒等不适。

（5）注意事项　该类药物可促进炎症反应，故不建议用于活动性葡萄膜炎等患者。

**5. 碳酸酐酶抑制药**

（1）代表药物　1% 布林佐胺滴眼液，乙酰唑胺、醋甲唑胺口服片剂。

（2）用药方法　滴眼液每日滴眼 3 次，口服药物每日 3 次口服。

（3）作用　抑制睫状突非色素上皮细胞质内碳酸酐酶 II 型，引起 $HCO_3^-$ 生成减少，前房 $NaHCO_3$ 浓度降低，房水分泌减少。

（4）不良反应　局部不良反应包括结膜炎和眼睑反应，与磺胺类药过敏有关；或眼局部异物烧灼感、口中味苦感等。全身不良反应可有口周及四肢发麻、刺激感、恶心、食欲缺乏、嗜睡等不适，长期用药可产生低钾血症、代谢性酸中毒及输尿管结石，极个别患者会出现过敏反应、粒细胞减少、血小板降低，严重者可发生剥脱性皮炎及过敏性肾炎。

（5）注意事项　不宜长期应用，对磺胺药物过敏患者禁用该类药物。

**6. 高渗药**

（1）代表药物　20% 甘露醇注射液（静脉快速滴注）、50% 甘油溶液（口服）。

（2）作用　短时间内提高血浆渗透压，使眼内组织，尤其是玻璃体中的水分进入血液，通过减少眼内容物的容积来迅速降低眼压。

（3）不良反应　易导致酸中毒、电解质紊乱、心脏负荷增加等不良反应。

（4）注意事项　不能长期应用。

### （二）激光治疗

激光技术应用于青光眼的治疗，具有操作方便、损伤小、安全性好等优越性。

**1. Nd：YAG 或氩激光虹膜周边切除术**　通过激光击穿部分虹膜，使前后房水交通，解除瞳孔阻滞，避免房角关闭和青光眼急性大发作。适用于前房角引流功能尚好的早期原发性闭角型青光眼患者。

**2. 选择性激光小梁成形术**　通过前房角镜将激光聚焦于小梁网，增加房水流出，以降低眼压，可反复操作。适用于原发性开角型青光眼或正常眼压性青光眼患者。

**3. 经巩膜睫状体光凝术**　破坏部分睫状体上皮细胞，减少房水产生，降低眼压，可反复施行。适用于疼痛较为显著的绝对期青光眼。

### （三）手术治疗

**1. 眼内引流手术**　主要是指虹膜周边切除术。在患眼虹膜的周边部分开一个小孔，缓解因瞳孔阻滞造成的后房压力增高和前房角阻塞。该手术创伤小、疗效高，但近年来多被更微创的激光虹膜切开术所代替。

**2. 眼外引流手术**　通常称"滤过性手术"。通过新开辟的"人工滤过道"将房水引流到眼球外，以降低眼压。

（1）常规滤过性手术　如小梁切除术、非穿透性小梁手术等。是目前最常用的手术方式，广泛应用于药物治疗无效的各型原发性青光眼或晚期青光眼患者。

（2）眼内引流装置植入术　如青光眼阀植入手术、Ex - press 引流钉植入术等。通过在眼内植入一种房水引流装置，将房水引流至眼球结膜下。通常用于多次其他手术失败或常规手术疗效差的原发性开角型青光眼和有广泛房角粘连的闭角型青光眼。

**3. 睫状体破坏性手术**　利用激光、低温冷冻等物理手段，破坏部分睫状体上皮细胞，减少房水产生，降低眼压。这类手术效果预测性较差，一般用于已无视功能、眼压仍然很高且伴疼痛的患者。主要是为了解决高眼压所导致的疼痛症状，对视功能无改善。

### （四）视神经保护性治疗

青光眼以视神经节细胞进行性凋亡为特征。眼压升高或视神经缺血是青光眼发病的始动因素，而自由基、神经营养因子的剥夺可能是节细胞凋亡的激发因子。神经营养因子、抗氧化剂（维生素 C、维生素 E）及某些中医药可起到一定的视神经保护作用。$\beta_1$ 受体阻滞药倍他洛尔，除降低眼压外，尚可增加视神经血流量，$\alpha_2$ 受体激动药酒石酸溴莫尼定也有一定神经保护作用。

## 第三节　高眼压症

眼压高于统计学正常上限，但无可检测出的视盘和视野损害，房角开放，临床上称为高眼压症。在 40 岁以上的人群中，约有 7% 的个体眼压超过 21mmHg，仅有约 10% 的个体可能发展为青光眼。

高眼压症的诊断仅依靠单一眼压指标，在测量眼压时应充分注意测量误差。眼压测量值受多种因素的影响，其中中央角膜厚度（central corneal thickness, CCT）是眼压测量的主要误差因素。用超声测厚法测定中国人的 CCT，平均值为 541～544μm。CCT 与压平眼压测量值显著相关，CCT 越厚，测得眼压越高，如果 CCT 比正常厚 70μm，压平眼压值就可能高于实际值 5mmHg，反之就可能低 5mmHg。正常人 CCT 存在相当的变异，而这种变异可使部分 CCT 较厚的正常人被误诊为高眼压症，因此，有必要根据个体 CCT 对眼压测量值进行校正，以获得较为真实的眼压值。

一般认为，可选择性治疗那些具有危险因素的高眼压症患者，如眼压超过 30mmHg、阳性青光眼家族史、高度近视、患有心血管疾病或糖尿病者。虽然大多数高眼压症不会发展为青光眼，但高眼压毕竟是青光眼发病的一种危险因素。因此，对于接受治疗或未治疗的高眼压症患者，都应定期随访。

# 第四节 继发性青光眼

继发性青光眼是由于某些眼病或全身性疾病以及应用某些药物引起，影响或破坏正常的房水循环，使房水排出受阻而引起眼压升高的一组青光眼，其病因比较明确。由于继发性青光眼已有较为严重的原发病变，所以在诊断和治疗中，要同时考虑青光眼和原发疾病的处理。常见的继发性青光眼主要包括以下几种。

## 一、虹膜睫状体炎继发性青光眼

急性虹膜睫状体炎一般不引起 IOP 升高，当炎性渗出物多、房水中蛋白质含量较高时，可引起 IOP 中度升高。反复发作的慢性虹膜睫状体炎，引起广泛的瞳孔后粘连或周边虹膜前粘连，房水排出受阻而致 IOP 升高。急性虹膜睫状体炎时，应及时充分散瞳，防止瞳孔后粘连，当 IOP 升高时可用降眼压药物。慢性虹膜睫状体炎所致者，多数需行手术治疗。

## 二、青光眼睫状体炎综合征

好发于中年男性。典型病例呈发作性 IOP 升高，伴有轻度睫状体炎，即角膜后壁有大的羊脂状沉着物（图 11-2A），前房有少量浮游物，闪光阴性，不引起瞳孔后粘连，前房深，房角开放。数日后可自行缓解，预后较原发性开角型青光眼好，但易复发。滴用噻吗洛尔、皮质类固醇。IOP 太高时可口服降眼压药物，忌用缩瞳药。若疾病反复发作已导致视神经功能损害和视野改变，则需积极手术治疗以控制眼压。

## 三、白内障所致继发性青光眼

年龄相关性白内障肿胀期晶状体体积增大，推虹膜前移，在白内障患病前即为浅前房、窄房角的患者，可使前房进一步变浅，房角关闭而发生类似急性闭角型青光眼的急性 IOP 升高（图 11-2B）。治疗原则为摘除白内障并植入人工晶状体，如房角已有粘连，则做白内障和青光眼联合手术。白内障过熟期，晶状体皮质液化并漏入前房，被巨噬细胞吞噬，吞噬了晶状体蛋白的巨噬细胞或大分子晶状体蛋白均可阻塞小梁网，使房水外流受阻，IOP 升高。治疗为先用药物控制 IOP 后，做白内障摘除术。

## 四、房角后退性青光眼

眼球顿挫伤后房角发生劈裂，可于伤后早期或数月甚至 10 多年后发生 IOP 升高，前房角镜检查可见房角异常增宽。对房角劈裂者应长期随访 IOP。治疗原则同原发性开角型青光眼。

## 五、新生血管性青光眼

继发于视网膜中央静脉阻塞、糖尿病性视网膜病变等血管紊乱性疾病引起的一种青光眼。

由视网膜或眼前段缺氧，引起虹膜上及房角小梁网处纤维血管膜形成，导致周边虹膜前粘连，阻碍房水排出，而致 IOP 升高（图 11-2C）。本病顽固，用一般抗青光眼药物或滤过性手术常不能控制，引流阀植入术可获得一定效果。

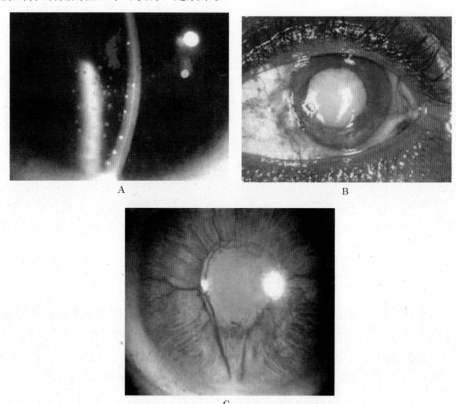

图 11-2　常见的继发性青光眼类型

A. 青光眼睫状体炎综合征，示角膜后壁的羊脂状沉着物；B. 白内障所致继发性青光眼，示晶状体白色混浊、肿胀伴瞳孔散大；C. 新生血管性青光眼，示虹膜新生血管

### 六、睫状环阻塞性青光眼

睫状环阻塞性青光眼又名恶性青光眼，是一种继发性闭角型青光眼，多见于内眼手术，特别是抗青光眼滤过性手术后。其发病机制是由于睫状环较小而晶状体相对较大，当睫状体水肿、充血，睫状环进一步变小，与晶状体赤道部或玻璃体相贴，后房水不能进入前房，而向后逆流并积存在玻璃体腔内，同时向前推挤虹膜和晶状体，使前房变浅，房角关闭。缩瞳药及常规抗青光眼手术治疗无效，反而使病情加重。应用睫状肌麻痹药如阿托品使睫状环加大，同时应用皮质类固醇控制炎症反应，口服醋氮酰胺，静脉滴注甘露醇降低 IOP，部分患者经过以上治疗可以缓解，但需长期滴用阿托品。如药物治疗无效，应做玻璃体抽吸及前房重建手术，必要时做晶状体摘除术及前部玻璃体切除术。

## 第五节　先天性或发育性青光眼

### 一、婴幼儿型青光眼和青少年型青光眼

婴幼儿型青光眼主要是 0~3 岁患者，一般是双眼性病变，临床表现为出生后眼球明显突出，畏光、流泪、喜揉眼、眼睑痉挛，角膜混浊不清，易激动、哭闹，饮食差或呕吐、汗多

等全身症状；手术是主要治疗措施。青少年型青光眼发病年龄为 3～30 岁。此型临床表现与开角型青光眼相似，发病隐蔽，危害性极大；药物治疗不能控制眼压时，可行小梁切开或小梁切除术。

## 二、合并其他眼部或全身发育异常的先天性青光眼

合并其他眼部或全身发育异常的先天性青光眼同时伴有角膜、虹膜、晶状体、视网膜、脉络膜等的先天异常或伴有全身其他器官的发育异常，多表现为综合征，如前房角发育不全（Axenfeld – Rieger 综合征）；伴有颜面部血管病和脉络膜血管瘤的青光眼（Sturge – Weber 综合征）；伴有骨骼、心脏以及晶状体形态或位置异常的青光眼（Marfan 综合征、Marchesani 综合征）等。治疗主要依靠手术，因合并其他先天异常，控制眼压的困难增加，预后往往不良。

 **本章小结**

青光眼是一种视神经受损的疾病，通常由高眼压引起。它的视功能损害主要表现为特征性的视野缺损。眼压是眼球内具有的一定的压力，正常眼压定义在 10～21mmHg（正态分布区间）。

急性闭角型青光眼临床分为 6 期：即临床前期、先兆期、急性发作期、间歇期、慢性期、绝对期。急性发作期以眼压急剧升高并伴有相应症状和眼前段组织改变为特征。临床处理原则是手术治疗为主，积极采用综合药物治疗以缩小瞳孔、开放房角、降低眼压、减少组织损害。

开角型青光眼的诊断主要考虑家族史、24 小时眼压测定、房角检查、视野变化、OCT 测量 C/D 及神经纤维层厚度变化综合判断。

 **思考题**

1. 急性闭角型青光眼的急性发作期如何与急性虹膜睫状体炎相鉴别？急性发作期的处理措施是什么？

2. 如何对原发性开角型青光眼进行早期诊断？

（李世迎 郑 莎）

# 第十二章 葡萄膜疾病

**学习要求**

1. **掌握** 葡萄膜炎的定义及分类；前葡萄膜炎的临床表现、诊断、鉴别诊断。
2. **熟悉** 后葡萄膜炎的常见病因、诊断和处理。
3. **了解** 几种特殊葡萄膜炎的基本概念。

## 第一节 葡萄膜炎

### 一、概述

国际上通常将发生于葡萄膜、视网膜、视网膜血管以及玻璃体的炎症称为葡萄膜炎（uveitis）。葡萄膜炎易合并全身性自身免疫性疾病，常反复发作，可引起一些严重并发症，是一类常见而又重要的致盲性眼病。

#### （一）病因和发病机制

**1. 感染因素** 细菌、真菌、病毒、寄生虫等感染。感染分为内源性感染和外源性（外伤或手术）感染两大类。

**2. 非感染因素** 包括自身免疫因素以及创伤和理化损伤因素。

**3. 继发性因素** 继发于眼部和眼附近组织的炎症。

#### （二）葡萄膜炎的分类

**1. 按病因分类** 葡萄膜炎分为感染性葡萄膜炎和非感染性葡萄膜炎两大类，前者包括细菌、真菌、螺旋体、病毒、寄生虫等所引起的感染；后者包括特发性葡萄膜炎、创伤性葡萄膜炎、自身免疫性葡萄膜炎等类型。

**2. 按临床和病理分类** 根据炎症的临床和组织学改变，可将葡萄膜炎分为肉芽肿性葡萄膜炎和非肉芽肿性葡萄膜炎。

**3. 按解剖位置分类** 分为前葡萄膜炎、中间葡萄膜炎、后葡萄膜炎和全葡萄膜炎。此种分类还对病程进行了规定，病程 <3 个月者为急性，病程 >3 个月者为慢性。

在临床诊断中，上述 3 种分类方法往往联合使用。

### 二、前葡萄膜炎

前葡萄膜炎（anterior uveitis）包括虹膜炎、虹膜睫状体炎和前部睫状体炎 3 种类型。其是葡萄膜炎中最常见的类型。

#### （一）前葡萄膜炎

【临床表现】

**1. 症状** 急性炎症者可出现眼痛、畏光、流泪、视物模糊，前房出现大量纤维蛋白渗出时，可出现视力下降或明显下降，慢性炎症者症状可不明显，但易发生并发性白内障或继发性青光眼，可导致视力严重下降。

**2. 体征**

（1）睫状充血或混合性充血　睫状充血是指位于角膜缘周围的巩膜外层血管的充血，是急性前葡萄膜炎的一个常见体征。

（2）角膜后沉着物（keratic precipitates，KP）炎症细胞或色素沉积于角膜后表面，被称为 KP。根据 KP 的形状，可将其分为 3 种类型，即尘状 KP、中等大小 KP 和羊脂状 KP（图 12-1）。尘状 KP 主要见于非肉芽肿性前葡萄膜炎，也可见于肉芽肿性葡萄膜炎的某一个时期；中等大小 KP 主要见于Fuchs 综合征和单纯疱疹病毒性角膜炎伴发的前葡萄膜炎；羊脂状 KP 主要见于肉芽肿性前葡萄膜炎。

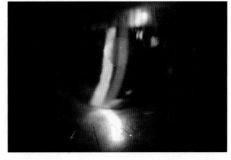

图 12-1　角膜后沉着物（羊脂状）

（3）前房闪辉　是由血-房水屏障功能破坏，血液中蛋白质进入房水所造成的，裂隙灯显微镜检查时表现为前房内白色光束。前房闪辉并不一定代表有活动性炎症，也不是局部应用糖皮质激素的指征。

（4）前房细胞　葡萄膜炎时，房水中可出现炎症细胞，裂隙灯显微镜检查时可见到大小一致的灰白色尘状颗粒，炎症细胞是反映眼前段炎症的可靠指标。当房水中大量炎症细胞沉积于下方成液平面时，称为前房积脓（hypopyon）。

（5）虹膜改变　虹膜可出现多种改变，虹膜与晶状体前表面的纤维蛋白性渗出和增殖可使二者黏附在一起，称为虹膜后粘连。如果出现广泛虹膜后粘连，房水不能由后房流向前房，导致后房压力升高，虹膜被向前推移而呈膨隆状，称为虹膜膨隆；虹膜与角膜后表面的黏附则称为虹膜前粘连（图 12-2），此种粘连发生于房角处，则称为房角粘连；炎症损伤可导致虹膜脱色素、萎缩、异色等改变。

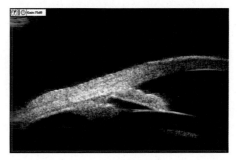

图 12-2　UBM 示虹膜前粘连

（6）瞳孔改变　炎症时因睫状肌痉挛和瞳孔括约肌的持续性收缩，可引起瞳孔缩小；虹膜部分后粘连不能拉开，散瞳后常出现多种形状的瞳孔外观，如梅花状、梨状或不规则状，如虹膜发生 360° 的粘连，则称为瞳孔闭锁；如纤维膜覆盖整个瞳孔区，则称为瞳孔膜闭。

（7）晶状体改变　前葡萄膜炎时，色素可沉积于晶状体前表面，在新鲜的虹膜后粘连被拉开时，晶状体前表面可遗留下环形色素。

（8）玻璃体及眼后段改变　在虹膜睫状体炎和前部睫状体炎时，前玻璃体内可出现炎症细胞，单纯虹膜炎患者的前玻璃体内一般无炎症细胞。前葡萄膜炎一般无玻璃体混浊，但偶尔可出现反应性黄斑囊样水肿或视乳头水肿。

**【并发症】**

**1. 并发性白内障**　炎症反复发作或慢性化造成房水改变，影响晶状体代谢，从而引起白内障，主要表现为晶状体后囊下混浊。此外，在前葡萄膜炎时，由于长期使用糖皮质激素滴眼剂，也可引起晶状体后囊下混浊。

**2. 继发性青光眼**　前葡萄膜炎时，可因以下因素引起眼压升高或继发性青光眼：①炎症细胞、纤维蛋白性渗出以及组织碎片阻塞小梁网；②虹膜周边前粘连或小梁网的炎症，使房水引流受阻；③瞳孔闭锁、瞳孔膜闭阻断房水由后房进入前房。

**3. 低眼压及眼球萎缩**　炎症反复发作或慢性化，可导致睫状体脱离或萎缩，房水分泌减少，引起眼压下降，严重者可致眼球萎缩。

### （二）急性前葡萄膜炎

【临床表现】通常有突发眼痛、眼红、畏光、流泪等症状，检查时可见睫状充血、尘状KP、明显的前房闪辉、大量的前房细胞，可伴有纤维蛋白渗出、前房积脓、瞳孔缩小、虹膜后粘连等改变。

【诊断】根据患者临床表现可做出诊断。由于多种全身性疾病都可引起或伴发此种葡萄膜炎，确定病因和伴随的疾病对指导治疗、判断预后有重要的价值。因此，对急性前葡萄膜炎应详细询问病史，特别是要询问有无骶髂关节疼痛、关节红肿、尿道炎、消化道异常、呼吸系统异常、银屑病、皮肤病变等全身病变，以确定是否伴有强直性脊椎炎、Reiter综合征、炎症性肠道疾病、银屑病关节炎、结核、梅毒等疾病。实验室检查包括血常规、红细胞沉降率、HLA－B27抗原分型等，对怀疑病原体感染所致者，应进行相应的病原学检查。

【鉴别诊断】

**1. 急性结膜炎**  呈急性发病，有异物感、烧灼感，分泌物多，检查见眼睑肿胀，结膜充血，这些表现与急性前葡萄膜炎的畏光、流泪、视物模糊、睫状充血以及前房炎症反应有明显不同。

**2. 急性闭角型青光眼**  呈急性发病，视力突然下降，头痛、恶心、呕吐、角膜上皮水肿、角膜雾状混浊、前房浅、前房闪辉等，但无前房炎症细胞，瞳孔呈椭圆形散大，眼压增高，与急性前葡萄膜炎的角膜透明、大量KP、前房深度正常、房水大量炎症细胞、瞳孔缩小、眼压正常或偏低等易于鉴别。

**3. 与能引起前葡萄膜炎的全葡萄膜炎相鉴别**  一些类型的葡萄膜炎，如Behcet病性葡萄膜炎、Vogt－小柳原田综合征等均可表现为前葡萄膜炎，但这两类葡萄膜炎往往伴有眼外表现，因此在诊断时应注意鉴别。

【治疗】治疗原则是立即扩瞳以防止虹膜后粘连，迅速抗炎以防止眼组织破坏和并发症的发生。一般不需用抗生素治疗，对高度怀疑或确诊为病原体感染所致者，则应给予相应抗生素治疗。对非感染因素所致的葡萄膜炎，由于局部用药在眼前段能达到有效浓度，所以一般不需要全身用药治疗。

**1. 睫状肌麻痹剂**  是治疗急性前葡萄膜炎的必需药物，一旦发病应立即给药，其目的在于：①防止和拉开虹膜后粘连；②解除睫状肌、瞳孔括约肌的痉挛。最常用的睫状肌麻痹剂为后马托品眼膏，对炎症恢复期可给予托吡卡胺滴眼液。

**2. 糖皮质激素滴眼液**  常用的有醋酸泼尼松龙和地塞米松磷酸盐悬液或溶液。

**3. 非甾体消炎药**  非甾体消炎药主要通过阻断前列腺素、白三烯等花生四烯酸代谢产物而发挥其消炎作用。可给予双氯芬酸钠等滴眼液滴眼治疗，每日3～8次。

**4. 糖皮质激素眼周和全身治疗**  对于出现反应性视乳头水肿或黄斑囊样水肿的患者，眼周可给予地塞米松2.5mg后Tenon囊下注射，或口服泼尼松，开始剂量为30～40mg/d，早晨顿服，应用1周后减量，一般治疗时间为2～4周。

**5. 全身免疫抑制药治疗**  对前葡萄膜炎反复发作者特别是伴有全身病变者可考虑给予糖皮质激素联合其他免疫抑制药治疗。

**6. 并发症治疗**

（1）继发性青光眼  可给予降眼压药物滴眼治疗，必要时联合口服或静脉滴注降眼压药（参见第十一章），对有瞳孔阻滞者应在积极抗炎治疗下，尽早行激光虹膜切开术或行虹膜周边切除术，如房角粘连广泛者可行滤过性手术。

（2）并发性白内障  应在炎症控制的情况下，行白内障摘除术和人工晶状体植入术，术前、术后应局部或全身应用糖皮质激素，必要时联合其他免疫抑制药治疗，以预防术后葡萄膜炎的复发。

### （三）慢性前葡萄膜炎

【临床表现】患者常无睫状充血或有轻微睫状充血，KP 可为尘状、中等大小或羊脂状，可出现虹膜水肿、脱色素、萎缩和后粘连等改变，易发生并发性白内障、继发性青光眼等。

【诊断】根据临床表现一般易于诊断，但应注意合并的全身性疾病，特别是发生于 16 岁以下者应详细询问关节炎、皮疹等病史，并进行抗核抗体检查，以确定是否合并幼年型特发性关节炎。

【治疗】糖皮质激素、非甾体消炎药和睫状肌麻痹剂是常用的局部治疗药物（详见急性前葡萄膜炎的治疗），但滴眼频度应视炎症严重程度而定。对于合并有全身性疾病（如幼年型慢性关节炎、炎症性肠道疾病、Vogt – 小柳原田综合征等）患者，除局部用药外，尚需全身使用糖皮质激素和（或）其他免疫抑制药。

案例讨论

> 　　**临床案例**　患者，男，40 岁。右眼红痛、畏光、视力下降 4 天。眼部检查：右眼视力 0.8，矫正无提高，右眼结膜睫状充血（＋），尘状 KP（＋＋），Tyn（＋），房水细胞（＋），瞳孔圆，直径 2.5mm，晶状体透明。玻璃体未见混浊，眼底未见异常。左眼视力 1.0，无结膜充血，角膜透明，KP（－），Tyn（－），瞳孔直径 3.5mm，晶状体透明。玻璃体未见混浊，眼底未见异常。双眼眼压正常。
> 　　**问题**　右眼最可能的诊断是什么？药物治疗原则是什么？

## 三、中间葡萄膜炎

中间葡萄膜炎（intermediate uveitis）是一组累及睫状体扁平部、玻璃体基底部、周边视网膜和脉络膜的炎症性和增殖性疾病。多发于 40 岁以下，男、女相似，常累及双眼，可同时或先后发病。通常表现为一种慢性炎症过程。

【临床表现】

**1. 症状**　发病隐匿，轻者可无任何症状或仅出现飞蚊症，重者可有视物模糊、暂时性近视；黄斑受累或出现白内障时，可有明显视力下降，少数患者可出现眼红、眼痛等表现。

**2. 体征**　玻璃体雪球状混浊、睫状体扁平部雪堤样改变、周边视网膜静脉周围炎及炎症病灶是最常见的改变，同时也可出现眼前段受累和后极部视网膜改变。雪堤样改变是特征性改变，是指发生于睫状体扁平部伸向玻璃体中央的一种舌形病灶，多见于下方，严重者可累及鼻侧和颞侧，甚至所有象限。

【并发症】

**1. 黄斑病变**　黄斑囊样水肿最常见。

**2. 并发性白内障**　常见，主要表现为后囊下混浊，与炎症持续时间和局部应用糖皮质激素有关。

**3. 其他**　视网膜新生血管、玻璃体积血、增生性玻璃体视网膜病变、视乳头水肿或视神经萎缩等也可发生。

【诊断】根据典型的玻璃体雪球样混浊、雪堤样改变以及下方周边视网膜血管炎等改变，可做出诊断。但在临床上易被误诊或漏诊，因此应进行详细的检查。对以下情况应进行三面镜、双目间接检眼镜及周边眼底检查：①出现飞蚊症并有加重倾向；②其他原因难以解释的晶状体后囊下混浊；③不能用其他原因解释的黄斑囊样水肿。FFA 检查可发现视网膜血管炎、黄斑囊样水肿、视乳头水肿等改变，有助于诊断。

**【治疗】**

**1. 定期观察** 对视力 >0.5 且无明显眼前段炎症者可不给予治疗，但应定期随访观察。

**2. 治疗措施** 对视力下降至 0.5 以下并有明显的活动性炎症者，应积极治疗：①单眼受累，应给予糖皮质激素后 Tenon 囊下注射，可选用地塞米松（5mg/ml）、曲安奈德（40mg/ml），一般注射量为 0.5ml。②双侧受累者，宜选用泼尼松口服，初始剂量为 1 ~ 1.2mg/（kg·d），随着病情好转逐渐减量，用药时间一般宜在 6 个月以上。在炎症难以控制时，则宜选用其他免疫抑制药，如苯丁酸氮芥、环磷酰胺、环孢素 A 等，由于需长时间的治疗，在使用此类药物过程中应注意全身不良反应，苯丁酸氮芥、环磷酰胺尚可引起不育，对有生育要求者应禁用或慎用。

## 四、后葡萄膜炎

后葡萄膜炎（posterior uveitis）是一组累及脉络膜、视网膜、视网膜血管和玻璃体的炎症性疾病，临床上包括脉络膜炎、视网膜炎、脉络膜视网膜炎、视网膜脉络膜炎和视网膜血管炎等。

**【临床表现】**

**1. 症状** 主要取决于炎症的类型、受累部位及严重程度。可有眼前黑影或暗点、闪光、视物模糊或视力下降，合并全身性疾病者则有相应的全身症状。

**2. 体征** 视炎症受累部位、水平及严重程度而定。常见的有：①玻璃体内炎症细胞和混浊；②局灶性脉络膜视网膜浸润病灶，大小可不一致，晚期形成瘢痕病灶；③弥漫性脉络膜炎或脉络膜视网膜炎；④视网膜血管炎，出现血管鞘、血管闭塞和出血等；⑤视网膜水肿或黄斑水肿。此外，还可出现渗出性视网膜脱离、增生性玻璃体视网膜病变、视网膜新生血管、视网膜下新生血管或玻璃体积血等改变。一般不出现眼前段改变，偶尔可出现前房闪辉、房水中少量炎症细胞。

**【诊断】** 根据典型的临床表现，可做出诊断。FFA 对判断视网膜及其血管炎、脉络膜色素上皮病变有很大帮助，ICGA 有助于确定脉络膜及其血管的病变。B 超、OCT、CT 和 MRI 对确定炎症所引起的病变或在追溯病因上都可能有一定帮助。血清学检查、眼内液病原体直接涂片检查、聚合酶链反应（PCR）测定感染因素的 DNA、病原体培养、抗体测定等，有助于病因诊断。

**【治疗】** ①确定为感染因素所致者，应给予相应的抗感染治疗；②由免疫因素引起的炎症主要应用免疫抑制药治疗；③单侧受累者可给予糖皮质激素后 Tenon 囊下注射治疗；④双侧受累或单侧受累不宜行 Tenon 囊下注射者，可口服糖皮质激素、苯丁酸氮芥、环磷酰胺或环孢素 A 等。由于一些类型的后葡萄膜炎较为顽固，免疫抑制药应用时间应足够长，联合用药常能降低药物的不良反应，增强疗效。在治疗过程中应定期检查肝肾功能、血常规、血糖等，以免出现严重的药物不良反应。

## 五、全葡萄膜炎

全葡萄膜炎（generalized uveitis，或 panuveitis）是指累及整个葡萄膜的炎症，常伴有视网膜和玻璃体的炎症。当感染因素引起的炎症主要发生于玻璃体或房水时，称为眼内炎（endophthalmitis）。国内常见的全葡萄膜炎主要为 Vogt - 小柳原田综合征、Behcet 病性全葡萄膜炎等。

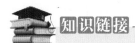

**知识链接**

　　化脓性葡萄膜炎即眼内炎，为葡萄膜与视网膜的急性化脓性炎症，发病急剧，进程迅速，常致失明、眼球萎缩。感染源主要为外源性，由于开放性眼外伤、内眼手术、角膜溃疡穿孔等所致，常见病原体为葡萄球菌、链球菌、真菌等。症状为患眼疼痛、畏光、流泪、视力严重下降，眼部检查见眼睑、球结膜充血、水肿，角膜混浊、水肿，房水混浊、渗出甚至积脓，玻璃体混浊呈黄色反光，视网膜片状坏死。眼内炎预后不良，应尽早明确诊断，确定病原体，选择有效的抗生素迅速全身用药或局部用药，包括眼内注射。应用药物治疗效果不良者，选择玻璃体手术切除受感染的玻璃体组织，眼内灌注敏感抗生素。

# 第二节　几种常见的特殊葡萄膜炎

## 一、强直性脊椎炎伴发的葡萄膜炎

　　强直性脊椎炎（ankylosing spondylitis）是一种病因尚不完全清楚的、主要累及中轴骨骼的特发性炎症疾病，20%～25%的患者并发急性前葡萄膜炎。

　　【临床表现】此病多发于青壮年，男性占大多数，常诉有腰骶部疼痛和僵直，于早晨最为明显，活动后减轻。绝大多数患者表现为急性、非肉芽肿性前葡萄膜炎。多为双眼受累，但一般先后发病，易复发，双眼往往呈交替性发作。

　　【诊断】主要根据腰骶部疼痛，骶髂关节、脊椎改变和葡萄膜炎的临床特点。X线检查可发现软骨板模糊、骨侵蚀、骨硬化、关节间隙纤维化、钙化、骨化及骨性强直等改变，HLA－B27抗原阳性对诊断有一定帮助。

　　【治疗】前葡萄膜炎的治疗主要使用糖皮质激素滴眼液、睫状肌麻痹剂和非甾体消炎药（详见急性前葡萄膜炎的治疗）。全身病变者应给予糖皮质激素和其他免疫抑制药，应请相关科室会诊。

## 二、Vogt－小柳原田综合征

　　Vogt－小柳原田综合征（Vogt－Koyanagi－Harada syndrome，VKH综合征）是以双侧肉芽肿性全葡萄膜炎为特征的疾病，常伴有脑膜刺激征、听力障碍、白癜风、毛发变白或脱落。是国内常见的葡萄膜炎类型之一。

　　【病因】由自身免疫反应所致。

　　【临床表现】我国患者有典型的临床进展过程：①前驱期（葡萄膜炎发病前1周内），患者可有颈项强直、头痛、耳鸣、听力下降和头皮过敏等改变；②后葡萄膜炎期（葡萄膜炎发生后2周内），典型表现为双侧弥漫性脉络膜炎、脉络膜视网膜炎、视乳头炎、视网膜神经上皮脱离等；③前葡萄膜受累期（发病后2周至2个月内），除后葡萄膜炎期的表现外，出现尘状KP、前房闪辉、前房细胞等，非肉芽肿性前葡萄膜炎改变；④前葡萄膜炎反复发作期（约于发病2个月后），典型表现为复发性肉芽肿性前葡萄膜炎，常有眼底晚霞状改变和眼部并发症。上述4期并非在所有患者均出现，及时治疗可使疾病终止于某一期，并可能获得完全治愈。

　　除上述表现外，在疾病的不同时期，还可出现脱发、毛发变白、白癜风等眼外改变。常见的并发症有并发性白内障、继发性青光眼或渗出性视网膜脱离。

【诊断】根据国人患者的临床特点，我国学者提出以下诊断根据：①无外伤或内眼手术史；②初发者主要表现为双侧弥漫性脉络膜炎或伴有渗出性视网膜脱离、视乳头水肿，FFA显示多湖状强荧光，OCT显示双眼视网膜神经上皮脱离；③复发者主要表现为双侧肉芽肿性前葡萄膜炎和晚霞状眼底改变；④可伴有头痛、颈项强直、脱发、白发、耳鸣、听力下降、白癜风等。

【治疗】对初发者主要给予泼尼松口服，一般开始剂量为 1~1.2mg/（kg·d），于 10~14天开始减量，维持剂量为 15~20mg/d（成人剂量），治疗多需 8 个月以上。对于复发的患者，一般应给予其他免疫抑制药，如苯丁酸氮芥、环磷酰胺、环孢素、硫唑嘌呤等，通常联合小剂量糖皮质激素治疗。对于继发性青光眼和并发性白内障，应给予相应的药物或手术治疗。

## 三、Behcet 病

Behcet 病（Behcet's disease）是一种以复发性葡萄膜炎、口腔溃疡、皮肤损害和生殖器溃疡为特征的多系统受累的疾病。此病被认为是一种自身炎症性的疾病。

【病因】可能与细菌、疱疹病毒感染有关，它主要通过诱发自身免疫应答导致白介素 -23/白介素 -17、白介素 -12/IFN -γ 激活而引发疾病。

【临床表现】

**1. 眼部损害** 表现为反复发作的全葡萄膜炎，呈非肉芽肿性，约 25% 的患者出现前房积脓，部分患者出现寒性前房积脓（不伴睫状充血）。典型的眼底改变为视网膜炎、视网膜血管炎，后期易出现视网膜血管闭塞（幻影血管）。常见并发症为并发性白内障、继发性青光眼、增生性玻璃体视网膜病变、视网膜萎缩和视神经萎缩等。

**2. 口腔溃疡** 为多发性，反复发作，疼痛明显，一般持续 7~14 天。

**3. 皮肤损害** 呈多形性改变，主要表现为结节性红斑、痤疮样皮疹、溃疡性皮炎、脓肿等。针刺处出现结节或脓疱（皮肤过敏反应阳性）是此病的特征性改变。

**4. 生殖器溃疡** 为疼痛性，愈合后可遗留瘢痕。

**5. 其他** 可出现关节红肿、血栓性静脉炎、神经系统损害、消化道溃疡、附睾炎等。

【诊断】国际 Behcet 病研究组制订的诊断标准如下。

1. 复发性口腔溃疡（1 年内至少复发 3 次）。

2. 下面 4 项中出现 2 项即可确诊：①复发性生殖器溃疡或生殖器瘢痕；②眼部损害（前葡萄膜炎、后葡萄膜炎、玻璃体内细胞或视网膜血管炎）；③皮肤损害（结节性红斑、假毛囊炎或脓丘疹，或发育期后的痤疮样结节）；④皮肤过敏反应试验阳性。

【治疗】

**1. 免疫抑制药** 环孢素 3~5mg/（kg·d），待病情稳定后逐渐减量，一般治疗时间在 1年以上。此外，尚可选用秋水仙碱（0.5mg，每天 2 次，口服），硫唑嘌呤 [1~2mg/（kg·d）]，苯丁酸氮芥 [0.1mg/（kg·d）]，环磷酰胺（50~100mg/d）。在治疗过程中，应每 2周行肝肾功能、血常规和血糖等检查，如发现异常应减药或停药。

**2. 糖皮质激素** 不宜长期大剂量使用，出现以下情况可考虑使用：①眼前段受累，特别是出现前房积脓者可给予糖皮质激素滴眼液滴眼；②出现严重的视网膜炎或视网膜血管炎，在短期内即可造成视功能严重破坏，可大剂量短期使用；③与其他免疫抑制药联合应用，使用剂量一般为 20~30mg/d。

**3. 睫状肌麻痹剂** 用于眼前段受累者。

**4. 其他** 出现并发性白内障，应在炎症完全控制后考虑手术治疗。出现继发性青光眼，应给予相应的药物治疗，手术治疗应非常慎重。在炎症未完全控制时，手术易诱使葡萄膜炎复发。

### 四、交感性眼炎

交感性眼炎（sympathetic ophthalmia）是指发生于一眼眼球开放性外伤或内眼手术后的双侧肉芽肿性葡萄膜炎，受伤眼被称为诱发眼，另一眼则被称为交感眼。

【病因】主要由外伤或手术造成眼内抗原暴露并激发自身免疫应答所致。

【临床表现】可发生于外伤或手术后数天至数年内，但多发生于2周至2个月内。一般发病隐匿，多为肉芽肿性炎症，表现为前葡萄膜炎、后葡萄膜炎、中间葡萄膜炎或全葡萄膜炎，其中以全葡萄膜炎为多见。可出现与Vogt－小柳原田综合征相似的晚霞状眼底，也可出现一些眼外病变，如白癜风、毛发变白、脱发、听力下降或脑膜刺激征等。

【诊断】眼球开放性外伤或内眼手术史对此病诊断有重要价值，也是与Vogt－小柳原田综合征相鉴别的重要依据。FFA检查可见视网膜色素上皮和脉络膜水平的早期多灶性渗漏及晚期染料积存现象，可伴有视盘染色。

【治疗】对眼前段受累者，可给予糖皮质激素滴眼和睫状肌麻痹剂等治疗。对于表现为后葡萄膜炎或全葡萄膜炎者，则应选择糖皮质激素口服或其他免疫抑制药治疗（参考Vogt－小柳原田综合征的治疗）。

【预防】眼球开放性外伤后及时修复创口，避免葡萄膜嵌顿及预防感染，对此病可能有预防作用。有关摘除伤眼眼球是否具有预防作用，尚有争议。对有望保存视力和眼球者，应尽可能修复伤口。对修复无望的眼球破裂伤，可考虑进行眼球摘除术。

### 五、Fuchs 综合征

Fuchs综合征（Fuchs' syndrome）是一种以虹膜脱色素为特征的慢性非肉芽肿性葡萄膜炎，90%为单眼受累。此病也被称为Fuchs虹膜异色性虹膜睫状体炎或Fuchs虹膜异色性葡萄膜炎等。

【临床表现】可有视物模糊、眼前黑影，并发性白内障、继发性青光眼时可有严重的视力下降。检查可见中等大小KP或星形KP，呈三角形分布、瞳孔区分布或角膜后弥漫分布，前房轻度闪辉和少量细胞，虹膜脱色素或萎缩。由于国人虹膜色素浓集，虹膜脱色素一般不会引起虹膜异色。易发生晶状体后囊下混浊和眼压升高，前玻璃体内可有混浊和细胞，少数患者有下方周边部的视网膜脉络膜炎症病灶。

【诊断】主要根据：①轻度的前葡萄膜炎；②特征性KP；③虹膜弥漫性脱色素；④无虹膜后粘连。单眼受累、晶状体后囊下混浊、眼压升高等对诊断有一定帮助。轻微的虹膜脱色素易被忽略，应仔细对比检查双侧虹膜，以免误诊和漏诊。

【治疗】一般不需要用糖皮质激素滴眼液滴眼，更不需要全身治疗。前房炎症明显时，可给予短期滴眼治疗。非甾体消炎药可能有助于炎症的控制。对并发性白内障，可行晶状体超声乳化和人工晶状体植入术，多数病例可获得较好的效果。眼压升高者，给予降眼压药物，个别需行抗青光眼手术治疗。

### 六、急性视网膜坏死

急性视网膜坏死（acute retinal necrosis，ARN）的确切病因尚不完全清楚，可能由疱疹病毒感染引起，表现为视网膜坏死、以视网膜动脉炎为主的血管炎、玻璃体混浊和后期的视网膜脱离。可发生于任何年龄，以15~75岁多见，性别差异不大，多单眼受累。

【临床表现】多隐匿发病，出现眼红、眼痛或眶周疼痛，早期出现视物模糊、眼前黑影，病变累及黄斑区时可有严重视力下降。眼前段可有轻至中度的炎症反应，可出现羊脂状KP，易发生眼压升高。视网膜坏死病灶呈黄白色，边界清晰，早期多见于中周部，呈斑块状

（"拇指印"状），以后融合并向后极部推进。视网膜血管炎是另一重要体征，动脉、静脉均可受累，但以动脉炎为主，可伴有视网膜出血。疾病早期可有轻度至中度玻璃体混浊，以后发展为显著的混浊，并出现纤维化。在恢复期，坏死区常形成多个视网膜裂孔，引起视网膜脱离。

【诊断】主要根据临床表现诊断，但对于不典型病例，需借助于实验室检查，如血清、眼内液抗体测定、玻璃体及视网膜组织活检等。聚合酶链反应可用于检测眼内液中水痘–带状疱疹病毒、单纯疱疹病毒 DNA。此病应与巨细胞病毒性视网膜炎、眼弓形虫病等相鉴别。

【治疗】

**1. 抗病毒制剂** 阿昔洛韦 15mg/kg，静脉滴注，每日 3 次，治疗 10 ~ 21 天，改为 400 ~ 800mg 口服，每日 5 次，连用 4 ~ 6 周；或更昔洛韦 5mg/kg，静脉滴注，每日 2 次，治疗 3 周后改为维持用量 5mg/（kg·d），治疗 4 周。

**2. 抗凝血药** 可选用肝素，也可选用小剂量的阿司匹林（100 ~ 400mg/d）口服。

**3. 糖皮质激素** 在抗病毒治疗的同时可选用泼尼松（30 ~ 50mg/d）口服治疗，1 周后逐渐减量。

**4. 激光光凝及手术** 对预防视网膜脱离可能有一定的作用。发生视网膜脱离时，应行玻璃体切除联合玻璃体内气体填充、硅油填充等手术，有一定的作用。

## 七、伪装综合征

伪装综合征（masquerade syndrome）是一类能够引起葡萄膜炎表现而又非炎症性疾病的疾病。在临床上多由视网膜母细胞瘤、眼内—中枢神经系统淋巴瘤、葡萄膜黑色素瘤、恶性肿瘤眼内转移、孔源性视网膜脱离等所致，可表现为前房积脓、虹膜结节、玻璃体混浊、视网膜或视网膜下病灶等。此类疾病往往呈进行性加重，对糖皮质激素无反应或不敏感。对可疑患者应进行超声、CT、MRI、眼组织的活检以及全身有关检查，以确定或排除诊断，以免延误诊断。

## 八、感染性葡萄膜炎

感染性葡萄膜炎是由病原体引起的葡萄膜炎或视网膜炎，而感染性眼内炎是指病原体引起以玻璃体炎症和前房炎症为主要改变的炎症。近年来，结核、梅毒等引起的葡萄膜炎、人类免疫缺陷病毒感染者的巨细胞病毒性视网膜炎等也在不断增加，真菌性眼内炎也明显增多，对于高危人群应用糖皮质激素治疗效果不佳者，应考虑到此类疾病，并应进行相应的辅助检查及实验室检查，以明确诊断。

# 第三节　葡萄膜囊肿和肿瘤

## 一、虹膜囊肿

虹膜囊肿的病因有多种，包括先天性、外伤植入性、炎症渗出性和寄生虫性等。其中以外伤植入性最常见，是由于眼球开放性外伤或内眼手术后，结膜或角膜上皮通过伤口进入前房，种植于虹膜并不断增生所致，前葡萄膜炎所致的虹膜囊肿也较为常见。

虹膜囊肿表现为虹膜局限性隆起（图 12 - 3），也可向后房伸展，于瞳孔区见到虹膜后有黑色隆起

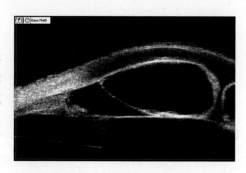

图 12 - 3　UBM 示虹膜囊肿

块，易被误诊为黑色素瘤。当囊肿增大占据前房或堵塞房角时，可引起难以控制的青光眼。目前多采用激光或手术治疗。

## 二、脉络膜血管瘤

脉络膜血管瘤为先天性血管发育畸形。脉络膜血管瘤多发生于青年人，病变常从视盘及黄斑部附近开始，可为孤立性，表现为一淡红色圆形或近似球形隆起；也可为弥漫性，表现为广泛、弥漫、扁平、边界不清楚的番茄色增厚（图12-4）。易引起视网膜脱离而致视力高度减退或并发顽固性青光眼而失明。超声波和FFA检查对诊断有较大帮助。可采用激光治疗。

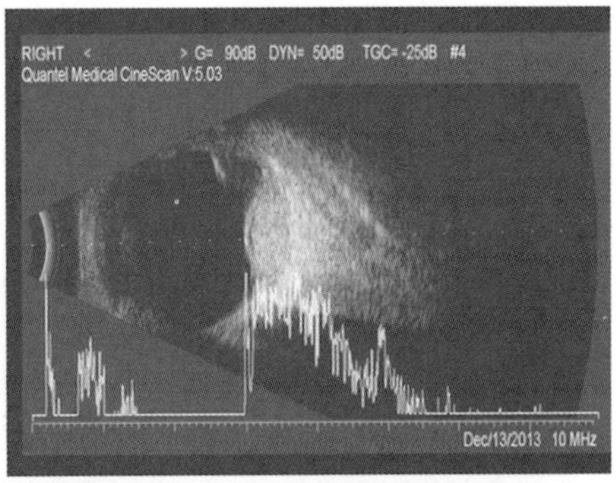

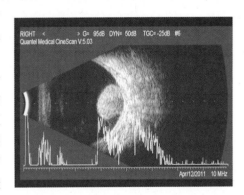

图12-4 B超示脉络膜血管瘤
眼球内表面见广泛隆起增厚病灶

## 三、脉络膜恶性黑色素瘤

脉络膜恶性黑色素瘤（malignant melanoma of the choroid）是成年人最常见的眼内恶性肿瘤，多见于50~60岁，常为单侧性。主要起源于葡萄膜组织内的色素细胞和痣细胞。

【临床表现】如果肿瘤位于黄斑区，患者于疾病早期即可有视物变形或视力减退；如果位于眼底的周边部则无自觉症状。根据肿瘤生长形态，表现为局限性及弥漫性两种，前者居多。局限性者表现为凸向玻璃体腔的球形隆起肿物（图12-5），周围常有渗出性视网膜脱离；弥漫性者沿脉络膜水平发展，呈普遍性增厚而隆起不明显，易被漏诊或误诊，并易发生眼外或全身性转移，可转移至巩膜外、视神经、肝、肺、肾和脑等组织，预后甚差。可因渗出物、色素及肿瘤细胞阻塞房角，肿瘤压迫涡状静脉或肿瘤坏死所致的大出血等，引起继发性青光眼。在肿瘤生长过程中，可因肿瘤坏死而引起眼内炎或全眼球炎，因此，它也是一种较为常见的伪装综合征。

图12-5 B超示脉络膜黑色素瘤
眼球内表面见凸向玻璃体腔的球形隆起肿物

【诊断】早期诊断有时较困难，必须详细询问病史、家族史，进行细致的全身检查和眼部检查。此外，还应行巩膜透照、超声波、FFA、CT及MRI等检查，以期做出诊断。

【治疗】小的肿瘤可随访观察，或做局部切除、激光光凝或放射治疗。眼球摘除术仍是主要的治疗选择，主要适用于肿瘤继续发展、后极部肿瘤累及视神经、肿瘤较大可致失明、继发青光眼或视网膜脱离者。肿瘤已向眼外蔓延者，应做眼眶内容剜出术。

## 四、脉络膜转移癌

脉络膜转移癌多见于40~70岁，女性多见，可为单眼或双眼，左眼多于右眼。以乳腺癌转移最为多见，肺癌次之，其他包括肾癌、消化道癌、甲状腺癌或肝癌等的转移。由于转移癌生长较快，可压迫睫状神经，早期就伴有剧烈眼痛和头痛。眼底表现为后极部视网膜下灰黄色或黄白色、结节状的扁平隆起（图12-6），晚期可发生广泛视网膜脱离。诊断时应详细询问肿瘤病史、查找原发病灶。CT、MRI、超声波和FFA检查有助于诊断。

一般多为癌症晚期，已有颅内或其他部位的转移，除非为解除痛苦，眼球摘除术已无治疗意义。可考虑化学治疗或放射治疗。

### 五、脉络膜骨瘤

脉络膜骨瘤病因尚不明确，多认为是一种骨性迷离瘤。好发于青年女性，单眼居多。肿瘤多位于视盘附近，呈黄白色或橘红色的扁平隆起（图12-7），可见色素沉着，肿物边缘不规则，似伪足向四周伸出，可形成视网膜下新生血管膜，伴有出血或浆液性视网膜脱离。FFA、超声波及CT检查有助于诊断。

目前尚无确切有效的治疗方法。出现视网膜下新生血管者可考虑激光光凝。

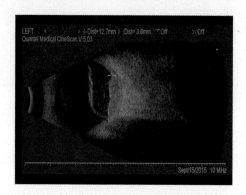
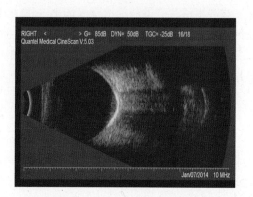

图12-6  B超示脉络膜转移癌（肺癌）
合并渗出性视网膜脱离
后极部脱离的视网膜下见结节状的扁平隆起

图12-7  B超示脉络膜骨瘤
眼球后方内表面见高回声扁平隆起

## 第四节  葡萄膜先天异常

葡萄膜的先天异常多与早期胚眼的发育过程中胚裂闭合不全有关。

### 一、无虹膜

无虹膜是一种少见的眼部先天畸形，几乎都是双眼受累。常伴有角膜、前房、晶状体、视网膜和视神经异常，属常染色体显性遗传。虹膜完全缺失，可直接看到晶状体赤道部边缘、悬韧带及睫状突。可有畏光及各种眼部异常引起的视力低下，较多患者因进行性角膜、晶状体混浊或青光眼而失明。为减轻畏光不适，可戴有色眼镜或角膜接触镜。

### 二、虹膜缺损

虹膜缺损分为典型性虹膜缺损和单纯性虹膜缺损两种。典型性虹膜缺损是位于下方的完全性虹膜缺损，形成梨形瞳孔，尖端向下，与手术切除者的不同点在于其缺损边缘为色素上皮所覆盖，常伴有其他眼部先天畸形，如睫状体缺损或脉络膜缺损等。单纯性虹膜缺损为不合并其他葡萄膜异常的虹膜缺损，表现为瞳孔缘切迹、虹膜孔洞、虹膜周边缺损、虹膜基质和色素上皮缺损等，多不影响视力。

### 三、瞳孔残膜

瞳孔残膜为胚胎时期晶状体表面的血管膜吸收不全的残迹。有丝状和膜状两种，一般一端始于虹膜小环，另一端附着在对侧的虹膜小环外或附着于晶状体前囊。通常不影响视力和瞳孔活动，不需要治疗。对于影响视力的较厚的瞳孔残膜，可行手术或激光治疗。

#### 四、脉络膜缺损

脉络膜缺损分为典型脉络膜缺损和非典型脉络膜缺损两种。典型的脉络膜缺损多双眼发生，位于视盘下方，也有包括视盘在内。缺损区表现为无脉络膜，通过菲薄的视网膜可透见白色巩膜，边缘多整齐，有色素沉着，常伴有小眼球、虹膜异常、视神经异常、晶状体缺如以及黄斑部发育异常等。非典型脉络膜缺损者较少见，多为单眼，可位于眼底任何部位，以黄斑区缺损最多见，中心视力丧失，其他与典型者相似。无特殊治疗，并发视网膜脱离时可行手术治疗。

### 本章小结

急性前葡萄膜炎的临床表现除了起病急、眼痛、视力下降外，尚有瞳孔缩小、睫状充血、KP、房水闪辉和虹膜后粘连5个体征。若只有虹膜后粘连、瞳孔不圆或不规则、晶状体前囊可见色素及机化物，则提示为陈旧性虹膜睫状体炎（以往患过虹膜睫状体炎）。急性前葡萄膜炎应与急性结膜炎、急性闭角型青光眼相鉴别。前葡萄膜炎的治疗原则为散大瞳孔、拮抗炎症、消除病因、治疗并发症。

### 思考题

1. 虹膜睫状体炎的临床表现、治疗原则有哪些？
2. 如何鉴别急性虹膜睫状体炎、急性结膜炎、急性闭角型青光眼？
3. 葡萄膜炎的病因和分类有哪些？
4. 试述中间葡萄膜炎及后葡萄膜炎的临床表现及治疗。

（李世迎　郑　莎）

# 第十三章 玻璃体疾病

学习要求

1. **掌握** 玻璃体的解剖、生理功能和检查方法；常见玻璃体疾病的临床表现和治疗原则。
2. **熟悉** 玻璃体的年龄性改变。
3. **了解** 玻璃体积血的病因及发病机制、临床表现、诊断及鉴别诊断和治疗原则。玻璃体手术的原理和适应证。

## 第一节 概 述

玻璃体（vitreous body）是一种透明的凝胶体，充满于玻璃体腔，约 4.2ml，占眼球内容积的 4/5。玻璃体前面与晶状体对应有一凹面称玻璃体凹，其他部分与睫状体和视网膜相贴。玻璃体由 99% 的水与 1% 胶原纤维和亲水的透明质酸等组成。胶原纤维排列形成网状支架，其间填充着带负电荷的透明质酸，后者能结合大量水分子，从而使玻璃体呈凝胶状。玻璃体周边部的胶原纤维排列较致密，形成玻璃体皮质，厚 100 ~ 200μm。前皮质与晶状体后表面和睫状体扁平部相邻，后皮质与视网膜接触。玻璃体与视网膜附着最紧的部位是玻璃体基底部，其次是视盘周围、黄斑中心凹部和视网膜大血管（图 13 - 1）。

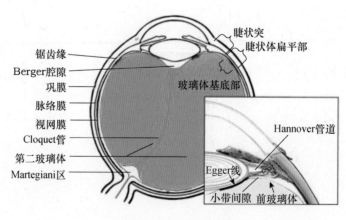

图 13 - 1 玻璃体解剖

玻璃体是眼内屈光间质的主要组成部分，具有导光作用；在胚胎期对眼球发育起重要作用；玻璃体为黏弹性胶质，对晶状体、视网膜具有支撑、减震作用；玻璃体具有屏障作用，能阻止视网膜血管内的大分子进入玻璃体凝胶；能够抑制多种细胞的增生，维持玻璃体内环境的稳定。

年龄的增加、炎症、出血、外伤等因素可导致玻璃体胶原纤维破坏，透明质酸丧失和胶原纤维网状结构塌陷，玻璃体凝胶状态破坏，发生玻璃体液化、玻璃体混浊、玻璃体后脱离等。在这些病理改变发展中，有可能引起玻璃体积血、视网膜裂孔、视网膜脱离、黄斑前膜等。

玻璃体与视网膜的关系密切，两者的病变常相互影响。

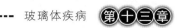
## 第二节　玻璃体的年龄性改变

人出生时玻璃体呈凝胶状，4 岁时玻璃体内开始出现液化迹象。液化指凝胶样玻璃体逐渐脱水收缩，水与胶原分离。液化首先从玻璃体中央部开始，出现小的液化腔，之后随着年龄增长液化范围不断扩大。影响玻璃体液化的因素有年龄、眼轴长度、无晶状体眼、炎症、外伤、出血等。

### 一、组织病理学改变

玻璃体中的透明质酸大分子降解，析出结合的水分，胶原网状结构塌陷，形成液化腔，发生以下组织学变化（图 13 - 2）。

**1. 玻璃体凝缩**（syneresis）　透明质酸大分子降解，胶原纤维网状结构塌陷，产生液化腔，周围包绕胶原纤维，称玻璃体凝缩。

**2. 玻璃体劈裂**（vitreoschisis）　玻璃体后皮质分层，部分胶原纤维残留在内界膜上。

**3. 玻璃体后脱离**（posterior vitreous detachment, PVD）　玻璃体中央部的液化腔扩大，玻璃体后皮质层变薄并出现裂口，液化玻璃体通过裂口进入玻璃体后间隙，使后皮质与视网膜分离（图 13 - 3）。

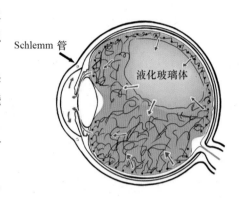

图 13 - 2　玻璃体年龄性变化

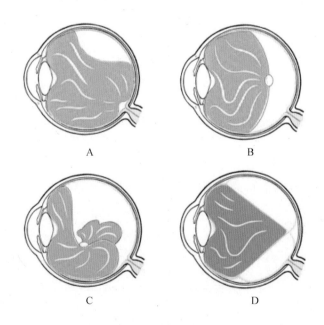

图 13 - 3　玻璃体后脱离
A. 不完全玻璃体后脱离；B、C. 完全玻璃体后脱离；D. 玻璃体后脱离伴黄斑牵引

**4. 其他**　基底层增厚，与后部视网膜粘连变松。

### 二、玻璃体后脱离

#### （一）症状

**1. 漂浮物**（floaters）　如点状、线状、环状物（Weiss 环）等。

**2. 闪光感**（flashing lights） 脱离的玻璃体对视网膜构成牵拉所致。

**3. "红色的烟雾"** 牵引导致血管破裂，产生不同程度的玻璃体积血。

**4. 视物遮挡** 过强的牵引导致视网膜裂孔和视网膜脱离。

### （二）并发症

1. 视网膜血管破裂导致玻璃体积血。

2. 视网膜撕裂孔形成，可导致视网膜脱离。

3. 黄斑部的玻璃体与视网膜紧密粘连，可导致玻璃体黄斑牵引。

4. 不完全的玻璃体后脱离，可导致特发性黄斑裂孔的形成。

5. 玻璃体后脱离过程损伤黄斑区视网膜内界膜，可刺激产生黄斑前膜。

### （三）治疗

出现玻璃体后脱离症状时应散瞳详查眼底，玻璃体积血时，要进行超声波检查并随诊。

 知识链接

#### 玻璃体视网膜交界区疾病

玻璃体在强光、机械作用力、氧化、代谢物堆积等非正常生理情况下，胶原纤维发生凝聚液化和结构改变，发生完全玻璃体后脱离、不完全玻璃体后脱离或玻璃体劈裂，玻璃体视网膜交界面胶原纤维可能与赤道后内界膜粘连与牵拉、玻璃体皮质残留和细胞增生与收缩等，导致患者中心视力下降和视物变形。与此相关的疾病有黄斑裂孔、黄斑前膜、玻璃体黄斑牵引综合征（vitreomacular traction syndrome，VMTS）、黄斑水肿等。

## 第三节 玻璃体积血

玻璃体自身无血管，不发生出血。玻璃体积血（vitreous hemorrhage）多因内眼血管性疾病和外伤引起，也可由玻璃体后脱离、视网膜裂孔以及全身性疾病引起。

### 一、病因

1. 视网膜血管性疾病，增生性糖尿病性视网膜病变、视网膜静脉阻塞、视网膜静脉周围炎等。

2. 视网膜裂孔和视网膜脱离。

3. 玻璃体后脱离。

4. 眼外伤。

5. 其他，视网膜血管瘤、息肉样脉络膜血管病变、Terson综合征等。

### 二、临床特点

少量出血时，有飞蚊症或红色絮状漂浮物，眼底清晰或稍模糊，视力正常或轻度下降；大量出血时，视力急剧减退或仅有光感。眼底检查无红光反射。裂隙灯显微镜检查可见前部玻璃体内有大量红细胞或凝血块。玻璃体积血长时间不吸收，红细胞破坏变成灰褐色或白色（图13-4）。

### 三、诊断

依据症状和眼底检查进行诊断。询问全身病史，双眼检查，以寻找病因。眼底窥不清时应进行 B 超检查，排除视网膜脱离和眼内肿瘤。

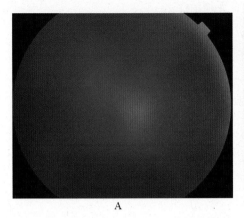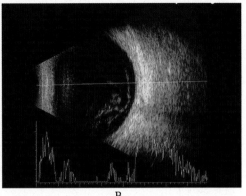

图 13-4 玻璃体积血

A. 眼底照相；B. 同一患者的眼 B 超

## 四、治疗原则

1. 出血量少时不需特殊处理，可等待其自行吸收。

2. 出血吸收、发现有视网膜裂孔者，应及时行激光封孔或视网膜冷凝封孔。

3. 大量出血者，B 超检查无视网膜脱离或增殖膜，观察 1~3 个月不吸收时可行玻璃体切割术；合并视网膜脱离或牵拉性视网膜脱离时，应及时进行玻璃体切割术。

 **案例讨论**

　　**临床案例**　患者，男，58 岁。主诉"右眼视力突然下降 2 天"就诊，不伴眼红、眼痛。既往史：无高血压病、糖尿病病史。双眼近视 -5.0D。眼部检查：视力右眼手动，左眼 1.0。双眼前节（-），右眼玻璃体血性混浊，眼底窥不见。左眼玻璃体透明，眼底大致正常。

　　B 超检查：玻璃体浓密絮状混浊。12 天后复诊，玻璃体混浊减轻，但眼底仍然模糊。复查 B 超：玻璃体混浊，见与视盘相连的条带。

　　**问题**　该患者的诊断是什么？治疗原则是什么？病程中玻璃体、视网膜发生了什么变化？

## 第四节　玻璃体变性性疾病

### 一、星状玻璃体变性

　　星状玻璃体变性（asteroid hyalosis）常见于 50 岁以上者，75% 为单眼患病，极少影响视力，无须治疗。糖尿病患者多见。玻璃体内散在白色、大小不等小球，但玻璃体无液化。眼球转动时，白色小球轻微移动，静止后回到原位。

### 二、闪辉性玻璃体变性

　　闪辉性玻璃体变性（synchysis scintillans）又称眼胆固醇结晶沉着症（cholesterolosis），较星状玻璃体变性少见，多为双眼。表现为玻璃体腔黄白色、金色或多色的胆固醇结晶小体。

眼球转动时，小体自由飘动；眼球静止时，混浊小体沉于玻璃体下方。病因不清，与玻璃体外伤性损害或出血、炎症有关。一般不影响视力，无须治疗。

# 第五节　其他玻璃体疾病

## 一、遗传性视网膜劈裂症

遗传性视网膜劈裂症（X – linked retinoschisis），较获得性视网膜劈裂为少见，绝大多数发生在男性，为性连锁隐性遗传。表现为视网膜神经纤维层裂开，玻璃体腔内有半透明的膜。常双眼发病。自然病程进展缓慢，部分病例可自行退化。

【临床表现】

**1. 无症状或视力下降**　当患眼一侧弱视常有知觉性外斜，双眼视力低下则易现眼球震颤。

**2. 眼底表现**

（1）患者视网膜内层隆起，呈纱膜样，通常在颞下象限，劈裂视网膜的前界很少达到锯齿缘，而后界可蔓延到视盘。内层多个内孔可能融合。如果内、外层均有裂孔，容易发生视网膜脱离。

（2）黄斑部劈裂出现"辐轮样结构"或呈"射线样结构"改变。

（3）部分患者发生反复玻璃体积血。

**3. 电生理检查**　ERG a 波振幅正常或降低，b 波振幅下降更明显。

【诊断】眼底改变和 ERG。

【治疗】该病不合并视网膜脱离时，无手术指征，长期观察。合并玻璃体积血时，最好采取非手术治疗；当合并视网膜脱离时应及时手术治疗。

## 二、Wagner 玻璃体视网膜变性和 Stickler 综合征

Wagner 玻璃体视网膜变性和 Stickler 综合征是一组合并玻璃体液化、玻璃体腔空腔的疾病。

Stickler 综合征又称 Stickler 关节病玻璃体视网膜变性综合征。为常染色体显性遗传病。眼部特点：视网膜前有无血管膜，血管旁格子样变性。玻璃体液化形成空腔、高度近视、白内障，视网膜脱离的发生率高，伴多发裂孔。

【临床表现】

1. 症状　年轻患者无症状，年长者多因白内障而视力减退。合并视网膜脱离时可有相应的症状。

2. 常为双眼患病，为常染色体显性遗传。

3. 眼部表现　早年发生白内障。眼底可见玻璃体液化呈现巨大的透明空腔，玻璃体腔有细纱或膜样漂浮，且附着于周边视网膜；视网膜血管细并有血管外周色素鞘围绕；约 1/4 患者在赤道处可见格子样视网膜变性；易发生视网膜脱离。

4. 视网膜电图 b 波振幅下降。

【治疗与预后】警惕视网膜脱离。发现视网膜裂孔或格子样变性应及时进行预防性激光治疗；合并视网膜脱离时，立刻手术治疗。

## 三、家族性渗出性玻璃体视网膜病变

家族性渗出性玻璃体视网膜病变（familial exudative vitreoretinopathy，FEVR）为常染色体

显性遗传病，表现为双眼慢性进行性视网膜玻璃体病变。

【临床表现】多为双眼发病。病程差异甚大，可以慢性进行性发展至失明，也可早期即自行终止而毫无临床表现，只是在做荧光血管造影检查时发现。颞侧毛细血管网在赤道部突然终止。晚期其边缘出现新生血管和增殖膜，牵拉视乳头和黄斑。严重者可引起牵拉性视网膜脱离。

【鉴别诊断】该病临床表现极似早产儿视网膜病变，但患者无早产和吸氧史。

### 四、原始玻璃体持续增生症

原始玻璃体持续增生症（persistent hyperplastic primary vitreous，PHPV）多见于婴儿或儿童。90%单眼发病。是由于原始玻璃体没有退化，在晶状体后方增殖，形成纤维膜。临床表现为白瞳症。有前部 PHPV 和后部 PHPV 两种表现，也有两种表现同时存在的"混合型"。

**1. 前部 PHPV** 玻璃体动脉残留，在晶状体后有血管化的纤维膜，可伴有小眼球、浅前房，纤维膜牵拉睫状突变长伸入瞳孔区，晶状体小，合并白内障。出生时即可看到白瞳症，甚至出现继发性闭角型青光眼。

**2. 后部 PHPV** 可为小眼球，前房正常，晶状体透明，视盘处原始玻璃体增殖，呈现为视网膜皱襞隆起，形如镰刀，内含玻璃体动脉。

### 五、玻璃体炎症

玻璃体炎症常继发于各种类型的葡萄膜炎，也可由外伤或手术将病原微生物带入眼内引发。

【分类】

**1. 非感染性玻璃体炎** 炎症来源于色素膜，临床表现和治疗详见有关章节。

**2. 感染性玻璃体炎**

（1）内源性 病原微生物由血流或淋巴进入眼内。

（2）外源性 玻璃体是细菌、微生物极好的生长基。可发生在内眼手术后或开放性眼球外伤。

【临床表现】玻璃体内出现炎性渗出物和白细胞，呈絮状混浊，严重时为致密灰黄色或灰白色混浊，甚至积脓。视力不同程度下降，严重时仅存光感。

【治疗】尽快进行微生物培养和药物敏感测定，全身和局部给药；对严重玻璃体混浊患者尽早行玻璃体手术。

## 第六节 玻璃体手术

20 世纪 70 年代初 Machemer 开创了现代玻璃体切割术。40 多年来，随着手术器械和仪器的不断改善，手术经验的提高和积累，特别是 21 世纪初微创玻璃体手术的开展，使手术创伤减小、成功率提高，手术适应证不断扩大。目前，玻璃体手术仅次于白内障摘除人工晶体植入术，成为第二位主要的眼科手术。

1. 视网膜血管性疾病的并发症 增生性糖尿病性视网膜病变、视网膜静脉阻塞、视网膜血管炎、早产儿视网膜病变等，发生持久玻璃体积血或牵拉性视网膜脱离、黄斑囊性水肿。

2. 复杂性视网膜脱离 视网膜巨大裂孔、后部或多发裂孔，伴脉络膜脱离，合并 PVR、玻璃体积血，渗出性视网膜脱离。

3. 复杂眼外伤 致密玻璃体积血、牵拉性视网膜脱离、眼内异物、外伤性眼内炎、眼球破裂等。

4. 黄斑病 视网膜前膜、玻璃体黄斑牵拉综合征、黄斑裂孔、黄斑下出血和新生血管膜。

5. 眼前段疾病　晶状体脱位或半脱位、先天性白内障等。

6. 慢性葡萄膜炎、眼内寄生虫、经选择的脉络膜黑色素瘤等。

7. 处理眼前段手术的并发症　如眼内炎、白内障术中玻璃体脱出、伤口嵌顿、晶状体碎块落入玻璃体、IOL 脱位、后发性白内障、脉络膜上腔出血、恶性青光眼等。

 **本章小结**

　　玻璃体呈透明凝胶状，是眼球屈光间质的重要组成部分，具有导光作用；同时由于其黏弹性，对视网膜有支撑和保护作用。随着年龄的增加，玻璃体中透明质酸逐渐溶解、胶原纤维网状结构塌陷，玻璃体液化，导致玻璃体后脱离。由于玻璃体后皮质与视网膜的异常粘连，可发生视网膜周边部撕裂孔，可导致视网膜脱离、玻璃体积血；由于玻璃体后皮质与黄斑部的异常粘连，可以导致玻璃体黄斑牵引综合征、黄斑裂孔、黄斑前膜和黄斑水肿。玻璃体疾病除了年龄改变导致的病理状态，绝大部分来自视网膜和脉络膜疾病，而且两者之间关系密切，相互作用。20 世纪 70 年代开展的现代玻璃体手术，使许多玻璃体视网膜疾病得以治愈，并且随着手术器械和仪器的不断改善以及手术技术的提高，玻璃体手术的成功率不断上升，手术适应证也不断扩大。近年来玻璃体作为视网膜脉、络膜疾病药物治疗的通道，为黄斑水肿、脉络膜新生血管、葡萄膜炎等疾病的治疗开辟了新的治疗途径。玻璃体注射纤溶酶治疗玻璃体视网膜交界面疾病已经取得初步临床效果。

 **思考题**

1. 随着年龄增长，玻璃体发生哪些组织病理学改变？

2. 如何诊断玻璃体后脱离？它有哪些常见并发症？

3. 引起玻璃体积血的主要病因有哪些？

（谢安明文　厉芬芬绘图）

# 第十四章　视网膜病

## 第一节　概　　述

### 一、视网膜的结构与功能特点

视网膜（retina）为眼球后部最内层组织，由神经外胚叶发育而成。胚胎早期神经外胚叶形成视泡，视泡逐渐凹陷而衍变成视杯。视杯的内层和外层分别发育成视网膜感觉层（神经上皮层）和视网膜色素上皮层。神经上皮层与视网膜色素上皮层间有潜在的间隙，是临床上发生视网膜脱离的解剖基础。

视网膜色素上皮与脉络膜最内层的玻璃膜（又称 Bruch 膜）粘连极为紧密，并与脉络膜毛细血管层组成一个统一的功能整体，称为视网膜色素上皮 – 玻璃膜 – 脉络膜毛细血管复合体，对维持光感受器细胞微环境有重要作用。

视网膜的营养来自两个血管系统：内核层以内的视网膜由视网膜中央动脉供应，内核层以外的视网膜由脉络膜血管系统供养。在一部分人中尚有自睫状动脉发出的视网膜睫状动脉供应视网膜内层小部分区域，尤其是对黄斑区的供应范围大小，在临床上具有重要意义。

视网膜内、外屏障：为保持视网膜组织的相对干燥、透明状态，视网膜内存在内、外两种屏障。视网膜色素上皮细胞之间存在紧密连接（tight junction），构成视网膜与脉络膜之间的外屏障或称血 – 视网膜外屏障（outer blood – retinal barrier）。视网膜毛细血管壁内皮细胞之间的闭合小带（zonula occludens）和壁内周细胞（intramural pericyte）形成视网膜的内屏障或称血 – 视网膜内屏障（inner blood – retinal barrier）。

另外，视网膜通过视神经与大脑相通。因此，玻璃体、脉络膜、神经系统以及全身的疾病均可累及视网膜。

### 二、视网膜的生理

光感受器视锥细胞、视杆细胞接收光刺激，将其转化成视觉神经冲动，通过神经纤维层传入视觉皮质。黄斑中心凹的视锥细胞、神经节细胞、视神经纤维的数量约为 1 : 1 : 1，黄斑中心凹具有最佳视力。由于黄斑区负责中心视力和色觉，因此黄斑区的病变大大影响了视功能。周边视网膜主要负责周边视力及暗视觉。

### 三、视网膜病变的表现特点

#### （一）视网膜血管改变

视网膜血管的管径可以增粗、变细，正常视网膜动、静脉管径比为2：3。视网膜血管的形态可以变得迂曲或僵直。视网膜动脉硬化时管壁增厚，血管反光带增强，呈"铜丝"或"银丝"样改变，出现动静脉交叉压迫征。视网膜血管的分支可以增多，出现侧支血管、动静脉短路（交通）、脉络膜-视网膜血管吻合以及新生血管。也可以减少，甚至视网膜的某些区域可以出现无视网膜血管分布的情况。血管壁及管周炎性细胞浸润形成血管被鞘，血管壁纤维化或闭塞形成血管白线。

#### （二）血-视网膜屏障破坏

**1. 视网膜水肿**　分为细胞内水肿和细胞外水肿。由于视网膜血管为终末血管，彼此间无吻合支，一旦发生血流中断，可引起视网膜内层的双极细胞、神经节细胞及神经纤维层混浊、水肿。

水肿范围与阻塞动脉的部位有关，主干阻塞者可表现为整个眼底的视网膜神经上皮水肿，毛细血管前小动脉阻塞者呈现灰白色边界不清的棉绒斑样外观。

细胞外水肿为血-视网膜内屏障受到破坏，血浆经破损的管壁处渗漏于神经视网膜层间，从而引起视网膜水肿。黄斑区由于Henle纤维的放射状排列且较为疏松，液体聚积于Henle纤维之间，形成多数积液小囊，称为黄斑囊样水肿。

**2. 视网膜渗出**　血浆内的脂质或脂蛋白从视网膜血管渗出，沉积在视网膜内，呈黄色颗粒或斑块状，称为硬性渗出。黄斑区硬性渗出沿外丛状层（Henle纤维）走行分布，可呈星芒状排列。微动脉阻塞导致神经纤维层的微小梗死可形成"软性渗出"，又称棉绒斑（cotton-wool spots），是视网膜内大小不一、边界不清的棉绒状灰白色斑片。

**3. 视网膜出血**　依据其出血部位不同而表现各异。

（1）深层出血　出血位于视网膜外丛状层和内核层之间，呈暗红色的小圆点，为视网膜深层毛细血管出血所致。多见于静脉性损伤的疾病，如糖尿病性视网膜病变等。

（2）浅层出血　出血位于视网膜神经纤维层，多呈线状、条状或火焰状，为视网膜浅层毛细血管出血所致。多见于动脉性损害，如高血压性视网膜病变等。

（3）视网膜前出血　视网膜浅层出血量较大时，血液聚集在视网膜内界膜和玻璃体后界膜之间。由于重力作用多表现为上方有水平液面的半月状出血。

（4）玻璃体积血　玻璃体本身无血管，视网膜血管破裂或眼内新生血管破裂出血进入玻璃体内，导致玻璃体积血。少量积血可引起玻璃体片状或团块状混浊，大量积血可完全遮蔽眼底。

（5）视网膜色素上皮下出血　出血位于视网膜色素上皮下时，眼底外观多呈黑灰色或黑红色边界清晰的隆起灶。多来自于脉络膜新生血管或脉络膜毛细血管，临床上多见于湿性年龄相关性黄斑变性等疾病。

**4. 渗出性视网膜脱离**　视网膜外屏障破坏时，脉络膜血浆经RPE损害处渗入视网膜神经上皮下，形成局限性边界清晰的扁平盘状视网膜脱离，甚至渗出性视网膜脱离。

#### （三）视网膜色素改变

视网膜色素上皮细胞可因疾病的影响发生萎缩、变性、死亡及增生，眼底表现为色素脱失、紊乱及沉着等。

#### （四）视网膜增生性改变

视网膜缺氧、炎症或肿瘤可诱发视盘或视网膜表面产生新生血管，新生血管沿视盘或视网膜表面生长或进入玻璃体。新生血管周围伴有纤维组织增生，其收缩或受到牵拉发生视网膜前出血或玻璃体积血。出血、外伤、炎症以及视网膜裂孔等可引起细胞介导或增生因子作用，发生视网膜增生膜，即视网膜前膜和视网膜下膜。

### （五）视网膜变性

视网膜变性改变主要包括视网膜色素变性和周边视网膜变性。周边视网膜变性主要表现为视网膜内变性和视网膜玻璃体变性。视网膜玻璃体变性主要包括格子样变性、蜗牛迹样变性及非压迫变白区。

## 四、视网膜的检查

检查视网膜最基本的方法是直接检眼镜、间接检眼镜、裂隙灯显微镜联合前置镜或三面镜检查。荧光素眼底血管造影（fundus fluorescence angiography，FFA）和吲哚青绿血管造影（indocyanine green angiography，ICGA）广泛用于了解视网膜脉络膜循环情况。相干光断层扫描对黄斑部疾病的诊断具有重要作用。电生理检查中视网膜电图可辅助各种视网膜疾病的诊断，对视网膜做出分层定位诊断。眼电图主要反映 RPE 的功能，可用于视网膜色素上皮、光感受器细胞疾病、中毒性视网膜疾病的诊断。

## 第二节　视网膜血管病

### 一、视网膜动脉阻塞

视网膜的血供来自视网膜中央动脉与睫状动脉系统，两者均来自眼动脉。视网膜动脉阻塞是一种急性发作、严重损害视功能的视网膜血管性疾病。从颈总动脉到视网膜内小动脉间的任何部位阻塞，都会引起相应部位的视网膜缺血、缺氧。根据受累动脉分支，视网膜动脉阻塞分为视网膜中央动脉阻塞、视网膜分支动脉阻塞、睫状视网膜动脉阻塞及视网膜毛细血管前小动脉阻塞。另外，眼缺血综合征是视网膜中央动脉慢性供血不足。

【病因】

1. 栓子栓塞：最为常见的原因是从颈动脉粥样硬化斑脱落的碎屑，其他类型的栓子包括心源性栓子（钙化栓子、赘生物、血栓、心脏黏液瘤脱落物）、颈动脉或主动脉源性栓子（胆固醇栓子、纤维素性栓子及钙化栓子）和外源性栓子等。

2. 视网膜动脉内血栓形成是视网膜中央动脉阻塞发病的重要原因，视网膜动脉发生硬化或炎症，使动脉内皮受损，血管内壁粗糙、狭窄，导致血栓易于形成。常为筛板水平的视网膜中央动脉粥样硬化栓塞所致。

3. 视网膜中央动脉周围炎。

4. 视网膜中央动脉的外部压迫：包括视网膜玻璃体手术、眼眶手术中或术后高眼压及眼球后出血等。

5. 系统性疾病：如偏头痛、外伤、凝血障碍、炎症或感染性疾病、口服避孕药、结缔组织疾病如巨细胞动脉炎等。

【临床表现】

**1. 视网膜中央动脉阻塞**（central retinal artery occlusion，CRAO）　多见于老年人，无明显性别差异。绝大多数为单眼发病，表现为单眼无痛性急剧视力下降，视力可达到指数甚至无光感。询问病史，部分患者发病前可有阵发性黑矇史。眼部表现为患眼瞳孔中等散大，直接对光反射明显迟钝或消失，间接对光反射存在。眼底检查可见后极部视网膜灰白、水肿，由于中心凹视网膜神经上皮薄，脉络膜循环正常，可透见其深面的脉络膜橘红色反光，在周围的灰白水肿衬托下，黄斑相对呈红色，即"樱桃红斑（cherry - red spot）"（图 14 - 1）。视盘颜色较淡，视网膜中央动脉及其分支变细，小动脉几乎不可辨认，且管径不均匀，偶见红细胞在狭窄的管腔内滚动。如有栓子，在视盘表面或在动脉分叉处可见管腔内有白色斑块。一般视网膜动脉阻塞较少出血。在疾病的恢复期，视网膜的功能可能已经明显损害，但血液灌注可以恢复，此时，在 FFA 中可无明显的异常发现。数周后，视网膜水肿消退，视网膜恢复透明，但其内层萎缩、坏死，不能恢复视功能。视盘颜色苍白，血管呈白线状。FFA 显示视网膜动脉充盈时间延长，灌注不良。

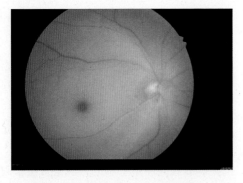

图 14－1　视网膜中央动脉阻塞

后极部视网膜水肿灰白，黄斑"樱桃红斑"

**2. 视网膜分支动脉阻塞**（branch retinal artery occlusion，BRAO）　视网膜分支动脉阻塞者，表现为视力不同程度下降，视野某一区域有固定暗影。眼底检查可见沿该支血管分布区视网膜水肿。FFA 显示阻塞动脉和相应静脉充盈迟缓，甚至晚期无灌注。数周后，视网膜水肿消退，逐渐恢复透明，呈正常色泽，但血管仍很细，黄斑区可见色素沉着或色素紊乱，视盘颜色明显变淡或苍白。

【诊断】根据病史和眼底表现可以诊断。眼底荧光素血管造影有助于诊断。

【治疗】视网膜耐受缺血的时间短，较短时间内光感受器细胞即可死亡且不能逆转。如果视网膜血供被完全阻断超过 90 分钟，几乎不可能恢复视力。因此，视网膜动脉阻塞需要急诊处理。治疗的目的是为恢复视网膜血液循环及其功能。

1. 迅速降低眼压，增加视网膜血管血液灌注，使栓子松动向末支移动，具体治疗有眼球按摩、前房穿刺、口服醋甲唑胺等。

2. 扩张血管；球后注射阿托品或山莨菪碱（654－2），舌下含硝酸甘油或吸入亚硝酸异戊酯，静脉滴注扩张血管药。

3. 吸氧　吸入 95％氧及 5％二氧化碳混合气体，提高血氧含量。

4. 全身应用抗凝血药，如口服阿司匹林等。

5. 疑有巨细胞动脉炎时，应给予全身皮质类固醇治疗。

6. 积极查找病因，做全身系统检查和对危险因素对症治疗等。

## 二、视网膜静脉阻塞

视网膜静脉阻塞（retinal vein occlusion，RVO）是仅次于糖尿病性视网膜病变的第二位最常见的视网膜血管性疾病，多见于年龄较大的患者，但亦有年轻患者发病。阻塞可发生于中央主干或其分支，视网膜分支静脉阻塞（branch retinal vein occlusion，BRVO）更常见。

### （一）视网膜中央静脉阻塞

【病因】视网膜中央静脉阻塞（central retinal vein occlusion，CRVO）主要发生于筛板或其前后水平。各种原因所致血管壁内皮受损，血液流变学、血流动力学的改变，以及眼压和眼局部受压等多种因素均可致静脉阻塞。高血压和视网膜中央动脉硬化造成对视网膜中央静脉的压迫为最常见的危险因素，多见于 50 岁以上的患者。年轻患者多与炎症因素有关，炎症可导致血管管壁水肿、内膜受损、内皮细胞增殖，使血管管腔变窄，血流受阻。血流动力学改变，如心脏代偿功能不全、颈动脉狭窄或阻塞、大动脉炎等均可使视网膜灌注压过低或静脉回流受阻。此外，眼局部因素如高眼压、视乳头玻璃疣等的压迫也是视网膜中央静脉阻塞的危险因素。

【临床表现】各年龄阶段均可发生。发病初期，患者多表现为不同程度的视力障碍。眼底表现特点为各象限的视网膜静脉扩张、迂曲，视网膜内出血呈火焰状，沿视网膜静脉分布。视盘和视网膜水肿，黄斑区尤为明显，可有黄白色星芒状硬性渗出，多形成黄斑囊样水肿

（cystoid macular edema，CME）。根据临床表现和预后可分为非缺血型视网膜中央静脉阻塞和缺血型视网膜中央静脉阻塞。

非缺血型视网膜中央静脉阻塞视力下降不显著，瞳孔对光反应好，视野正常或轻度改变，各分支静脉迂曲、扩张较轻。FFA 显示视网膜循环正常或稍延长，毛细血管渗漏，少有无灌注区。出血多在数月吸收，血管逐渐恢复，但可遗留黄斑囊样水肿或轻的色素沉着，视力常不能恢复至发病前。约 1/3 的非缺血型视网膜中央静脉阻塞患者可能发展为缺血型视网膜中央静脉阻塞。

与非缺血型视网膜中央静脉阻塞患者相比，缺血型视网膜中央静脉阻塞患者视力预后多较差，视力显著下降，可有相对性传入性瞳孔障碍。视盘边界不清，高度水肿、充血。各象限视网膜静脉显著迂曲、扩张，视网膜大量浅层出血，多呈火焰状（flame shape）或片状浓厚出血，后极部较多，常累及黄斑，周边部出血较少且小。被出血掩蔽部分视网膜及血管，常见棉绒斑，黄斑区可有明显水肿和出血（图 14-2A）。FFA 显示视网膜循环时间延长，广泛毛细血管无灌注区（图 14-2B）。有浓密中心暗点的视野缺损或周边视野缩窄。

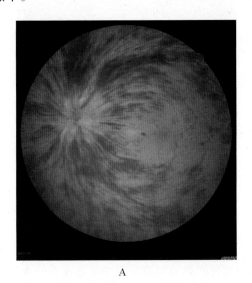
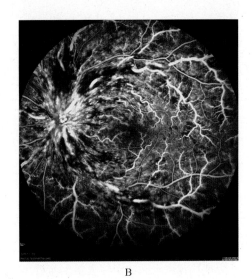

A                        B

图 14-2 视网膜中央静脉阻塞

A. 视乳头水肿、充血，视网膜大量浅层出血；B. FFA 显示视网膜广泛毛细血管无灌注区

视网膜毛细血管无灌注区可以产生大量的血管内皮生长因子，导致眼内新生血管形成。新生血管多出现在虹膜上和房角处，形成虹膜红变（rubeosis），房角的新生血管收缩时会引起继发房角关闭，发生新生血管性青光眼（neovascular glaucoma）。一般最早可于原发病发作后 3 个月发生，但年轻患者倾向于更早出现，甚至在 1 个月内出现。

【诊断与鉴别诊断】典型病史和眼底表现可明确诊断，需与以下疾病相鉴别。

**1. 糖尿病性视网膜病变** 对同时患有高血压、糖尿病等系统疾病的患者尤其要加以鉴别。糖尿病性视网膜病变一般双眼发病，有深层出血和微血管瘤等糖尿病性视网膜病变的眼底特点。

**2. 视网膜静脉周围炎**（retinal periphlebitis，Eales disease） 视网膜静脉周围炎的眼底出血及血管被鞘或血管白线多位于周边部。多双眼受累，一眼发病，另一眼详查周边视网膜可见出血及血管被鞘或血管白线。

【治疗】针对病因进行治疗。血管炎症患者给予皮质类固醇治疗。眼科局部重点在于预防和治疗并发症，常用的治疗方法包括激光光凝术、抗新生血管内皮生长因子药物（如雷珠单抗、贝伐单抗等）、长效皮质类固醇或留置缓释皮质类固醇玻璃体腔内注射等。

#### （二）视网膜分支静脉阻塞

【病因】 多与动脉硬化有关，视网膜动静脉交叉处增厚、硬化的动脉壁对静脉的压迫为主要原因。其次为局部和全身炎症诱发。

【临床表现】 患眼视力不同程度下降。可有突发无痛性视野缺损。常见于颞侧分支阻塞，特别是颞上分支阻塞，鼻侧支阻塞少见。沿阻塞血管分布区可见火焰状视网膜出血，受累静脉扩张、迂曲，亦可见棉绒斑（图 14 - 3A）。也可有小分支阻塞，如黄斑分支阻塞。BRVO 引发的眼内新生血管多见于视网膜和视盘处，严重的病例也可发生虹膜新生血管。FFA 早期可见受累静脉充盈迟缓，晚期可见毛细血管无灌注区、微血管瘤、新生血管及侧支循环（图 14 - 3B）。

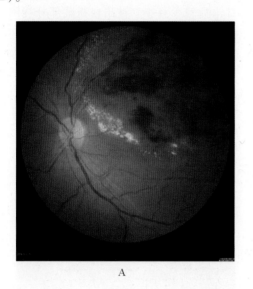
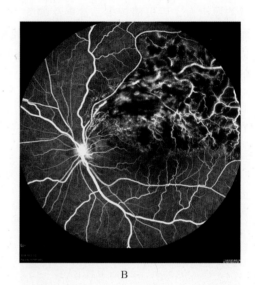

图 14 - 3 视网膜分支静脉阻塞
A. 沿阻塞血管分布区可见火焰状视网膜出血；B. FFA 可见毛细血管无灌注区

【治疗】 黄斑水肿和视网膜新生血管出血是影响视网膜分支静脉阻塞患者视力的两个主要原因。抗新生血管内皮生长因子药物玻璃体腔内注射可促进黄斑水肿的消退，减少视网膜新生血管形成的风险。FFA 显示视网膜存在大面积无灌注区或新生血管时，可行视网膜病变区播散式光凝。发生大量非吸收性玻璃体积血和（或）视网膜脱离时，宜行玻璃体切割术和眼内光凝。

### 三、糖尿病性视网膜病变

糖尿病性视网膜病变（diabetic retinopathy）是与持续高血糖及其他与糖尿病联系的状态（如高血压）相关的一种慢性、进行性的视网膜血管性疾病。糖尿病性视网膜病变主要发生于视网膜毛细血管。视网膜微血管病变的基本病理过程，表现为视网膜毛细血管内皮损害，选择性周细胞变性及凋亡，基底膜增厚，引起内皮细胞屏障功能受损，血浆成分渗漏，毛细血管闭塞。视网膜微循环障碍导致广泛的视网膜缺血、缺氧，出现视网膜水肿、新生血管及增殖。

【临床表现】 早期糖尿病性视网膜病变一般无眼部症状，随眼底病变的进一步发展，可出现视力下降和闪光感。发生玻璃体积血、牵拉性视网膜脱离时视力下降尤为明显。

按糖尿病性视网膜病变的发展阶段和严重程度，临床分为非增生期糖尿病性视网膜病变（nonproliferative diabetic retinopathy，NPDR；or background diabetic retinopathy，BDR）

1. 非增生期糖尿病性视网膜病变（图 14-4）主要眼底表现如下。

（1）视网膜微血管瘤　边界清楚的深红色斑点，后极部多见，可逐渐增多。

（2）视网膜出血　点状和斑状，多在视网膜深层。

（3）硬性渗出　位于视网膜外丛状层，边界清晰，黄白色，蜡样斑点状，可呈星芒状排列。

（4）软性渗出　又称棉绒斑，微动脉阻塞导致神经纤维层的微小梗死，大小不一，边界不清，呈棉绒状灰白色斑片。

（5）黄斑水肿、出血、渗出，可有微血管瘤。甚至由于长期的黄斑囊样水肿引起黄斑裂孔。

（6）视网膜血管改变　视网膜水肿、毛细血管闭塞、视网膜小动脉异常、视网膜静脉串珠状改变、视网膜内异常血管。

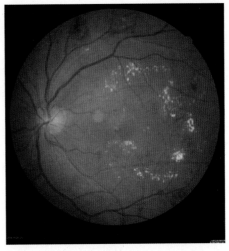

图 14-4　非增生期糖尿病性视网膜病变
视网膜出血，硬性渗出

2. 增生期糖尿病性视网膜病变　与非增生期糖尿病性视网膜病变相区别在于视网膜新生血管的形成，视网膜新生血管管壁异常，出现纤维增生，形成增生性新生血管膜，突出内界膜，长入玻璃体，引起玻璃体积血、牵拉性视网膜脱离等（图 14-5）。严重者可出现虹膜、房角新生血管，发生新生血管性青光眼。

【临床分期或分级】我国 1985 年全国眼底病学术会议制订了糖尿病性视网膜病变的分期标准，但该分期标准未包括黄斑病变。2002 年国际眼科学术会议上拟定了新的临床分级标准（表 14-1，表 14-2）。该标准以散瞳检眼镜检查所见为基础，便于推广、利于普查以及不同层次和科室的医师之间的交流。

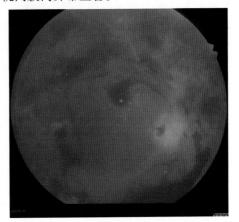

图 14-5　增生期糖尿病性视网膜病变
视网膜增生性新生血管膜

表 14-1　糖尿病性视网膜病变国际临床分级标准

| 疾病严重程度 | 散瞳眼底检查所见 |
| --- | --- |
| 无明显视网膜病变 | 无异常 |
| 轻度 NPDR | 仅有微动脉瘤 |
| 中度 NPDR | 有微动脉瘤，轻于重度 NPDR 的表现 |
| 重度 NPDR | 无 PDR 表现，出现下列任一表现 |
| | 1. 任一象限有多于 20 处的视网膜内出血 |
| | 2. >2 个象限静脉串珠样改变 |
| | 3. >1 个象限显著的视网膜微血管异常 |
| PDR | 出现以下任一改变：新生血管形成、玻璃体积血或视网膜前出血 |

**表 14 – 2　糖尿病性黄斑水肿的临床分级**

| 无明显糖尿病性黄斑水肿 | 后极部无明显视网膜增厚或硬性渗出 |
| --- | --- |
| 轻度糖尿病性黄斑水肿 | 远离黄斑中心的后极部视网膜增厚或硬性渗出 |
| 中度糖尿病性黄斑水肿 | 视网膜增厚或硬性渗出接近黄斑，但未涉及黄斑中心 |
| 重度糖尿病性黄斑水肿 | 视网膜增厚和硬性渗出涉及黄斑中心 |

中华医学会眼科学分会眼底病学组发布的我国糖尿病性视网膜病变临床诊疗指南（2014 年）中，糖尿病性视网膜病变新的分期方法延续了我国 1985 年中华医学会眼科学分会眼底病学组的分期方法，在内容中与国际分类相衔接。

**知识链接**

### 我国糖尿病性视网膜病变临床诊疗指南（2014 年）
### 糖尿病性视网膜病变分期方法

非增生期糖尿病性视网膜病变

**1. I 期（轻度非增生期，Mild NPDR）**　仅有毛细血管瘤样膨出改变（对应我国 1985 年糖尿病性视网膜病变分期 I 期 +）。

**2. II 期（中度非增生期，Moderate NPDR）**　介于轻度到重度之间的视网膜病变，可合并视网膜出血、硬渗和（或）棉绒斑。

**3. III 期（重度非增生期，Severe NPDR）**　每象限视网膜内出血≥20 个出血点，或至少 2 个象限已有明确的静脉串珠样改变，或至少 1 个象限视网膜内微血管异常（intraretinal microvascular abnormalities，IRMA），无明显特征的增生期糖尿病性视网膜病变（对应我国 1985 年糖尿病性视网膜病变分期 III 期 + +）。

增生期糖尿病性视网膜病变

**1. IV 期（增生早期，early PDR）**　出现视网膜新生血管（neovascular elsewhere，NVE）或视盘新生血管（neovascular of the disc，NVD），当 NVD > 1/4 ~ 1/3 视盘直径（disc area，DA）或 NVE > 1/2DA，或伴视网膜前出血或玻璃体积血时称"高危增生型"（high risk PDR）（对应我国 1985 年糖尿病性视网膜病变分期 IV 期）。

**2. V 期（纤维增生期，fibrous proliferation）**　出现纤维膜，可伴视网膜前出血或玻璃体积血（对应我国 1985 年糖尿病性视网膜病变分期 V 期）。

**3. VI期（增生晚期，advanced PDR）**　牵拉性视网膜脱离，合并纤维膜，可合并或不合并玻璃体积血，也包括虹膜和房角的新生血管（对应我国 1985 年糖尿病性视网膜病变分期VI期）。

增生期糖尿病性视网膜病变分为两种类型：一种以视网膜新生血管为主，又称红色花边型 PDR（Florid PDR）；另一种以纤维血管膜或纤维膜为主，又称胶质增生型 PDR（Gliotic PDR），我国原糖尿病性视网膜病变指南的 IV 期和 V 期对应的是这两种类型。糖尿病黄斑水肿分型采用国际分类。

### 我国糖尿病性视网膜病变临床诊疗指南（2014 年）
### 糖尿病黄斑水肿定义及分类

糖尿病黄斑水肿的定义为黄斑区内毛细血管渗漏致黄斑中心 2 个 DA 视网膜增厚。糖尿病黄斑水肿有局灶型和弥漫型，根据治疗效果又分为临床有意义的黄斑水肿，也可根据治疗效果如下分类。

**1. 临床有意义的黄斑水肿（CSME）**　又称局灶型黄斑水肿。黄斑区有出血点，通常有环形或三角形硬性渗出，FFA 显示局部早期分散的强荧光点，后期渗漏，液体来自毛细血管瘤样膨出，如果黄斑中心 500μm 内视网膜增厚、黄斑中心 500μm 内有硬性渗出伴邻近视网膜增厚、≥500μm 有硬性渗出及视网膜增厚，并影响位于中心周围至少 1 PD 范围的任意部分。

**2. 弥漫性黄斑水肿** 通常黄斑区毛细血管造影晚期广泛渗漏，看不到毛细血管瘤样膨出，常无硬性渗出，黄斑区视网膜弥漫性增厚，可以有视网膜内囊性改变。

**3. 黄斑缺血**（macular ischemia） 系指黄斑区内毛细血管网的部分闭锁，可出现在黄斑中心凹旁或中心凹部，表现为中心凹毛细血管拱环扩大，无论是局灶型还是弥漫型黄斑水肿均可合并不同程度的缺血性改变，这时又称混合型黄斑水肿。

【治疗】

**1. 治疗原发病** 严格控制血糖及糖尿病并发症，治疗高血压、高脂血症，定期眼底检查。

**2. 激光光凝治疗** 根据糖尿病性视网膜病变分期采取适当治疗。全视网膜光凝（panretinal photocoagulation，PRP）适用于重度非增生期糖尿病性视网膜病变和增生期糖尿病性视网膜病变患者，防止或抑制新生血管形成，促使已形成的新生血管消退。黄斑水肿可行黄斑格栅样光凝（grid pattern photocoagulation）。

**3. 手术治疗** 玻璃体切割术同时联合完成全视网膜光凝，用于治疗玻璃体积血长时间不吸收、牵拉性视网膜脱离，特别是黄斑受累的患者。

**4. 抗血管内皮生长因子（VEGF）药物** 玻璃体内注射抗 VEGF 药物对治疗糖尿病黄斑水肿和眼内新生血管有效。

案例讨论

**临床案例** 患者，女，62 岁。右眼红，胀痛 3 天来诊。追问病史，右眼视力下降 1 个月。

既往病史：糖尿病病史 10 年，高血压病病史 6 年。

眼部检查：视力，右眼，眼前手动，视功能 3m 光感，光定位鼻上、颞上不确定；左眼 0.6。眼压：右眼 58 mmHg，左眼 17mmHg。右结膜混合充血，角膜水肿，前房中深，KP（-），Tyn（-），瞳孔直径 5mm，瞳孔缘色素外翻，虹膜表面见粗大血管，晶状体皮质部分混浊，左眼晶状体皮质部分混浊，程度较右眼轻。右眼玻璃体积血，隐见视盘，视网膜表面见白色纤维增生膜，散在出血，以后极为主。左眼后极视网膜可见大量微血管瘤，散在出血及硬性渗出，黄斑水肿。

**问题** 本病例初步诊断、诊断依据、鉴别诊断及治疗方案是什么？

### 四、视网膜静脉周围炎

视网膜静脉周围炎（retinal periphlebitis）又名 Eales 病，多见于健康男性青年，常双眼患病，是导致青年人视力丧失的视网膜血管病。

【病因】 病因不明。目前认为该病的发生可能与结核病史、自身免疫反应增强等因素有关。

【临床表现】 早期可无任何症状，仅于查体时发现。多双眼先后发病或一轻一重。主诉突然发病，患眼无痛性急剧视力下降。发生大量玻璃体积血时视力可仅为光感或数指。部分患者眼前黑影飘动。病变主要位于周边部视网膜，病变区视网膜小静脉迂曲、扩张，管径粗细不均，血管周围可见白鞘，伴视网膜浅层出血，合并脉络膜炎时病变附近有黄白色渗出。出血进入玻璃体内致玻璃体混浊。缺血区累及黄斑则可形成黄斑囊样水肿。病变发展，病变可累及4个象限，并波及后极部大静脉。大量或反复多次出血，形成机化条索或片状机化膜，可发生牵拉性视网膜脱离或牵拉视网膜裂孔，发生视网膜脱离，晚期周边部小血管闭塞。可发生并发性白内障、虹膜新生血管、新生血管性青光眼等并发症。

荧光素眼底血管造影显示受累静脉管壁渗漏，管壁着染，可见毛细血管扩张或有微血管瘤形成。黄斑受累可见花瓣样荧光渗漏。晚期病例可见大片无灌注区和新生血管大量荧光素渗漏，可见动静脉短路形成。

【治疗】首先查找病因，必要时可拍胸部X线片及结核菌素试验以排除结核。有其他免疫学异常者应给予治疗。在玻璃体积血基本吸收后，激光封闭病变血管，消除无灌注区，促进新生血管消退，减少复发性出血。对严重玻璃体积血或合并视网膜脱离者，可考虑行玻璃体视网膜手术。

## 五、Coats 病

Coats病又称外层渗出性视网膜病变、视网膜毛细血管扩张症、外层出血性视网膜病变，病因不明。好发于青少年男性，多在10岁前发病，男性明显多于女性，多单眼发病。其他年龄段的患者亦可发生成年型Coats病。

【临床表现】早期常无自觉症状。多以视力下降，家长发现斜视或瞳孔出现黄白色反光就诊。眼底病变以视网膜颞侧多见，大多累及视网膜血管二级以后分支，视网膜静脉显著扭曲、不规则囊样扩张或串珠状改变，病变区视网膜下可见大片黄白色渗出，有发亮的胆固醇结晶，可伴有视网膜点片状出血，累及黄斑时可见星状或环形硬性渗出（图14-6）。随病情发展，可有渗出性视网膜脱离，晚期可继发增生性视网膜病变。后期可伴发虹膜睫状体炎、并发性白内障、继发性青光眼，最后眼球萎缩。

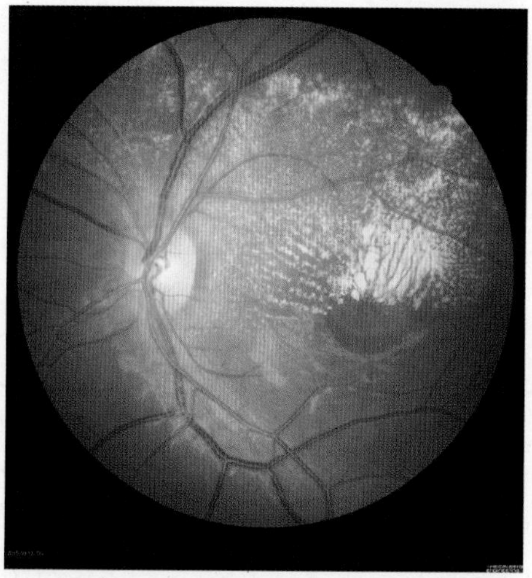

荧光素眼底血管造影可见病变区小动脉、小静脉及毛细血管扩张、迂曲。小动脉管壁囊样扩张，呈串珠样高荧光，可见微动脉瘤、无灌注区、动静脉短路、新生血管毛刷状高荧光渗漏。

图 14-6　Coats 病
视网膜下可见大片黄白色渗出，有发亮的胆固醇结晶

【治疗】早期病例眼内激光封闭视网膜异常血管，阻止渗出。早期是治疗Coats病的最佳时期。如合并渗出性视网膜脱离可考虑视网膜冷冻治疗，必要时可联合激光治疗或玻璃体切割手术。如并发白内障、继发性青光眼可进行相应的对症治疗。

# 第三节　黄斑疾病

## 一、中心性浆液性脉络膜视网膜病变

中心性浆液性脉络膜视网膜病变（central serous chorioretinopathy）多见于20~45岁青壮

年男性，多单眼发病。通常表现为自限性疾病，但可复发或慢性化。

**【病因及发病机制】** 原因不明。目前认为其发病机制为脉络膜毛细血管通透性增加，引起浆液性 RPE 脱离，视网膜色素上皮屏障功能失常，导致 RPE 渗漏和后极部浆液性视网膜脱离。可能与血清中儿茶酚胺浓度升高、外源性和内源性皮质类固醇、A 型性格等有关。常见诱发因素有精神压力大、情绪波动、妊娠及大剂量全身应用皮质类固醇等。

**【临床表现】** 患者多主诉视力下降，视物发暗或视物变形、变色、变小，中央相对暗区。发病前常精神紧张或过度疲劳。Amsler 表发现直线扭曲。

眼部无炎症表现，黄斑区 1～3PD 大小盘状局限性浆液性神经视网膜脱离区，周围有反光晕，中心凹反射消失，无视网膜下出血或硬性渗出（图 14-7A）。恢复阶段可见残留有光泽的黄白色渗出小点和轻度色素紊乱。

荧光素眼底血管造影显示静脉期可见 1 个或多个高荧光渗漏点，随造影时间延长渗漏点扩大（图 14-7B）。急性病例可有"墨渍"型和"喷出"型两型。复发性和慢性病程患者可在造影晚期出现窗样缺损高荧光，表现为晚期荧光着染。OCT 检查，显示黄斑神经上皮与色素上皮间出现液腔，即神经视网膜浅脱离（图 14-7C）。视野检查可见圆形或椭圆形中心暗点。验光有时可暂时性远视。

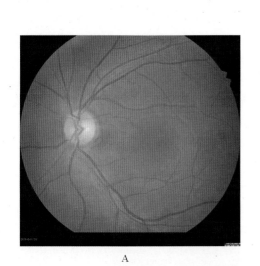

A

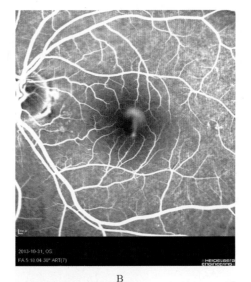

B

C

图 14-7 中心性浆液性脉络膜视网膜病变

A. 黄斑区盘状局限性浆液性脱离区；B. FFA 可见高荧光渗漏点；C. OCT 显示黄斑神经上皮与色素上皮间出现液腔

【治疗】为自限性疾病，多数可无须治疗而自行恢复，但应避免长期迁延不愈及病情复发。应禁用皮质类固醇和血管扩张药。如渗漏点距中心凹500μm以外，可采用激光光凝渗漏点。长时期未愈、多次复发或荧光素弥漫性渗漏患者，可行光动力治疗。

## 二、年龄相关性黄斑变性

年龄相关性黄斑变性（age-related macular degeneration，ARMD）又称老年性黄斑变性（senile macular degeneration，SMD）。患者年龄多为50岁以上，双眼先后或同时发病，视力呈进行性损害，是发达国家老年人致盲最主要的原因。随着我国人口老龄化程度加重，也成为我国老年人重要的致盲疾病。

【病因】确切发病机制尚不清楚。可能与遗传因素、环境影响、视网膜慢性光损伤、营养失调、代谢障碍等有关。近来研究发现，包括血管内皮生长因子（vascular endothelial growth factor，VEGF）在内的多种与新生血管形成相关的细胞因子与脉络膜新生血管（choroidal neovascularization，CNV）发生关系密切。

【临床表现】根据其临床表现和病理特征，临床上将该病分为两型：①萎缩型年龄相关性黄斑变性或称干性年龄相关性黄斑变性；②渗出型年龄相关性黄斑变性或称湿性年龄相关性黄斑变性。

**1. 萎缩型年龄相关性黄斑变性**　起病缓慢，双眼视力逐渐减退，可有视物变形。病程早期眼底后极部可见大小不一的黄白色类圆形的玻璃膜疣，可以融合。随病程进展，后极部视网膜外层、RPE层、玻璃膜及脉络膜毛细血管呈缓慢进行性变性萎缩，丛状色素沉着，晚期病变区出现外层视网膜色素上皮地图状萎缩，边界清晰，暴露脉络膜大血管。荧光素血管造影特征：片状高荧光和片状低荧光夹杂，但无荧光素渗漏。

**2. 渗出型年龄相关性黄斑变性**　表现为突然单眼视力下降、视物变形或出现中央暗点。眼底可见黄斑区神经视网膜下或RPE下暗红、甚至暗黑色出血，渗漏、黄白色脂质渗出，玻璃膜疣伴脉络膜新生血管膜（视网膜下灰白色膜）或色素上皮脱离，病变区可隆起（图14-8A）。荧光素血管造影特征：典型脉络膜新生血管膜早期可见边界清晰、花边样强荧光，渗漏自始至终。隐匿型脉络膜新生血管膜表现为中、晚期强荧光，斑点状，边界不清。混合型为上述两者并存（图14-8B）。

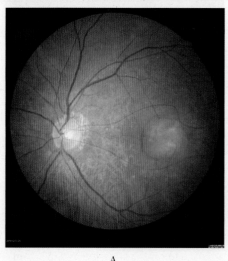 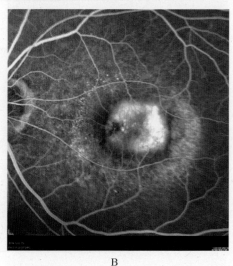

A | B

图14-8　渗出型年龄相关性黄斑变性
A. 黄斑区出血，视网膜下灰白色膜；B. FFA示边界清晰、花边样强荧光渗漏

【治疗】萎缩型年龄相关性黄斑变性可行低视力矫治。叶黄素和玉米黄素及Ω-3长链多

不饱和多脂肪酸可能有助于减低 ARMD 的进展。对于渗出型年龄相关性黄斑变性的治疗，玻璃体腔注射抗 VEGF 药物治疗新生血管性 ARMD 已成为首选治疗手段。光动力疗法（photodynamic therapy，PDT）可用于治疗黄斑中心凹下 CNV。此外，还有810nm 红外激光经瞳孔温热疗法（transpupillary therapy，TTT）等方法。

 **案例讨论**

**临床案例**　患者，男，55 岁。左眼无痛性视力下降伴视物变形 1 个月。1 个月前无明显诱因左眼视力下降，伴视物变形及中央暗点，不伴有眼痛、眼胀、头痛、眼球转动痛等，未治疗。否认糖尿病、高血压病、心脏病及其他疾病史，否认外伤及手术史。眼部检查：视力右眼 1.0，左眼 0.1；眼压右眼 13mmHg，左眼 15mmHg。双眼角膜透明，前房中深，瞳孔圆，直径 3mm，对光反射灵敏，晶状体清。右眼眼底未见异常，左眼眼底彩像及荧光血管造影如图 14-9 所示。

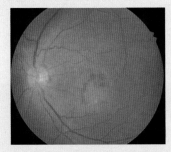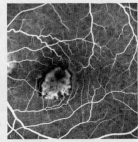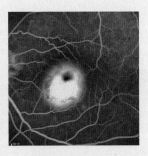

图 14-9　病例图

**问题**　本病例的诊断、诊断依据及鉴别诊断是什么？还需完善哪些检查？治疗原则是什么？

### 三、黄斑囊样水肿

黄斑囊样水肿（cystoid macular edema，CME）是中心凹周围视网膜内液体积聚的结果，不是一种独立的眼病，常由其他的病变引起。常见的疾病包括视网膜静脉阻塞、糖尿病性视网膜病变、慢性葡萄膜炎以及眼内手术后等。

【临床表现】患者自觉中心视力下降，伴有视物变形。眼底检查可见黄斑水肿，中心凹反光不规则或模糊，中心凹增厚，合并或不合并视网膜内囊肿。FFA 检查示黄斑中心凹周围毛细血管荧光渗漏，染料积聚在中心凹，呈花瓣样或轮辐样高荧光。有时可见视盘荧光渗漏。相干光断层扫描（OCT）可见黄斑中心凹消失，视网膜增厚，可有囊样暗腔低反射区。

【治疗】治疗原发病变。根据不同病因采取不同的治疗方法。糖尿病性视网膜病变和视网膜分支静脉阻塞黄斑水肿可行氪黄或氩绿格栅样或局灶光凝黄斑区，炎症所致者应给予抗炎治疗。玻璃体牵拉引起的黄斑水肿，可考虑玻璃体视网膜联合手术去除玻璃体视网膜粘连牵拉。玻璃体腔内注射长效的皮质类固醇曲安奈德（triamcinolone acetonide，TA）效果明显，但易复发，可出现高眼压及并发性白内障等并发症。目前玻璃体腔内注射抗 VEGF 药物治疗已广泛用于治疗各种原因的黄斑水肿，取得了较好的效果。

### 四、黄斑裂孔

黄斑裂孔（macular hole）是指黄斑中心视网膜神经上皮组织缺失。按发病原因，可分为特发性黄斑裂孔和继发性黄斑裂孔。特发性黄斑裂孔多见于老年女性，病因不清，目前认为玻璃体后皮质收缩对黄斑切线方向的牵拉力起到重要作用。继发性黄斑裂孔可由眼外伤、黄斑变性、长期黄斑囊样水肿、高度近视等原因引起。

**知识链接**

Gass 将特发性黄斑裂孔分为 4 期。

I $_a$ 期　玻璃体牵拉伴中心小凹脱离。

I $_b$ 期　中心凹前玻璃体牵拉伴中心凹脱离。

II 期　<400μm 中心凹周边裂开。

III 期　>400μm 中央全层孔，伴孔周视网膜隆起，黄斑裂孔前有盖膜。

IV 期　>400μm 中央全层裂孔伴完全性玻璃体后脱离。

　　患者主诉中心视力下降，伴视物变形或中心暗点。典型全层孔眼底检查，黄斑中心可见 1/3～2/3PD 大小的圆形裂孔，边缘锐利，有穿凿感，底部棕红色，可有黄白色小点状沉积物，裂孔外围视网膜增厚为灰色晕轮，四周常见小放射纹，可见半透明盖膜（图 14－10A）。OCT 可见视网膜全层缺损，可伴有黄斑前膜（图 14－10B）。

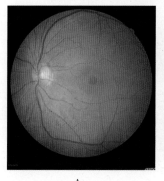
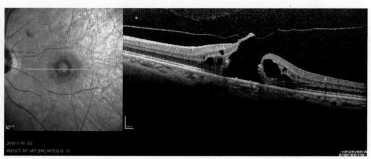

A　　　　　　　　　　　　　　　　　　　　　　　B

图 14－10　黄斑裂孔

A. 黄斑中心圆形裂孔；B. OCT 可见视网膜全层缺损

　　特发性黄斑裂孔一般不发生视网膜脱离。玻璃体手术联合黄斑区内界膜（ILM）撕除术治疗近期发生的特发性黄斑裂孔，有助于封闭裂孔和改善视力。高度近视的黄斑裂孔多需行玻璃体手术，因可合并视网膜脱离。

## 第四节　视网膜脱离

　　视网膜脱离（retinal detachment，RD）指视网膜神经上皮与色素上皮的分离。根据发病原因分为孔源性视网膜脱离（原发性视网膜脱离）和继发性视网膜脱离（非孔源性视网膜脱离）。非孔源性视网膜脱离分为牵拉性视网膜脱离和渗出性视网膜脱离。

### 一、孔源性视网膜脱离

　　孔源性视网膜脱离（rhegmatogenous retinal detachment，RRD）是由于视网膜萎缩变性或玻璃体牵引形成视网膜神经上皮全层裂孔，玻璃体牵引激活裂孔，变性液化的玻璃体可经裂孔进入视网膜神经上皮下，造成神经上皮层与色素上皮层的分离而发生的视网膜脱离。玻璃体液化、视网膜裂孔和玻璃体视网膜牵引是引起孔源视网膜脱离的三要素。高危因素包括：

高度近视、老年人、眼外伤后、无晶状体眼、人工晶状体眼、一眼已有视网膜脱离、有视网膜脱离家族史。

【临床表现】患者主诉眼前视野遮挡感，伴随有眼前漂浮物或某一方位闪光感。当视网膜脱离累及黄斑时视力急剧下降，同时可伴有视物变形。周边部视网膜脱离者可仅有漂浮感或闪光感，甚至无任何症状。

间接检眼镜联合巩膜压迫器检查眼底，可发现视网膜裂孔，视网膜透明度下降，可呈灰白色。玻璃体可有积血或后脱离。新鲜视网膜脱离呈波浪状外观，随眼球运动而波动（图14-10）；陈旧性视网膜脱离可透明而无波动，可于脱离视网膜后缘见到色素分界线或视网膜固定皱襞、视网膜下白点。玻璃体后脱离牵拉，可在格子样变性区两端和玻璃体基底部形成马蹄形裂孔，圆形萎缩孔好发于格子样变性区内，曾受钝伤的眼易出现锯齿缘断离。相对无视网膜脱离眼，患眼眼压偏低。陈旧视网膜脱离者眼压可正常或升高。陈旧性视网膜脱离可有视网膜新生血管、白内障、前葡萄膜炎、虹膜红变或视网膜囊肿。

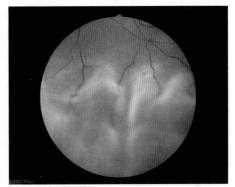

图14-11　视网膜脱离
视网膜呈灰白色波浪状外观

超声波检查可帮助诊断，特别是在屈光间质不清的情况下。

【治疗】视力预后与黄斑受累程度和时间密切相关。因此，应尽早进行视网膜复位术，原则是手术封闭裂孔，手术方式有巩膜扣带术、玻璃体切割术等。

## 二、牵拉性视网膜脱离

玻璃体内机化条索牵引造成的视网膜脱离称为牵拉性视网膜脱离（tractional retinal detachment，TRD）。增生期糖尿病性视网膜病变、早产儿视网膜病变、视网膜血管病变并发玻璃体积血及眼外伤等均可导致玻璃体内及玻璃体视网膜交界面的纤维增生，纤维增生膜收缩可引起牵拉性视网膜脱离。眼底可见玻璃体增生、视网膜前膜，视网膜脱离最高点与增生膜牵拉有关，呈帐篷状外观。也可能在机化牵拉处造成牵拉性视网膜裂孔，形成牵拉合并孔源性视网膜脱离。大部分眼底可见其原发病变，如血管炎症、视网膜血管阻塞、糖尿病性视网膜病变等。常因玻璃体严重混浊需借助超声波进行诊断。

【治疗】无有效治疗药物，多数患者需行玻璃体切割联合视网膜复位术。

## 三、渗出性视网膜脱离

渗出性视网膜脱离（exudative retinal detachment，ERD）分为浆液性视网膜脱离和出血性视网膜脱离。浆液性视网膜脱离见于葡萄膜炎、后巩膜炎、葡萄膜渗漏综合征、重症中心性浆液性脉络膜视网膜病变、Coats病、眼内肿瘤及恶性高血压、妊娠高血压综合征等全身性疾病。出血性视网膜脱离主要见于渗出型年龄相关性黄斑变性及眼外伤。脱离的视网膜呈球形，范围广泛，无视网膜裂孔。主要针对原发病进行治疗。

# 第五节　视网膜色素变性

原发性视网膜色素变性（retinitis pigmentosa，RP）是一组以进行性视网膜感光细胞及色素上皮功能丧失为共同临床特征的视网膜变性疾病。

【病因】视网膜色素变性系遗传性病变，有常染色体显性遗传、常染色体隐性遗传、性连锁隐性遗传等遗传方式，约1/3为散发病例。

【临床表现】常起病于儿童或青少年期，多在30岁以前发病，绝大多数为双眼发病。

患者主诉进行性夜盲，视野进行性缩小，晚年黄斑受累致中心视力减退，视力严重下降甚至失明。发病年龄越小，病程进展越迅速。

眼底检查可见视网膜色素变性三联征：视盘呈蜡黄色萎缩；视网膜血管一致性变细；视网膜呈青灰色，视网膜色素上皮斑驳状，赤道部视网膜血管旁可见骨细胞样色素沉着（图14-12）。部分患者可有后极白内障等。

病程早期视野呈环形暗点，并逐渐向中心和周边扩展，晚期形成管状视野，但中心视力可较长时间保留，双眼表现多对称。

眼底荧光素血管造影检查示眼底弥漫性斑驳状强荧光，严重者可透见脉络膜深层大血管，色素遮挡处为遮蔽荧光。

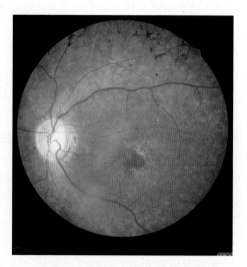

图14-12 视网膜色素变性三联征

发病早期，眼电生理检查振幅显著降低，潜伏期延长，甚至呈熄灭状。

【治疗】目前尚无确切的治疗方法。低视力者可试戴助视器和低视力训练。合并白内障患者行白内障手术可提高中心视力。

## 第六节 视网膜母细胞瘤

视网膜母细胞瘤（retinoblastoma，RB）是婴幼儿最常见的眼内恶性肿瘤，大多数患儿在3岁前发病，约30%的患儿为双眼受累。发病率为1：（18 000～21 000）。无种族、地域或性别的差异。

【病因】有遗传型视网膜母细胞瘤和非遗传型视网膜母细胞瘤两种，遗传型视网膜母细胞瘤为常染色体显性遗传，约占40%，发病早，多为双侧，视网膜上RB为多灶性；非遗传型视网膜母细胞瘤为基因突变，约占60%，发病较晚，多为单眼，视网膜上只有单个病灶。有家族遗传史及双眼发病的患者，比散发或单眼发病的患者发生得要早。

【临床表现】由于患者多为5岁以下的儿童，常无不适主诉，早期多因斜视、眼震，晚期瞳孔区黄白色反光（白瞳症）被患者家长发现而就诊。较少见的表现有眼红痛、角膜混浊、无菌性眼眶蜂窝织炎等。往往因一眼先有上述表现，就医时才发现双眼患病。

临床上根据视网膜母细胞瘤的发展过程，将其分为眼内期、青光眼期、眼外期和全身转移期4期。

**1. 眼内期** 视网膜上有圆形或椭圆形边界不清的灰白色实性隆起肿块，可向玻璃体隆起，也可沿脉络膜扁平生长。肿块表面的视网膜血管扩张、出血，可伴有渗出性视网膜脱离。随病程进展，瘤组织可穿破视网膜进入玻璃体及前房，造成玻璃体混浊、假性前房积脓，或在虹膜表面形成灰白色肿瘤结节。

**2. 青光眼期** 肿瘤长大，眼压增高，出现结膜充血、角膜上皮水肿、角膜变大及眼球膨大，形成"牛眼"或巩膜葡萄肿。

**3. 眼外期** 肿瘤向眼外生长，向前穿破眼球壁而突出睑裂之外，或因肿瘤向后穿出眼球壁进入眶内，致使眼球前突。

**4. 全身转移期** 瘤细胞经视神经向颅内转移，经淋巴管向淋巴结、软组织转移，经血液循环向全身转移，导致死亡。

视网膜母细胞瘤存在自行消退、三侧性视网膜母细胞瘤以及第二恶性肿瘤的特殊改变。

【辅助检查】B超检查可见玻璃体内弱回声或中强回声光团，肿瘤钙化斑。CDI检查可见动、静脉血流信号。CT检查除可发现钙化斑外，还可显示受累增粗的视神经、眼眶、颅内受侵犯的程度及有无松果体神经母细胞瘤。MRI对于软组织对比分辨率更高，在评价视神经和松果体肿瘤方面优于CT。

【鉴别诊断】

**1. 转移性眼内炎**　患儿通常于高热病后发病，病原体经血液循环到达眼内，发生转移性眼内炎。患眼前房、玻璃体内大量渗出，前房积脓或前房积血，可表现为白瞳征，应予鉴别。

**2. Coats病**　男性多见，发病年龄多在5岁以上，单眼发病。眼底除可见黄白色渗出物外，还有胆固醇结晶和微血管瘤，亦可呈白瞳征。眼底检查无实性隆起块，结合B超、CT、MRI辅助检查手段可以鉴别。

**3. 早产儿视网膜病变**（retinopathy of prematurity，ROP）　患儿有早产史、高浓度氧气吸入、低体重，眼底可见程度不等的增生性病变，纤维血管组织由视网膜颞侧周边部向视盘和晶状体后方增生。超声波检查可鉴别。

**4. 原始玻璃体持续增生症**（persistent hyperplastic primary vitreous，PHPV）　为先天异常，多单眼发病，患眼常为小眼球，晶状体后原始玻璃体增生呈灰白色。B超和CT检查示无占位病变，无钙化斑。

【治疗】根据肿瘤的大小、位置与发展程度，采用个体化治疗方案。首先应控制肿瘤生长、转移，挽救患儿生命；其次考虑保留眼球及视力。

**1. 手术治疗**

（1）眼球摘除术　眼内期，肿瘤已占眼内容积的50%以上，保存疗法失败。

（2）眼眶内容摘出术　肿瘤已穿破眼球向眶内生长、视神经管扩大等，术后联合放射治疗。

**2. 保存治疗**

（1）局部治疗　包括：①冷凝术，早期较周边小的肿瘤可采取直视下经巩膜冷凝，可使肿瘤消退；②巩膜表面敷贴治疗或称近距离放射治疗，适用于较小的肿瘤，较外部放射治疗放射量小，更安全；③经瞳孔温热疗法；④光动力学治疗等。

（2）全身治疗　包括：①外部放射治疗，用带电粒子束放射治疗，使肿瘤萎缩；②化学疗法，化学减容法等。

 **本章小结**

视网膜具有自身的结构、功能以及生理、病变特点。视网膜血管病主要包括视网膜动脉阻塞、视网膜静脉阻塞、糖尿病性视网膜病变、视网膜静脉周围炎等。中心性浆液性脉络膜视网膜病变多见于青壮年男性，黄斑区可见盘状局限性浆液性神经视网膜脱离区。年龄相关性黄斑变性分为萎缩型和渗出型，是老年人重要的致盲疾病。视网膜脱离分为孔源性视网膜脱离、牵拉性视网膜脱离及渗出性视网膜脱离。视网膜色素变性具有典型的三联征。视网膜母细胞瘤是婴幼儿最常见的眼内恶性肿瘤。

**思考题**

1. 视网膜中央动脉阻塞与视网膜中央静脉阻塞在临床表现上有哪些不同？
2. 年龄相关性黄斑变性临床上分为哪两种类型？各有什么临床表现？
3. 孔源性视网膜脱离的治疗方法是什么？

（卢　海）

# 第十五章　视路疾病

学习要求

1. **掌握**　视神经炎的病因、临床表现、诊断及鉴别诊断。
2. **熟悉**　视乳头水肿的病因、诊断与鉴别诊断；视神经萎缩的病因及诊断。
3. **了解**　视路病变及视野改变的定位关系。

## 第一节　概　　述

视路（visual pathway）是视觉信号传导的通路。视网膜上的光感受器细胞在受到光刺激后，产生神经冲动，通过神经系统传至大脑中的视觉中枢。这种视觉信息的传导径路称为视路。从解剖学上讲，视路包括视网膜光感受器至大脑枕叶皮质的视觉中枢的整个视觉传导通路；临床上通常指从视神经开始，经视交叉、视束、外侧膝状体、视放射到大脑枕叶视中枢的神经传导径路。

每眼视网膜约有 100 万个神经节细胞，其轴突构成视网膜神经纤维层，在视盘处汇集，然后分成约 500 束神经纤维束穿过巩膜的筛板，形成视神经（optic nerve），经眼眶后极部的视神经孔进入颅内。筛板区以前的神经纤维透明、无髓鞘，从筛板后每一神经纤维均包裹髓鞘，但无 Schwann 细胞。视神经为中枢神经系统的一部分，受损后不易再生。

视神经分为 4 段：球内段（即视盘或视乳头）、眶内段、管内段和颅内段。视神经在穿出巩膜后立即被 3 层鞘膜包绕，这 3 层鞘膜分别与颅内 3 层脑膜相连续。在 3 层鞘膜中间有两个腔隙，即硬脑膜下腔和蛛网膜下腔，二腔分别与颅内相应的腔隙相通，前端终止于眼球后形成盲管，其中充满脑脊液。

两侧的视神经在蝶鞍上方部分交叉，形成视交叉。在此来自视网膜鼻侧的纤维交叉至对侧，来自视网膜颞侧的纤维不交叉。来自同侧视网膜颞侧的不交叉纤维和对侧视网膜鼻侧的交叉纤维组成视束。视束神经纤维至大脑脚外侧膝状体，交换神经元后进入视放射，其纤维向后通过内囊和豆状核的后下方，呈扇形分开，至两侧大脑枕叶后部内侧面的纹状区。

视路神经纤维的大部分行走在颅内，神经纤维在视路中的排列行走有一定的规律性，中枢神经系统某部位发生病变或损害时常可以直接或间接地影响视路，表现为特定的视野异常，因此，视野检查对视路疾病的定位诊断具有重要意义。

由于视路疾病除视盘的病变可以通过检眼镜直接检查外，其余部分均不能直视，因此，诊断视路疾病必须依据病史、视力、瞳孔、眼底、视野等检查，并借助暗适应、色觉、视觉电生理、眼底荧光素血管造影、眼眶及头颅的 X 线摄影、CT、MRI、B 超等检查手段。

## 第二节 视神经疾病

### 一、视神经炎

视神经炎（optic neuritis）并非单指视神经的炎症，实际上泛指能够阻碍视神经传导功能、引起视功能改变的一系列视神经疾病，如炎症、退变及脱髓鞘疾病等。临床上因病变损害的部位不同而分为视乳头炎和球后段的球后视神经炎。前者多见于儿童，后者多见于青壮年，大多为单侧性。

【病因】

**1. 脱髓鞘疾病** 如多发性硬化和视神经脊髓炎。确切病因不明，可能是由于病毒感染、精神打击等引起机体自身免疫反应，导致髓鞘脱失而致病。视神经炎常为多发性硬化的首发症状。

**2. 感染**

（1）局部感染 眼内、眶内、口腔、鼻窦、中耳和乳突以及颅内感染等，均可通过局部蔓延直接导致视神经炎。

（2）全身感染 儿童期的传染性疾病，如白喉、麻疹、腮腺炎、肺炎和化脓性脑膜炎等。

**3. 自身免疫性疾病** 如系统性红斑狼疮、Wegener 肉芽肿病、Behcet 病、结节病等。

【临床表现】

**1. 症状**

（1）多数患者视力急剧下降，多在 0.1 以下，短期（2～5 天）可降至黑矇。

（2）前额部疼痛、眼球及眼球深部痛，眼球运动时明显。

（3）运动或热水浴后病情加重（Uhthoff 征）。

**2. 体征**

（1）患眼瞳孔散大，直接对光反射迟钝或消失，间接对光反射存在。

（2）RAPD 阳性。

（3）眼底 视乳头炎者视盘充血、轻度水肿，筛板模糊及生理凹陷消失，表面或周围有小片出血。视网膜静脉扩张。球后视神经炎者眼底无异常改变（图 15-1）。

（4）视野有中心暗点或向心性缩小。

（5）VEP $P_{100}$ 波潜伏期延长，振幅降低。

【诊断】根据视力严重下降的症状、眼底及视野、瞳孔，特别是相对性传入性瞳孔障碍等改变可确诊。

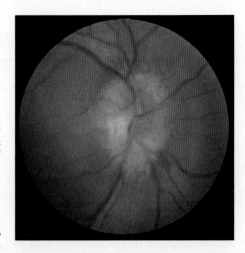

图 15-1 急性视盘炎

【鉴别诊断】

**1. 前部缺血性视神经病变** 无痛性视力骤然下降。视盘灰白色水肿，视野缺损常在下方，呈弓形或扇形缺损，水平分布。

**2. Leber 遗传性视神经病变** 常发生于十几岁或二十几岁的男性。双眼同时或先后迅速、无痛性视力丧失。视盘旁浅层毛细血管明显扩张，视乳头水肿，随后视神经萎缩。

**3. 中毒性视神经病变或代谢性视神经病变** 进行性无痛性双眼视力严重下降。可能继发于酒精中毒，营养不良，药物毒性如乙胺丁醇、氯喹、异烟肼等，重金属中毒，贫血等。

【治疗】应积极寻找病因，针对病因治疗。

**1. 糖皮质激素** 可以减少复发，缩短病程。早期大剂量静脉滴注，有效后可逐渐减量，然后再改为口服，一般疗程不宜太短，维持在 2 个月左右。

**2. 抗生素** 应视有无感染性炎症而定。

**3. 其他** 神经营养药、血管扩张药及活血化瘀药。

**知识链接**

相对性传入性瞳孔障碍（RAPD）：用亮光交替照射双眼，如一眼瞳孔较大和（或）瞳孔收缩幅度小、速度慢，即遮盖健眼、患眼瞳孔散大，遮盖患眼、健眼瞳孔无变化，或持续光照患眼，瞳孔开始缩小继而散大，则认为该侧眼 RAPD 阳性。说明视交叉前瞳孔传入神经纤维受损，可作为判断任何原因所致的单侧视神经病变的一种客观体征。

## 二、前部缺血性视神经病变

前部缺血性视神经病变（anterior ischemic optic neuropathy，AION）为供应视盘筛板前区及筛板区的睫状后短动脉发生急性循环障碍，导致视盘发生局部梗死。

【病因】

**1. 视盘血管病变** 如眼部动脉炎症、动脉硬化或栓子栓塞。

**2. 血黏度高** 如红细胞增多症、白血病。

**3. 眼部血流低灌注** 如全身低血压、大出血、休克、颈动脉或眼动脉狭窄、眼压增高。

【临床特点】

1. 发病年龄一般多大于 50 岁。

2. 突然发生无痛、非进行性的视力严重下降。

3. 多单眼发病，数周或数年可累及另侧眼。

4. 多见于小视盘无视杯者。

5. 眼底表现 视盘局限性淡红色或灰白色水肿，可伴有视盘周围线样出血。数周后视乳头水肿消退，边界变清楚，但视盘的某一区域颜色变淡或显苍白。

6. FFA 造影早期视盘的某一部分呈弱荧光或充盈迟缓，晚期荧光素渗漏。

7. 视野 与生理盲点相连的弓形或扇形缺损（图 15 - 2）。

8. 临床分型 病理学上可分为动脉炎性和非动脉炎性两种。①非动脉炎性：多见于 40～60 岁患者，可有糖尿病、高血压、高血脂等危险因素。②动脉炎性：较前者少，主要为颞动脉炎所致，常伴有身体其他部位的大动脉炎症，以 70～80 岁的老人多见。红细胞沉降率明显增高。

【诊断】根据病史及临床表现结合视野、FFA 等检查可做出诊断。

【鉴别诊断】视盘炎 患者年龄较轻，有眼球转动痛，视乳头水肿更明显。视野中心暗点及周边向心性缩小。后玻璃体有细胞。

【治疗】

1. 针对全身性疾病治疗，改善眼部动脉灌注。

2. 全身应用糖皮质激素，以缓解循环障碍所致的水肿、渗出，对动脉炎性尤为重要。

3. 局部及全身应用微循环改善药物。

4. 神经营养类药物。

5. 降低眼压，相对提高眼灌注压。

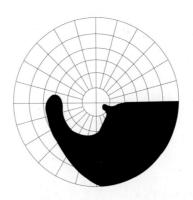

图 15 – 2　前部缺血性视神经病变与生理盲点相连的弓形缺损

## 三、视乳头水肿

视神经外面的 3 层鞘膜分别与颅内的 3 层脑膜相连续，颅内的压力可经脑脊液传至视神经处。正常时眼内压高于颅内压，一旦此平衡破坏可引起视乳头水肿。

【病因】

1. 最常见的原因是颅内的肿瘤、炎症、外伤及先天畸形等神经系统疾病所致的颅内压增高。

2. 其他原因有全身性疾病如急进性高血压、肾炎、严重贫血、肺源性心脏病等。

3. 眼部疾病如眼眶占位性病变、视神经炎、视神经视网膜炎、视网膜中央静脉阻塞、葡萄膜炎、低眼压等。

【临床表现】

1. 视乳头水肿绝大多数为双眼发病。

2. 早期视力正常，可有阵发性眼前发黑或阵发性视物模糊。

3. 水肿持续时间太久使视神经萎缩，则视功能明显障碍，甚至完全失明。

4. 眼底　典型的视乳头水肿可分为 4 期。①早期：视盘充血，边界模糊，盘周可有线状出血，视盘生理凹陷消失，视网膜中央静脉扩张、充盈，静脉搏动消失。②进展期：视盘肿胀、充血明显，视网膜棉绒斑，黄斑部星形渗出和出血。③慢性期：病程数月，视盘呈圆形隆起，视网膜硬性渗出。④萎缩期：视盘呈灰白色，视网膜血管变细、有鞘。

5. 视野　早期，生理盲点扩大；晚期，中心视力丧失，周边视野缩窄。

【诊断】　典型视乳头水肿诊断并不困难。病因诊断常需结合头颅或眼眶 CT 或 MRI 检查，必要时应行腰椎穿刺检查。

【鉴别诊断】

**1. 假性视乳头水肿**　常见于视盘玻璃膜疣，其视盘小，不充血，血管未被遮蔽，有自发性视网膜静脉搏动，B 超检查可发现被埋藏的玻璃膜疣。

**2. 视神经炎**　大多数患者发病开始视力显著下降，常为单眼；有传入性瞳孔运动障碍，色觉减退，后玻璃体内可见细胞，眼球运动痛。

**3. 缺血性视神经病变**　视盘肿胀为非充血性，灰白，多为单侧，突然发生，有典型视野缺损。

**4. Leber 视神经病变**　常发生在 10 ~ 30 岁男性；开始为单侧，很快发展为双侧；迅速的进行性视力丧失，视盘肿胀伴有盘周毛细血管扩张，以后发生视神经萎缩。

【治疗】　针对病因治疗。

### 四、视神经萎缩

视神经萎缩是指外侧膝状体以前的视神经纤维、神经节细胞及其轴突，在各种病因下发生变性和传导功能障碍。

【病因】 由多种原因引起，如炎症、退变、缺血、压迫、外伤、中毒、脱髓鞘及遗传性疾病等。

【临床表现】 根据眼底表现，分为原发性视神经萎缩和继发性视神经萎缩两大类（图15-3）。

**1. 原发性视神经萎缩** 又称下行性视神经萎缩，为筛板后的视神经、视交叉、视束以及外侧膝状体的视路损害所致。视盘色淡或苍白，边界清楚，视杯可见筛孔，视网膜血管一般正常。

**2. 继发性视神经萎缩** 原发病变在视盘、视网膜、脉络膜，其萎缩过程是上行的。视盘色灰白、晦暗，边界模糊不清，生理凹陷消失。视网膜动脉变细，血管伴有白鞘，视网膜硬性渗出和出血。

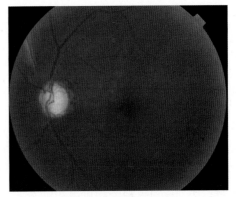

图15-3 视神经萎缩

【诊断】 不能单凭视盘颜色诊断视神经萎缩，必须结合视力、视野、视觉电生理、CT、MRI等综合分析。

【治疗】 无特殊疗法。积极治疗其原发疾病，可试用神经营养药物及血管扩张药物。

### 五、视神经肿瘤

原发于视神经的肿瘤罕见，其临床表现主要为眼球突出和视力逐渐减退。较常见的有视神经胶质瘤和视神经脑膜瘤。

**1. 视神经胶质瘤** 是由视神经内部神经胶质细胞异常增殖所致，属于良性或低度恶性肿瘤。多见于10岁以下儿童，如发生在成年人则其恶性程度较高。1/4～1/2的患者伴有皮肤改变的多发性神经纤维瘤病。CT或MRI显示视神经圆形肿块，其内可有低密度的液化腔。

**2. 视神经脑膜瘤** 起源于视神经鞘、蛛网膜外层表面的帽细胞。通常发生于眶内段视神经，可经视神经孔逐渐向颅内生长。多见于30岁以上的女性。虽为良性肿瘤，但易复发。一般无包膜，生长缓慢。CT或MRI显示视神经增粗或呈梭形肿块。

### 六、视盘发育异常

**1. 视神经发育不良**（optic nerve hypolasia） 系胚胎发育13～17mm时视网膜神经节细胞分化障碍所致。视盘或视神经内神经纤维数量减少，或神经纤维变细，并伴有不同程度的视神经萎缩。眼底呈部分性或完全性视盘发育不全，视盘小，为1/3～1/2大小，灰色可有黄色外晕包绕，形成双环征。视力低下及视野异常。可伴有小眼球、虹膜脉络膜缺损、眼球震颤等。全身常伴有内分泌及中枢神经系统异常。

**2. 视盘小凹**（optic pit） 是在视盘实质内的先天性不典型缺损，为神经外胚叶发育缺陷所致。多单发病眼，视力正常，合并黄斑部视网膜脱离时则视力下降。视盘有一裂隙样、三角形或卵圆形陷窝，颜色常为灰色或灰黄色、蓝色；直径为视盘的1/10～1/3，深度可达0.5D～25D，多为5D左右，多见于视盘颞侧或颞下方。小凹常被白色神经胶质覆盖。典型视野呈弓形、束状缺损或中心暗点。FFA早期呈弱荧光，晚期呈强荧光。约40%

患者于 20 ～ 40 岁可发生后极部浆液性视网膜脱离。临床上要与中心性浆液性脉络膜视网膜病变鉴别。

**3. 视盘玻璃膜疣**（optic disc drusen） 又称视盘透明体。疣大小不等，分为表面性玻璃膜疣和埋藏性玻璃膜疣。浅表者易见，色淡黄或白色半透明发亮。可单个也可多发，形如蛙卵。埋藏者视盘稍扩大，局部隆起，边界不清，似假性视乳头水肿。B 超可协助诊断，视野可见生理盲点扩大、束状缺损或向心性缩小等。

**4. 视神经缺损**（coloboma of optic nerve） 为胚裂闭合不全所致。常伴有虹膜脉络膜缺损。常单眼发病，视力明显低下。视盘大，可为正常的数倍。缺损区为淡青色，凹陷大而深，多位于鼻侧，血管仅在缺损边缘处穿出，呈钩状弯曲。视野检查，生理盲点扩大。

**5. 牵牛花综合征**（morning – glory syndrome） 眼底后极部漏斗形凹陷，外观酷似一朵盛开的牵牛花而命名。比较少见，常侵犯单眼，视力常在眼前指数与 0.02 之间，很少有超过 0.1 者。检眼镜下可见视盘明显增大，相当于 3 ～ 5 正常视盘大小，呈漏斗状，周边粉红色，底部有白色神经胶质组织如花蕊。视盘上有 20 ～ 30 个血管发出于盘周边缘，呈放射状，动、静脉难以区分。视盘周围有隆起的色素环及萎缩环。其最常见并发症为视网膜脱离。

**6. 有髓鞘神经纤维** 系指视盘周围的视网膜内出现有髓鞘神经纤维，位于视盘附近，呈银白色，边缘羽毛状。视力正常，常见生理盲点扩大和弓形暗点等。如位置远离视盘，有时易被误诊。

# 第三节　视交叉及视中枢病变

## 一、视交叉病变

视交叉位于蝶鞍上方，其下方为脑垂体，两侧为颈内动脉，上方为第三脑室，周围为海绵窦，前方为大脑前动脉、前交叉动脉及鞍结节。这些周围组织的病变均可引起视交叉损害。

【病因】最常见的病变为脑垂体肿瘤，其次为鞍结节脑膜瘤、颅咽管瘤、前交通动脉瘤等。

【临床表现】典型体征为双眼颞侧偏盲。由于视网膜神经纤维在视交叉中排列有一定规律；肿瘤生长压迫视交叉方向又不同，临床上视交叉病变并非一开始就是典型视野缺损，多从不完整的象限缺损开始。如发生在视交叉下方的脑垂体肿瘤，首先压迫视交叉鼻下纤维，引起颞上象限视野缺损，随后出现颞下、鼻下、鼻上象限视野缺损。大多数脑垂体肿瘤患者因视力减退而首诊于眼科。

【治疗】积极治疗原发病。

 **案例讨论**

　　**临床案例**　患者，女，40 岁。主诉：双眼视力下降伴半侧视野缺损 3 个月。近 5 个月未来月经，否认妊娠。眼部检查：裸眼视力，右眼 0.2，左眼 0.8。双眼瞳孔直径 3mm，光反射存在，右眼相对性传入性瞳孔障碍（＋）。眼底：视盘边界清晰、右眼视盘色较苍白，视网膜血管及黄斑未见明显异常。

问题

1. 初步诊断是什么？进一步检查哪些内容？

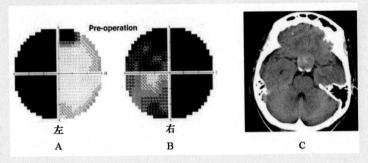

图 15 – 4　视野改变头颅 CT

A、B：双眼视野改变；C：CT 水平位扫描显示脑垂体瘤

2. 由患者的 CT 图（图 15 – 4）可得的诊断是什么？如何治疗？

## 二、视交叉以上的视路病变

### （一）视束病变

【病因】多由邻近组织的肿瘤、血管病变或脱髓鞘性疾病累及，如鞍区或鞍旁肿瘤、后交通动脉瘤的压迫所致。

【临床表现】

1. 病变对侧的、双眼同侧偏盲。

2. Wernicke 偏盲性瞳孔强直。

3. 晚期引起下行性视神经萎缩。

### （二）外侧膝状体病变

外侧膝状体病变罕见。视野缺损为病变对侧、双眼同侧偏盲；无 Wernicke 偏盲性瞳孔强直；晚期也可引起下行性视神经萎缩。

### （三）视放射病变

其损害特点：①一致性的双眼同侧偏盲；②伴有黄斑回避；③无视神经萎缩及无 Wernicke 偏盲性瞳孔强直；④可伴有相应的大脑损害症状，如失读、视觉性认识不能。

### （四）枕叶病变

枕叶病变以脑血管病、颅脑外伤多见。其损害特点：①双眼一致性同侧偏盲；②伴有黄斑回避；③无视神经萎缩及无 Wernicke 偏盲性瞳孔强直；④一般不伴有其他神经症状。

在同侧偏盲的患者中，视野内的中央注视区可保留 1° ~ 3°或更大一些的视觉功能区，称黄斑回避。一般黄斑回避多发生于外侧膝状体以上的视路损害，尤其多见于枕叶病变（图 15 – 5）。

皮质盲（cortical blindness）系外侧膝状体以上两侧性损害，包括枕叶视放射两侧的病变。其

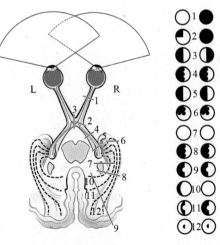

图 15 – 5　视路病变引起的视野缺损

临床特征为：①双眼全盲；②瞳孔大小及对光反射正常；③眼底正常；④VEP 检查异常，有助于与伪盲和癔症鉴别。

 知识链接

## 瞳孔反射径路

**1. 光反射** 当光线照射一侧瞳孔，引起被照眼瞳孔缩小时，称为直接对光反射；而未被照射的对侧瞳孔也相应收缩，称为间接对光反射。

**2. 近反射** 注视近处物体时瞳孔变小，同时发生调节和集合作用，称为瞳孔近反射。

 本章小结

眼是脑的延续，解剖学上视路与中枢神经系统关系密切，故两者的疾病相互影响。不少眼科症状和体征是全身神经系统病变的表现。如双眼颞侧偏盲是脑垂体瘤压迫视交叉引起典型视野改变，临床上患者往往因视野缺损而首诊于眼科。视神经疾病的常见病因是炎症、血管性疾病、肿瘤。中老年患者应首先考虑血管性疾病，儿童、青壮年则主要是炎症、脱髓鞘疾病。视神经炎多单侧发病，多见于儿童和青壮年。

神经纤维在视路中的排列行走有一定的规律性，中枢神经系统某部位发生病变或损害时通常可以直接或间接地影响视路，表现为特定的视野异常。又由于视路疾病除视盘的病变可以通过检眼镜直接检查外，其余部分均不能直视，所以，视路疾病的诊断除了依据病史、视力、瞳孔、眼底等检查外，视野、视觉电生理和影像学等检查有重要价值。

 思考题

1. 视神经炎的病因和临床特点是什么？
2. 试述前部缺血性视神经病变的临床表现和诊断。
3. 如何鉴别视乳头水肿和视盘炎？
4. 原发性视神经萎缩和继发性视神经萎缩的区别是什么？
5. 试述视交叉病变的常见病因及视野改变。

（谢安明文　厉芬芬绘图）

# 第十六章  眼视光学

## 第一节  概  述

从光学角度看，眼球是一个精密且复杂的复合光学系统。因此，如何检查这样的光学系统是一门艺术。"眼视光学"是在传统眼科学的基础上，将与视觉相关的病理问题和功能问题包容到基本眼保健的临床诊断和处理程序中的一门临床学科。完整的系统检查包括验光、视觉功能、眼球运动、眼部健康状况检查。这一章，我们主要围绕与临床上常遇到的验光（即屈光系统及检查）方面进行介绍。临床上为方面起见，书写病历或记录检查结果时常用一些英文缩写，这些缩写称为国际通用标志，表 16－1 对一些常用通用缩写进行了总结，以便理解。

**表 16－1  眼视光常用的英文缩写总结**

| 英文缩写 | 中文 | 英文缩写 | 中文 |
| --- | --- | --- | --- |
| OD | 右眼 | OS | 左眼 |
| OU | 双眼 | VA | 视力 |
| Cc | 矫正视力 | Sc | 裸眼视力 |
| PH | 针孔视力 | PHNI | 针孔视力无提高 |
| D | 远距 | N | 近距 |
| CF | 指数 | HM | 手动 |
| LP | 光感 | NLP | 无光感 |
| PD | 瞳距 | AMP | 调节幅度 |

## 第二节  眼球光学

### 一、眼的屈光和屈光力

眼的最重要特征之一是屈光属性，为了将复杂的眼球屈光系统简单化，可以将眼球理解为一个简单的凸透镜，类似凸透镜的成像原理。光从空气（一种介质）进入透镜（不同折射率的介质）时，光线将在界面发生偏折的现象称为屈光。透镜的这种偏折光线的能力称为屈光力，屈光力等于焦距的倒数。当焦距的单位为米（m）时，屈光力的单位则为屈光度（diopter），以 D 表示。

## 二、模型眼

模型眼（schematic eye）的设计目的在于建立一个既能进行眼球光学系统理论研究，又能模拟人眼的光学结构。模型眼的设计忽略了很多非重点的复杂部分，方便模拟成像和计算。临床上常用的模拟练习，如角膜屈光手术、人工晶状体植入术等，都需要精确的模型眼来研究和解决临床的实际问题。

常用的模型眼有 Gullstrand 精密模型眼（6 个面）、简易模型眼、简略眼。Gullstrand 精密模型眼与真实人眼非常接近，共有 6 个面（角膜 2 个面，晶状体 4 个面），在非调节状态下，等效屈光力为 +58.64D，调节状态下为 +70.57D，为高度近视。简略眼是将眼的光学系统简略为仅有一个折射面的光学结构，常见版本的简略眼为 Emsley 简略眼，总屈光力 +60D。

## 三、眼的调节与集合

为了看清近距离的物体，睫状肌收缩，晶状体悬韧带松弛，晶状体的弯曲度增加，从而增强了屈光力，使近距物体的像落在视网膜上。这种为了看清近物而改变眼屈光力的功能，称为调节（accommodation）。调节主要是通过增加晶状体前表面的曲率而增加眼的屈光力。对调节刺激（近物离眼的距离的倒数）做出的调节反应（晶状体的调节）的量，称为调节力。眼能产生的最大调节力，称为调节幅度。

在双眼注视由远移近的物体时，除了产生晶状体的调节，两眼视轴会向鼻侧会聚的现象，称为集合（convergence）；相反的，在双眼注视由近移远的物体时，两眼视轴向颞侧发散的现象，称为发散（divergence）（图 16－1）。这两种现象统称为聚散。视近时，可反射性地引起双侧瞳孔收缩、调节和集合反应，此为近反射三联动现象。

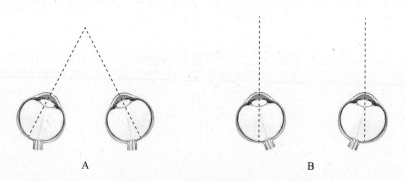

A　　　　　　　　　　　　　B

图 16－1　眼的集合及发散
A. 集合；B. 发散

调节和聚散是人眼重要的视觉功能，直接关系到视敏度、视力的变化。

## 第三节　正视、屈光不正与老视

### 一、正视

当眼调节静止时，外界平等光线（一般认为来自 5m 以外）经眼的屈光系统后，恰好聚焦在视网膜黄斑中心凹产生清晰像，这种屈光状态，称为正视（emmetropic）（即正视眼的远点为无限远）（图 16－2）。若不能聚焦在视网膜黄斑中心凹，将不能产生清晰像，称为非正视或屈光不正（refractive error）。屈光不正包括近视、远视、散光和屈光参差。

正常情况下，婴幼儿出生不久都处于远视状态，随着生长发育，逐渐趋于正视状态，至学龄前基本达到正视，该过程称为"正视化"。因此，儿童在学龄前视力未达到正常标准并不能诊断为屈光不正。

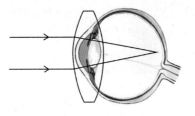

图 16-2　正视眼

## 二、近视

在调节放松状态下，外界平行光线经眼球屈光系统后聚焦于视网膜之前，称为近视（myopia）。近视的形成可以是由于眼轴过长或眼屈光力过强所致，相当于眼前加了一个凸透镜（图 16-3）。

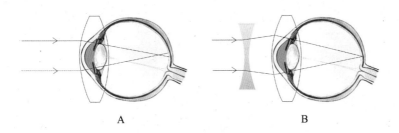

图 16-3　近视眼及凹透镜矫正

A. 近视眼；B. 近视眼的凸透镜矫正

### （一）分类

**1. 根据屈光成分分类**　①屈光性近视；②轴性近视。

**2. 根据近视度数分类**　①轻度近视：< -3.00D；②中度近视：-3.00 ~ -6.00D；③高度近视：> -6.00D。

**3. 根据病程进展和病理变化分类**　①单纯性近视；②病理性近视。两者临床表现及区别见表 16-2。

表 16-2　单纯性近视与病理性近视

| 分类 | 单纯性近视 | 病理性近视 |
| --- | --- | --- |
| 进展情况 | 发育成熟后基本稳定（20 岁） | 20 岁后度数仍增加（> -1.00D/年） |
| 矫正视力 | 可达 1.0 | 常低于 1.0 |
| 屈光度 | < -6.00D | 一般 > -6.00D，常为 -10.00D 或更高 |
| 病理改变 | 无或不明显 | 眼轴长：后巩膜葡萄肿<br>眼底改变：周边视网膜变性、萎缩，黄斑色素沉着、出血、变性等 |

### （二）临床表现

1. 视物模糊　视远模糊，视近清楚，不易发生弱视。

2. 视远时常眯眼。

3. 眼部组织改变　近视度数较高者，除远视力差外，常伴有夜间视力差、飞蚊症、漂浮物、闪光感等症状，并可发生不同程度的眼底改变（特别是病理性近视）。

### （三）预防与治疗

**1. 预防**　近视的发生受遗传和环境等多种因素的综合影响，目前家系调查中发现中国人群中，病理性近视以常染色体隐性遗传最为常见。针对单纯性近视，一般认为可以尝试以下防范措施：注意在近视好发时期的视力保健，多参加户外运动，减少长期近距离用眼等。

**2. 治疗**　详见本章第五节。

### 三、远视

在调节放松状态下，外界平行光线经眼球屈光系统后聚焦于视网膜之后，称为远视（hypermetropia）（图16-4）。远视眼的远点在眼后方，为虚焦点。因此，调节放松且未矫正的远视眼，视远不清，视近更不清。当远视度数较低时，患者可以利用其调节能力，增加眼的屈光力，将光线聚焦在视网膜上，从而获得清晰视力。但由于频繁并过度使用调节，远视者视疲劳症状比较明显，尤其在看近时。

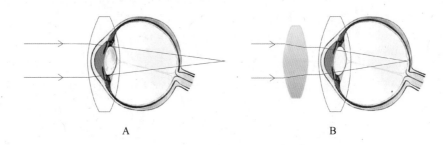

A                                    B

图16-4　远视眼及凸透镜矫正

A. 远视眼；B. 远视眼的凸透镜矫正

#### （一）分类

**1. 根据屈光成分分类**　①屈光性远视；②轴性远视。

**2. 根据远视度数分类**　①低度远视：< + 3.00D；②中度远视：+ 3.00D ~ + 5.00D；③高度远视：> + 5.00D。

#### （二）临床表现

**1. 视物模糊**　中度以上的远视，视力受到影响。

**2. 视疲劳**　轻、中度远视常伴有不适感或视疲劳症状，高度远视反而不明显，因已经放弃调节来获得清晰像了。

**3. 屈光性弱视**　一般发生在高度远视且在6岁前未得到矫正，导致视网膜黄斑部从未受到清晰像的刺激。

**4. 眼位偏斜**　易发生在轻、中度远视患者，因过度使用调节出现内斜。

### 四、散光

因眼屈光系统在不同子午线上的屈光力不同，形成两条焦线和最小弥散斑的屈光状态，称为散光（astigmatism）（图16-5）。散光可由角膜或晶状体产生。进行散光矫正的目的就是要把两条焦线的距离变短，最终弥散斑的直径缩小至人眼可容范围内。

#### （一）分类

散光主要有以下几种分类方式。

**1. 根据两条主子午线的位置关系分类**　①规则散光；②不规则散光。最大屈光力主子午线和最小屈光力主子午线相互垂直的称为规则散光，不垂直则为不规则散光。在规则散光中，最大屈光力子午线在90°±30°位置的散光称为顺规散光（WR），最大屈光力主子午线在180°±30°称为逆规散光（AR），其余为斜轴散光（OBL）（图16-6）。

**2. 根据两条主子午线聚焦点与视网膜的位置关系分类**　①单纯近视散光：一主子午线聚

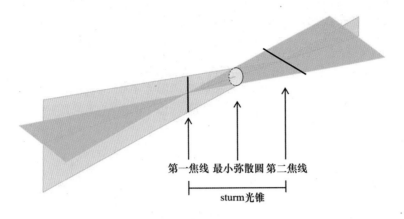

第一焦线 最小弥散圆 第二焦线

sturm光锥

图 16-5 散光及最小弥散圆

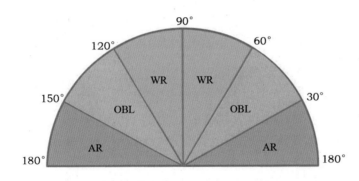

图 16-6 规则散光按最大屈光力主子午线定位分类

焦在视网膜上,另一主子午线聚焦在视网膜前。②单纯远视散光:一主子午线聚焦在视网膜上,另一主子午线聚焦在视网膜后。③复合近视散光:两互相垂直的主子午线均聚焦在视网膜之前,但聚焦位置前后不同。④复合远视散光:两互相垂直的主子午线均聚焦在视网膜之后,但聚焦位置前后不同。⑤混合散光:一主子午线聚焦在视网膜之前,另一主子午线聚焦在视网膜之后。

### (二)临床表现

1. 视物模糊　看远、看近均不清。
2. 视疲劳　低度散光患者明显。
3. 不正常头位　头位倾斜和斜颈,散光矫正后可消除。
4. 看远、看近均眯眼。

### (三)治疗

单纯散光用柱镜矫正,复合散光用球柱镜联合矫正,轻度散光无症状者可不治疗;不规则散光不能用柱镜或球柱镜矫正,可试用接触镜。

## 五、屈光参差

双眼屈光度数不等者称为屈光参差(anisometropia)。一般认为当参差量<1D时,不会感受到视觉差异,称为生理性屈光参差;当度数相差超过2.5D时,通常会因融像困难而出现症状。谈到融像,"双眼单视"是一个重要的概念。物体同时成像在双眼视网膜上后,通过视觉神经系统传至大脑视觉皮质,融合成单一的像,称为"双眼单视"。双眼单视的条件需要分别成像在视网膜上的像大小、亮度和物体样式一致。

由于人眼调节活动是双眼同时等量的，屈光参差者，度数较高眼常处于视觉模糊状态，容易引起弱视。屈光参差的远视者，其度数较高眼，更容易成为弱视。

## 六、老视

老视（presbyopia）是一种生理现象，不属于"屈光不正"。临床上常易与"远视"混淆，表16-3为老视和远视的区别，方便学生理解（图16-7）。无论是近视还是远视者，都可在此基础上再出现老视。

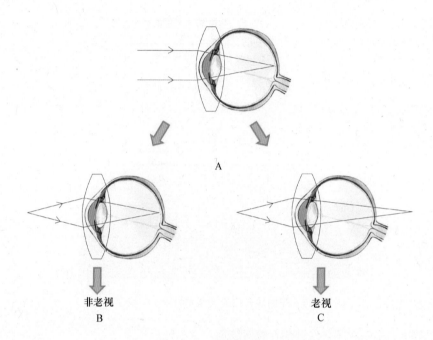

图16-7 老视的机制

A. 看无穷远，晶状体不产生调节时；B. 看近时，晶状体可产生调节，使像仍落在视网膜上；C. 看近时，晶状体产生调节减弱

表16-3 老视与远视的区别

| 老 视 | 远 视 |
|---|---|
| 和年龄相关的生理性调节下降 | 一种屈光不正，先天存在或后天形成 |
| 远视力正常 | 典型者看远不清 |
| 近视力降低，40岁左右出现 | 看近更不清 |
| 有视疲劳 | 早期可无症状（调节幅度大） |
| 斜视、弱视少见 | 可发生屈光性弱视、斜视 |
| 视近矫正 | 视远屈光矫正，高度远视有时也需要视近矫正 |
| 凸透镜 | 凸透镜 |

### （一）老视发生相关因素

**1. 年龄与调节** 在人生早期，人的调节力是很大的，随着年龄的增长，晶状体逐渐硬化，弹性减弱，睫状肌的功能也逐渐减低，从而引起眼的调节功能逐渐下降。在40~50岁开始，老视者往往主诉阅读等近距离工作困难，这种由于年龄增长所致的生理性调节减弱，称为老视。Hofstetter通过统计学分析，发现调节力与年龄呈线性相关，提出了年龄与老视关系的经验公式：

$$最小调节幅度 = 15 - 0.25 × 年龄（临床上最常用）$$

$$平均调节幅度 = 18.5 - 0.30 \times 年龄$$
$$最大调节幅度 = 25 - 0.40 \times 年龄$$

老视的出现是由于眼的调节不足引起的，当人们视近时所使用的调节力小于调节幅度的一半以下时，才能舒适持久地注视，若小于一半以下，则很可能出现老视症状。

**2. 其他因素** 处在同一年龄段的人，老视的发生时间也会不同，因为老视还与其他因素相关，如原有的屈光不正（远视眼出现老视早）、用眼习惯（长期近距离工作）、身高、药物等。

### （二）临床表现

**1. 视近困难** 老视者看书时常不自觉将头后仰或把手伸远，才能看清。

**2. 视近不能持久** 因为调节力下降，近视者的眼调节已经达到极限。

**3. 阅读需要更强的照明度** 足够的光线既增加了对比度，又使患者瞳孔缩小，加大景深（空间上的一段清晰范围），以提高视力。

## 第四节  屈光检查方法

屈光检查最主要的内容是验光（refraction），是眼科学与视光学临床实践中主要的检查手段。验光是一个动态的、多程序的临床诊断过程。完整的验光过程包括 3 个阶段：初始阶段、精确阶段和确认阶段，表 16－4 描述了各阶段的目的与方法。

**图 16－4  完整验光三阶段的目的与方法**

| 阶 段 | 内 容 |
|---|---|
| 第一阶段<br>（初始阶段） | 目的：收集基本信息，预测验光的可能结果<br>方法：①检影验光或电脑验光，初步获得眼屈光信息；②角膜曲率计检查，获得角膜散光信息；③镜片测速仪检测原有镜片，获得习惯性矫正状态信息 |
| 第二阶段<br>（精确阶段） | 目的：检验初始阶段所获得的预测信息<br>方法：综合验光仪，通过标准流程和步骤，获得被检者最佳视力的处方 |
| 第三阶段<br>（确认阶段） | 目的：个性化调整和评定，获得最终处方<br>方法：试镜架测试，个性化调整，获得清晰、舒适持久的视觉 |

以上是对于近视者、对于晶状体调节功能差的老视者，在以上检测的基础上要进行近视力的检测，即检测老视的"加光"度数。

### 一、静态检影

检影验光是一种客观检测眼球屈光状态的方法。我们用检影镜照瞳孔，光线经屈光系统后从视网膜反射回来，通过检查反射光线的变化可以判断眼球的屈光状态。

检影镜（retinoscopy）由投影系统和观察系统两部分组成。临床上常用带状光带检影镜（图16－8），当我们将检影镜的带状光带移动时，可以观察到投影在视网膜上的反射光的移动，光带和光带移动的性质可以用来确定眼球的屈光状态。

我们用检影镜将视网膜照亮，然后观察从视网膜反射出来的光线，好比将视网膜看成是一个光源。当光线离开视网膜，眼的屈光系统对光线产生会聚。根据眼的屈光类型，平行光线入眼后，反射回来的

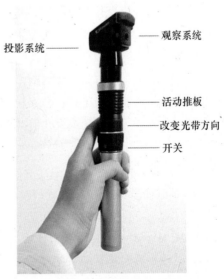

图 16－8  带状光带检影镜

（投影系统——观察系统——活动推板——改变光带方向——开关）

光线随屈光状态的不同而不同：①正视眼——平行光（满圆及中和）；②远视眼——发散光（顺动）；③近视眼——会聚光线（逆动）。对于散光，可观察到"剪动现象"，需要转动检影条带使"剪动现象"消失，再开始加球镜和柱镜（图16-9）。

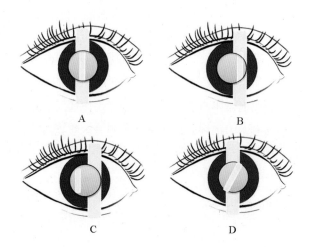

图16-9 影动：顺动、逆动和剪动

A. 光带反射；B. 顺动，加正镜片；C. B逆动，减正镜片；D. 剪动现象，先调整方向

在无穷远处进行检影明显不实际，但我们可以通过在检查者眼前一定距离放置工作镜达到无穷远的效果，工作镜的度数必须与检影距离的屈光度一样。临床上我们的工作距离常为67cm或50cm，则工作镜应为+1.50D或+2.00D。

 案例讨论

如果在眼前50cm（+2.00D）检影，达到中和时的度数是+4.00D，则被检者的屈光不正度数应为（+4.00D）-（+2.00D）=+2.00D。

## 二、主觉验光

### （一）综合验光仪及其原理

综合验光仪（phoropter）又称屈光组合镜，因为综合验光仪不仅用于验光，而且用于隐斜视等视功能检查。现在大部分现代综合验光仪将球镜和柱镜安装在3个转轮上，最靠近被检者眼前的转轮上装有高度数球镜，中间的转轮上装有中、低度球镜，最外面的转轮上装有柱镜。现代综合验光仪还有一个大转盘，比如各种实用的附加镜片，如遮盖镜、Maddox杆、针孔镜、偏振片等可旋转至视孔前（图16-10）。主觉验光主要通过雾视方法，使被检眼获得最正球镜时的最佳视力（maximum plus to maximum visual visual acuity, MPMVA）

### （二）检查流程

**1. 单眼初步 MPMVA** 使被检眼尽可能用较高的正度数镜片或尽可能低的负度数镜片来获得最佳视力。包括雾视（视力至0.3~0.5）、达到最佳矫正视力、MPMVA终点判断这3个步骤。MPMVA终点判断：①最佳矫正视力，再加负镜视力也无法再提高；②"小而黑"，再加负镜，视标看起来是"变小变黑"而不是更清晰的时候，则退回即为终点；③双色试验（红绿试验），视标一半在红色背景下，另一半在绿色背景下，检查时先看红背景视标，再看绿背景视标，比较哪个更清楚。若红色清楚，需要加负镜；若绿色清，则加正镜，直到红、

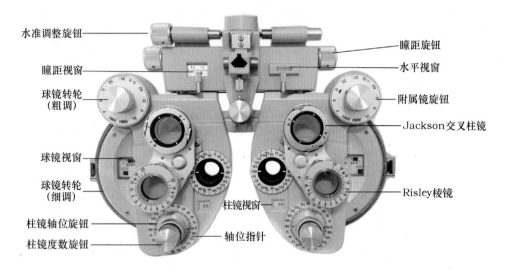

水准调整旋钮 —
瞳距视窗
球镜转轮（粗调）
球镜视窗
球镜转轮（细调）
柱镜轴位旋钮
柱镜度数旋钮

— 瞳距旋钮
— 水平视窗
— 附属镜旋钮
— Jackson交叉柱镜
— Risley棱镜

柱镜视窗
轴位指针

图 16 – 10　综合验光仪

绿一样清楚；若不能一样清，则以刚到绿色清楚为终点。

**2. 交叉柱镜确定精确散光**　交叉柱镜（JCC）在相互垂直的主子午线上的屈光力度数相等，但符号相反（±0.25D）。主子午线用红白点表示，红点表示负柱镜轴的位置，白点表示正柱镜轴的位置，两轴之间为平光镜。

**3. 再次单眼的 MPMVA**　同第一步，但如果 JCC 过程未发现散光的，不需要进行这一步。

**4. 测另一只眼**　同方法测另一只眼（重复前 3 步）。

**5. 双眼远距主觉验光**　包括双眼调节均衡和双眼 MPMVA。双眼调节均衡首先要雾视到 0.5 ~ 0.8。接着用垂直棱镜（Risley 棱镜）将双眼融像功能打破，让被检者两眼各看到一个像。注视雾视上一行视标，调整到两个像清晰度相同。若不能，则保持优势眼清晰。完成后撤去棱镜，进行双眼的 MPMVA，基本同单眼的 MPMVA，只是要双眼同时同步进行。

### 三、老视的验配

为了确定老视者的近附加度数，需要准备综合验光仪、测近杆及测近阅读卡等。老视的检查方法包括以下几种。

1. 选择试验性阅读附加（选其中之一）　①根据年龄和屈光不正的关系选择试验时阅读近附加；②融合交叉柱镜（FCC）；③"调节幅度的一半"的原则，即将被检者习惯阅读距离换算成屈光度，减去被检者调节幅度的一半就是试验性阅读附加。

2. 精确阅读附加　在试验性阅读附加的基础上，做负相对调节（NRA）/正相对调节（PRA）。精确阅读附加 = 1/2 × （NRA + PRA）+ 试验性阅读附加。

3. 最后确定阅读附加　将精确阅读附加在标准阅读距离（40cm）进行测量，对阅读附加进行补偿调整。

4. 试镜架试戴、阅读适应及评价，必要时做一定调整。

5. 开处方　包括远距处方和阅读附加。

### 四、睫状肌麻痹验光

人眼的调节状况会直接影响屈光状态的检测，如"假性"近视，在使用阿托品散瞳后检查，近视度数消失。为了准确获得人眼调节静止状态下的屈光不正度数，常需要做睫状肌麻痹验光。特别是某些特殊的被检者，如首次进行屈光检查的儿童、需要全矫的远视者、有内斜的远视儿童等。

常用的睫状肌麻痹剂（cycloplegic drugs）：①1%硫酸环戊通滴眼液，验光前约30分钟滴1次，恢复时间有点短；② 0.5% ~1%阿托品眼膏，通常为每日3次，连用3日，阿托品回复时间相对长，可能会有不良反应，要遵医嘱使用。

睫状肌麻痹的验光结果提供了人眼屈光状态的真实信息，但其结果并不能作为最后处方。

# 第五节  屈光不正矫治

眼视光学的矫治目标之一就是通过各类屈光矫正的方法，达到清晰、舒适、持久的视觉效果。矫治屈光不正的方法目前主要分3种类型：框架眼镜、接触镜和屈光手术。

## 一、框架眼镜

配戴框架眼镜是生活日常中最常见的一种矫正方式，同时也是保护、美观的装饰品，优点在于安全、经济、简便，但也存在放大率差异的问题。

### （一）框架眼镜镜片材料

眼镜片的材料主要是玻璃和树脂材料。玻璃材料属于无机材料，透光性高、坚硬，但重、易碎。树脂材料属于有机材料，主要分为热固性材料和热塑性材料两类。热固性材料以CR39为代表，热塑性材料以聚碳酸酯（polycarbonate，PC）材料为代表。树脂材料的优点是轻、有较强的抗冲击性、高透光率、易染色，但耐磨性不如玻璃材料，所以树脂材料的眼镜片表面必须镀耐磨损膜。

### （二）框架眼镜镜片的类型

现在眼镜片的设计通常有两个表面组成，前表面为凸面，后表面为凹面，称为新月形设计。除了常见的单光镜片（单纯球镜或球柱联合镜片），还设计有多焦点镜片，包括双光镜、三光镜和渐变多焦点镜。渐变镜有视近区、视远区及过渡区，为近视的老视人群提供了由远至近的清晰的视觉。

### （三）眼镜片屈光力的记录

眼镜处方的规范写法为：表明眼别，先右眼（OD），再左眼（OS）。如果需要同时配远用（DV）和近用（NV）眼镜，先写DV处方，后写NV处方。例如：OD：－3.00DS/－1.75DC×90/2$^\triangle$BD。上述处方表示－3.00D球镜度数（DS）联合－1.75D柱镜度数（DC），屈光力主子午线方向为90°，2个基底朝下的棱镜度。注意：轴子午线不加"°"、度数后要保留两位小数。

## 二、角膜接触镜

角膜接触镜（corneal contact lens）又称隐形眼镜，矫正原理基本与框架眼镜相同，优点在于成像质量优于框架眼镜，解决了放大率问题，并且可用于美容和特殊用途。但由于镜片会和角膜、结膜、泪膜等直接接触，会影响眼表的正常生理功能，引起角膜并发症及感染。

角膜接触镜从材料上分为软镜和硬镜。

软镜由含水的高分子化合物制成，镜片通透性与材料的含水量和镜片厚度有关。软镜镜片柔软、配戴舒适，按更换方式可分为传统型（更换周期长）、定期更换型和抛弃型，由于软镜配戴易引起蛋白质、脂质等沉淀于表面，若配戴和护理不当易引起巨乳头结膜炎等并发症。出于眼健康的概念，建议使用更换周期较短的软镜，减少镜片表面沉淀物对眼部生理的影响。

目前硬镜一般指硬性透气性接触镜（rigid gas permeable contact lenses，RGPCL），由质地较硬的疏水材料制成，透氧性较高。除此之外，硬镜的抗蛋白沉淀较强、护理方便，还能矫正散光（包括不规则散光），但配戴时有异物感，需要一定的适应过程。

角膜塑形镜（orthokeratology，OK）是一种特殊设计的高透氧硬镜。配戴一定时间，通过机械压迫、镜片移动的按摩及泪液的液压等物理作用，达到压平角膜中央形态、暂时减低近视度数的作用。一般晚上配戴，白天取镜后可以保持一日清晰的裸眼视力。由于角膜的记忆性和弹性，需要长期配戴OK镜，才能维持长期的高裸眼视力，故又称为可逆性近视矫治法。

## 三、屈光手术

屈光手术按手术部位可分为角膜屈光手术、眼内屈光手术和巩膜屈光手术。

角膜屈光手术是通过手术方法改变角膜前表面的形态，来矫正屈光不正。现代的屈光手术包括激光手术和非激光手术。非激光手术包括放射状角膜切开术、角膜基质环植入术、散光性角膜切开术、角膜胶原交联术（加强角膜强度）等。激光手术常指应用准分子激光等手段，通过切削角膜基质来改变角膜曲率半径达到矫正目的。

眼内屈光手术是在晶状体和前房施行手术以矫正屈光不正，根据手术是否保留原有晶状体分为两种：屈光性晶状体置换术（一般年龄偏大者适用）和有晶状体眼人工晶状体植入术（屈光稳定的年轻人）。

对于病理性近视患者，以上的屈光手术并不能满足他们对视觉的需求，常采用后巩膜加固术（posterior scleral reinforcement，PSR）。PSR又称巩膜后兜带术，应用异体材料（硬脑膜或巩膜）或人工合成材料加固眼球的后极部巩膜，以期缓解近视发展的一种手术。

 **本章小结**

眼球的最重要特征之一就是光学属性。眼球似一个精密无比的复合光学系统，较复杂。从角膜到视网膜的成像过程中，可将复杂的眼球理解为一个简单的简略眼模型。近视的原理比较容易理解，但远视由于还有晶状体的调节参与，高度的远视看近、看远都不清，易导致弱视和斜视。散光的原理则可以通过Sturm光锥来理解成像的规律。屈光不正的矫正和治疗主要有三大方法：框架眼镜、角膜接触镜和屈光手术。

 **思考题**

1. 正常情况下，为什么我们能看清远处也能看清近处？

2. 理论上，远视者应该看远、看近都不清，但为什么部分远视者视力却是正常的？

3. 试述Sturm光锥中的最小弥散斑的原理。

4. 同样−6.00D的近视者，配戴框架眼镜和配戴接触镜有什么区别？

（金子兵文　厉芬芬绘图）

# 第十七章 斜视与弱视

## 第一节 概　　述

斜视与弱视是眼科常见病、多发病，它与视光学、神经眼科学和小儿眼科学等学科交叉，与双眼视觉和眼球运动密切相关。

视觉发育与神经可塑性的神经生理和分子生物学研究促进了弱视发病机制的研究，影像医学、遗传学和组织形态学的研究为阐明非共同性斜视的病因，提供了坚实的证据。

1. **Kappa 角** 为瞳孔中线与视轴（注视目标与黄斑中心凹连线）的夹角。用点光源照射角膜时，反光点位于瞳孔正中央，为瞳孔中线与视轴重合，即零 Kappa 角。反光点位于瞳孔中线鼻侧，给人以轻度外斜视的印象，此为阳性 Kappa 角（正 Kappa 角）；反光点位于瞳孔中线颞侧，为阴性 Kappa 角（负 Kappa 角），给人以内斜视的错觉。

2. **单眼运动** 即遮蔽一眼，观察到的另一眼的眼球运动。内转，角膜向内的运动；外转，角膜向外的运动；上转，角膜向上的运动；下转，角膜向下的运动。

3. **双眼同向运动** 双眼同时向相同方向的运动。

4. **双眼异向运动** 双眼同时向相反方向的运动，包括集合和分开。

5. **融合** 两眼同时看到的物像在视觉中枢整合为一个物像称为融合。含两种成分：①感觉融合，将两眼所见的物像在大脑视皮质整合成为一个物像；②运动融合，存在于有自然或诱发分离的趋势时，通过集合运动使相同的物像落在并保持在两眼视网膜对应区域。

6. **主导眼** 即两眼在同时视物时，起主导作用的眼。

7. **隐斜视** 能够被双眼融合控制的潜在的眼位偏斜。

8. **显斜视** 不能被双眼融合控制的眼位偏斜。

9. **正位视** 在向前方注视时眼外肌保持平衡，打破融合后两眼均无偏斜的倾向，称为正位视。临床罕见，多数人都有小度数的隐斜视。

10. **三棱镜度** 用于测量斜视度的单位。光线通过三棱镜在 1m 处向基底偏移 1cm 为 1PD。1 圆周度约等于 1.75PD。

11. **第一斜视角** 麻痹性斜视以正常眼注视时，麻痹肌所在眼的偏斜度。

12. **第二斜视角** 麻痹性斜视以麻痹肌所在眼注视时，正常眼的偏斜度。

13. **第一眼位** 双眼注视正前方时的眼位。

14. **第二眼位** 双眼向上、向下、向左、向右注视时的眼位。

**15. 第三眼位** 双眼向右上、右下、左上、左下注视时的眼位。

**16. 诊断眼位** 第二眼位、第三眼位为分析麻痹性斜视受累肌的眼位，称为诊断眼位（图17-1）。

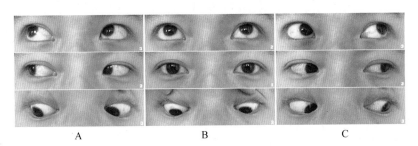

图17-1 诊断眼位图

A. 右侧注视；B. 正前注视；C. 左侧注视

## 第二节 眼外肌与眼球运动

两眼各有6条眼外肌，其中4条直肌，2条斜肌。单独眼外肌在第一眼位时有主要作用和次要作用。当眼球运动离开第一眼位时，眼外肌因其收缩方向与视轴角度的变化，其主要作用和次要作用也发生相应的改变。

### 知识链接

表17-1 各眼外肌运动的主要作用和次要作用

| 眼外肌 | 主要作用 | 次要作用 |
| --- | --- | --- |
| 外直肌 | 外转 | 无 |
| 内直肌 | 内转 | 无 |
| 上直肌 | 上转 | 内转，内旋 |
| 下直肌 | 下转 | 内转，外旋 |
| 上斜肌 | 内旋 | 下转，外转 |
| 下斜肌 | 外旋 | 上转，外转 |

### 一、拮抗肌、协同肌、配偶肌

**1. 拮抗肌** 同一眼作用方向相反的眼外肌互为拮抗肌。如内直肌与外直肌、上直肌与下直肌、上斜肌与下斜肌即互为拮抗肌。

**2. 协同肌** 同一眼向某一方向注视时具有相同运动方向的肌肉为协同肌。如上转时上直肌和下斜肌，下转时下直肌和上斜肌为协同肌。

眼外肌可以某个作用是协同肌，而另一个作用是拮抗肌。例如，上转时上直肌和下斜肌的垂直作用为协同肌，其旋转作用为拮抗肌。

**3. 配偶肌** 向某一方向注视时，双眼具有相同作用的一对肌肉称为配偶肌（图17-2）。

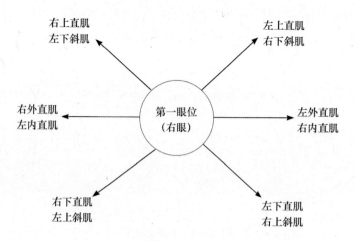

图 17-2 双眼向各方向注视时的配偶肌

## 二、眼球运动定律

**1. 神经交互支配定律**（Sherrington's law） 眼外肌在接受神经冲动产生收缩的同时，其拮抗肌相应抑制。例如，向右侧注视时，右眼外直肌收缩、右眼内直肌抑制，而左眼内直肌收缩和左眼外直肌抑制。

**2. 配偶肌定律**（Hering's law） 两眼向相同方向注视时，相对应的配偶肌同时接受等量的神经冲动。

# 第三节 双眼视觉及斜视后的病理改变

## 一、双眼视觉

双眼视觉是指外界同一物体分别投射到两眼的黄斑中心凹，经大脑视觉中枢加工整合为单一立体物像的生理过程。

**1. 视网膜对应** 两眼视网膜具有共同视觉方向的点或区域称为视网膜对应点。两眼黄斑中心凹是具有相同名称的视网膜对应点。

**2. 产生双眼视觉的基本条件** 两眼视野重合是产生双眼视觉的基础，视野重合的部分越大，双眼单视范围越大。两眼所见物像的大小、形状、明暗、颜色相似或完全一致；具有正常的视网膜对应，同时有健全的融合功能和协调的眼球运动功能。

## 二、斜视后的双眼视觉异常

**1. 复视** 斜视后，外界同一物体落在两眼视网膜非对应点上，即投射在注视眼中心凹和斜视眼周边视网膜上，中心凹的物像在正前方，周边视网膜的物像在另一视觉方向上，因此一个物体被感知为两个物像，称为复视（图 17-3）。

**2. 混淆视** 斜视后，外界不同物体分别投射于两眼黄斑中心凹，即在双眼相同的视觉方向上呈现两个无法融合的不同的物像，称为混淆视（图 17-3）。

## 三、斜视后的病理改变

为克服复视和混淆视，可能引起以下 4 种常见的病理现象。

**1. 抑制** 在两眼同时注视的情况下，主导眼看清物体时，为克服复视和混淆视，另一眼的

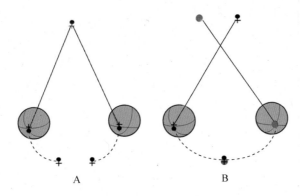

图 17-3　复视和混淆视示意图

A. 复视；B. 混淆视

周边视网膜和中心凹分别被抑制。两眼分别检查视力时，最佳矫正视力正常或两眼视力平衡。

**2. 弱视**　如果斜视仅限于单眼，斜视眼中心凹的抑制会导致最佳矫正视力下降，形成斜视性弱视。

**3. 旁中心注视**　弱视程度加重后，受累眼丧失中心注视能力，形成旁中心注视。

**4. 异常视网膜对应**　发生斜视后（主要是内斜视），在两眼同时注视的情况下，主导眼中心凹与斜视眼周边视网膜可能产生新的对应关系，形成异常视网膜对应。

# 第四节　斜视临床检查法

斜视检查主要包括询问病史、检查视力、验光和斜视检查。

## 一、询问病史

仔细询问个人史、家族史、发病年龄、发病的形式、斜视的类型、有无治疗史，这对斜视的诊治具有重要意义。

## 二、视力检查

视力检查应在光线充足的环境下逐行检查。

**1. 婴幼儿视力检查**　由于患儿很难配合，所以判断两眼的视力是否存在差别比获得每眼的准确视力更有价值，如果发现婴幼儿两眼视力存在差别，即提示可能存在弱视。

**2. 隐匿性眼球震颤**　对遮盖一眼后出现的眼球震颤，检查视力时，可在一眼前放置 +5D 球镜片。

**3. 代偿头位的眼球震颤**　有代偿头位的眼球震颤患者检查视力时，应在其代偿头位检查视力。

## 三、屈光检查

12 岁以下儿童应在药物麻痹睫状肌后做屈光检查。可采用 1% 阿托品眼膏或 1% 环戊通滴眼剂作为睫状肌麻痹剂。

## 四、望诊

1. 排除 Kappa 角和内眦赘皮引起的假性斜视。

2. 观察斜视是恒定性的还是间歇性的，是双眼交替的还是单侧的，斜视角是变化的还是稳定的。

3. 检查是否伴有上睑下垂，是否有异常头位。

4. 观察每只眼的注视质量和双眼同时注视的情况。有震颤样运动则表明注视不稳定和视力不良。

### 五、遮盖检查

**1. 遮盖去遮盖** 用遮眼板遮盖任意一眼，遮盖时观察对侧眼是否有眼球移动，如果有眼球移动，说明对侧眼存在显斜视；如果对侧眼无眼球移动，说明对侧眼处在注视位。然后，观察去除遮眼板后被遮眼的变化。如果被遮眼有返回注视位的运动，说明被遮眼为隐斜视，如果被遮眼停在某一偏斜位置上，提示被遮眼有显斜视。如果两眼分别遮盖时，对侧眼均无眼球移动，说明无显斜视。

**2. 交替遮盖** 用遮眼板遮盖一眼，然后迅速移到另一眼，反复多次，观察是否有眼球移动，如有眼球移动，说明有眼位偏斜的趋势。检查时要求遮眼板从一眼移至另一眼时没有双眼同时注视的情况出现，对破坏双眼融合比较充分。

**知识链接**

遮盖法：遮盖是临床上通过打破融合检查斜视的主要方法之一。

交替遮盖回答了有无眼位偏斜。遮盖去遮盖回答了眼位偏斜倾向属于显斜视还是隐斜视。交替遮盖比遮盖去遮盖破坏融合更充分，所查的结果含显斜视和隐斜视两种成分，而遮盖去遮盖法检查的结果仅含显斜视成分。

### 六、斜视角检查

**1. 角膜映光法**（Hirschberg test） 患者注视 33cm 处的点光源，根据反光点偏离瞳孔中心的位置判断斜视度（图 17-4）。点光源偏心 1mm，偏斜估计 7.5°或 15PD。该方法简便、易操作，缺点是不够精确，没有考虑 Kappa 角的因素。

**2. 三棱镜加角膜映光法**（Krimsky test） 患者注视一个点光源，三棱镜置于斜视眼前，尖端指向眼位偏斜的方向，逐渐增加三棱镜度数至角膜反光点位于瞳孔中央，所需三棱镜度数即为斜视偏斜度。

**3. 三棱镜加遮盖试验** 患者注视一个点光源，三棱镜置于斜视眼前，尖端指向眼位偏斜方向，逐渐增加三棱镜度数至斜视角被中和，眼球不再移动为止。此时所用三棱镜度数即为斜视偏斜度。该法是临床上最常用的精确的斜视角定量检查方法之一（图 17-5）。

**4. 同视机法** 用同时知觉画片检查斜视度。

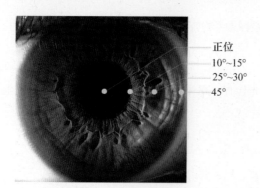

正位
10°~15°
25°~30°
45°

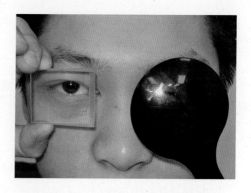

图 17-4 角膜映光法示意图　　图 17-5 三棱镜加遮盖试验检查图

## 七、眼球运动功能检查

### （一）单眼运动检查

检查时遮盖一眼，另一眼追踪向各注视方向移动的视标，如发现任何眼球运动的减弱，则提示向该方向运动的肌肉力量不足或存在限制因素。单眼运动正常的标志为：内转时瞳孔内缘到达上、下泪点连线，外转时角膜外缘到达外眦角，上转时角膜下缘到达内、外眦连线，下转时角膜上缘到达内、外眦连线。

### （二）双眼运动检查

**1. 双眼同向运动** 检查时，令双眼分别注视各诊断眼位的视标，观察斜视角的变化，根据配偶肌定律，可以发现相对功能不足的肌肉和相对亢进的配偶肌。

**2. 双眼异向运动** 双眼异向运动包括集合和分开运动，临床上多检查集合功能。

（1）集合（辐辏） 集合是很强的自主性运动，同时含有非自主性成分，在眼外肌功能检查中具有重要意义。集合近点检查：被检查者注视正前方一个可以引起调节的视标，视标逐渐向鼻根部移近，至患者出现复视或一眼偏离集合位，此集合崩溃点称为集合近点，正常值为7cm。随年龄增长，集合近点逐渐后退。

（2）AC/A 比率（accommodation convergence/accommodation，AC/A） 看近物时，一定量的调节会产生相应的调节性集合，AC/A 比率是定量检查调节与调节性集合关系的方法。正常时1屈光度（1D）调节可以产生 4～6PD 集合，即 AC/A 为 4～6。比率 >6 考虑 AC/A 过高，<4 考虑 AC/A 过低。AC/A 比率检查对临床诊断和治疗均有意义。

（3）娃娃头试验 为鉴别外转运动限制真伪的方法。将患儿的头突然转向外转"受限"的对侧，观察外转能否到达正常位置，如外转到位则说明外转"受限"不存在。如外转不能到位，则提示存在运动限制。

（4）牵拉试验 主要用于鉴别眼球运动障碍是机械性限制还是神经肌肉麻痹。牵拉试验分为主动牵拉试验和被动牵拉试验。主动牵拉试验只能在局部麻醉清醒状态下完成。两眼表面麻醉充分后，用镊子夹住相应部位角膜缘，分别检验被测同名肌肉收缩力改变。根据是否存在收缩力量的差别，定性分析是否存在神经肌肉麻痹。被动牵拉试验可以在局部麻醉下完成，但全身麻醉后试验效果更可靠。麻醉满意后，镊子分别夹住3点、9点角膜缘球结膜，向各方向转动眼球，并着重向受限方向牵拉，如无阻力，则可排除机械性限制，如牵拉眼球有阻力，则说明存在机械性限制。

**知识链接**

### Parks 三步法

Parks 三步法用于在垂直斜视中鉴别原发麻痹肌为一眼上斜肌还是另一眼上直肌。

第一步 先确定上斜视是右眼还是左眼。如果右眼上斜视，则提示右眼的下转肌（上斜肌或下直肌）不全麻痹，或左眼上转肌（上直肌或下斜肌）不全麻痹。

第二步 分析是向右侧注视时垂直偏斜大，还是向左侧注视时垂直偏斜大。如果是向左侧注视时垂直偏斜大，则提示麻痹肌可能为右眼上斜肌或左眼上直肌。

第三步 做歪头试验（Bielschowsky head tilt test），令头转向高位眼侧（右侧）时，垂直偏斜增大，即歪头试验阳性，则原发麻痹肌为右眼上斜肌。如果歪头试验为阴性，则原发麻痹肌为左眼上直肌。

### 八、感觉功能检查

#### （一）抑制检查

患者有明显斜视而无复视主诉，是判断单眼抑制的最简便方法，其他检查方法包括 Worth 四点灯试验、Bagolini 线状镜检查等。

#### （二）融合储备力检查

患者注视一个点光源，在单眼前加红色滤光片，患者可以看到一个红光和一个白光，通过三棱镜检查，由两个光源重合至再次出现两个光源所用的三棱镜度数即为受检者的融合范围。

#### （三）立体视检查

立体视的检查包括随机点立体图和非随机点立体图两类。患者戴偏振光镜或红绿眼镜，观察特殊印制的图片，可对立体视进行定量检查。正常值为 40～60 弧度秒。

#### （四）复视像检查

在患者单眼前加红色滤光片，注视 1m 远处点光源，若患者有复视，则见一红色灯光和一白色灯光；若见粉红色单一灯光，则表示无复视。

 **知识链接**

#### 红玻璃试验三步判断复视

第一步　首先确定复视像性质，是水平的还是垂直的、是交叉的还是同侧的。

第二步　寻找复视像偏离最大的方向。

第三步　周边物像属于麻痹眼。水平复视周边物像在水平方向确定，垂直复视周边物像在第三眼位垂直方向确定。

## 第五节　斜视治疗的基本原则

儿童斜视治疗的主要目标是恢复双眼视觉功能。

### 一、治疗时机

斜视应尽早治疗，越晚治疗，异常的视功能越难恢复。内斜视比外斜视对双眼视觉功能的破坏更为明显，需尽量在 5 岁前矫正眼位。

### 二、非手术治疗

斜视的非手术治疗包括弱视的治疗、光学矫正、药物治疗和视功能训练。

**1. 弱视的治疗**　精确的配镜和优势眼的遮盖。

**2. 光学治疗**

（1）框架眼镜　轻微屈光不正不需要矫正，内斜视引起部分远视，应给予全矫处方矫正。对高 AC/A 患者，配戴双光镜可以放松调节，亦可配镜矫正。

（2）三棱镜　对有复视的斜视患者，配戴三棱镜使两眼视轴平行，可以消除复视。

**3. 药物治疗**

（1）散瞳药和缩瞳药　用阿托品散瞳可以矫正或部分矫正屈光性调节性内斜视。点缩瞳药可以形成药物性近视，减弱中枢性调节，对矫正高 AC/A 型调节性内斜视有效。

（2）A 型肉毒素　A 型肉毒素能够减小或消除斜视的效果。

**4. 视功能矫正训练**　在眼科医师的指导下完成双眼视觉与眼球运动相关训练，可以补充和巩固手术效果。

## 三、手术治疗

**1. 手术治疗的方法**

（1）肌肉减弱术　包括直肌后徙术（图 17 - 6）、直肌悬吊术、直肌后固定术、直肌边缘切开术、下斜肌后徙术、下斜肌切断术、下斜肌部分切除术、上斜肌断腱术、上斜肌肌腱延长术等。

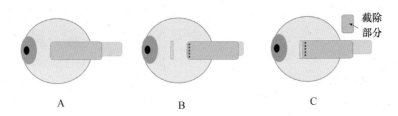

截除部分

图 17 - 6　眼直肌手术示意图
A. 外直肌；B. 外直肌后徙术；C. 外直肌缩短术

（2）肌肉加强术　包括直肌缩短术（图 17 - 6）、直肌肌腱前徙术、上斜肌矢状移位术、下斜肌转位术、直肌肌腱连结术、上直肌移位术、下直肌移位术、上斜肌折叠术等。

（3）水平肌肉垂直移位术　用于矫正无明显斜肌异常的 A 型或 V 型水平斜视。

**2. 手术肌肉的选择**　合理地选择手术肌肉很重要，考虑第一眼位斜视度的同时，应参考视远、视近斜视度的变化。矫正视近斜视度选择内直肌，矫正视远斜视度选择外直肌。视近、视远斜视度相同的患者，单眼后徙加缩短直肌要优于双侧直肌手术。一次手术一眼不超过 2 条直肌。

手术肌肉的性状、与周围组织的关系、神经冲动发生异常，均会影响手术矫正效果。

**3. 调整缝线**　调整缝线是为提高斜视手术成功率而设计的方法。用滑结将手术肌肉固定于眼表，根据术后情况可多次调整缝线松紧，从而获得满意矫正效果。但是，儿童不适于调整缝线。

# 第六节　斜视各论

斜视是眼科临床常见疾病，患病率约为 3%。为了规范和更好地指导临床工作，中华医学会眼科学分会斜视与小儿眼科学组 2015 年制订了适合我国眼科临床工作的斜视分类。该分类方法根据融合状态将斜视分为隐斜视和显斜视两大类，再进一步根据眼位偏斜方向以及眼球运动状况和不同注视位置眼位偏斜角度的变化进行详细分类。

## 一、隐斜视

隐斜视是一种潜在性眼位偏斜，能在融合反射控制下保持双眼正位，一旦融合作用遭到阻断或失去控制，就会出现眼位偏斜。

## 二、内斜视

内斜视分为先天性（婴儿型）内斜视（congenital/infantile esotropia）、共同性内斜视（comitant esodeviation）、继发性内斜视（secondary esotropia）、非共同性内斜视（incomitant esodeviation）和伴有眼球震颤的内斜视。

### （一）先天性（婴儿型）内斜视

**【诊断】** 先天性（婴儿型）内斜视的婴儿出生后 6 个月内发病，斜视度数大。双眼呈交替性注视，多无弱视，单眼性斜视常合并弱视；可有假性展神经麻痹症状；可伴有下斜肌功能亢进、分离性垂直斜视（dissociated vertical deviation，DVD）和眼球震颤等症状（图 17 - 7）。

**【治疗】** 如有单眼弱视需先行治疗，待双眼视力平衡后（可交替注视），手术矫正斜视，手术时机为 1.5 ~ 2 岁。合并下斜肌亢进或 DVD 者，手术设计时应给予相应考虑。手术后应保留 <10PD 微小内斜视，以利建立周边融合和粗立体视。

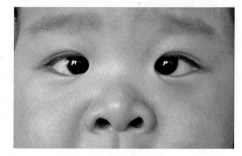

图 17 - 7 先天性内斜视

### （二）共同性内斜视

**【诊断】**

**1. 调节性内斜**（accommodative esotropia） 有两种作用机制单独或共同参与：中、高度远视需要较多的调节以得到清晰的物像而导致内斜；高 AC/A 使一定量的调节引起更多的集合形成内斜。

（1）屈光调节性内斜（正常 AC/A 型） 多在 2 ~ 3 岁发病；发病早期可呈间歇性；多为中、高度远视眼，戴镜矫正后眼位正，可伴有弱视，AC/A 值正常（图 17 - 8）。

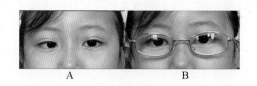

图 17 - 8 屈光调节性内斜

A. 戴镜前；B. 戴镜后

（2）非屈光调节性内斜（高 AC/A 型） 多在 1 ~ 4 岁发病；多为轻度远视眼；看近斜视度数明显大于看远斜视度数，AC/A 值高。

（3）部分调节性内斜 发病年龄与屈光状态同屈光调节性内斜视。散瞳或戴镜后斜视度数可以减少，但不能完全矫正。单眼斜视也可合并弱视。眼球运动无明显受限。

**2. 非调节性内斜**（nonaccommodative esotropia）

（1）基本型 看近斜视度数或看远斜视度数相近。

（2）集合过强型 看近斜视度数大于看远斜视度数，AC/A 值正常。

（3）分开不足型 看远斜视度数大于看近斜视度数。

**3. 微小内斜** 又称单眼固视综合征，患者斜视度 <10$^\triangle$，患者有中心抑制暗点，多伴有弱视，交替遮盖试验可能为阴性，常用 4$^\triangle$ 三棱镜试验检查。

**4. 周期性内斜** 3 ~ 4 岁发病。内斜视呈周期性出现，一般为隔日斜视。在不出现之日可能仅有轻度斜视或隐斜。日久可形成恒定性斜视。周期性内斜视患者中偶见弱视，V 型斜视常见。在内斜视不存在时，患者可有正常的双眼视和较好的立体视。

**5. 急性共同性内斜** 病因不清，可能与融合机制突然破坏，引起眼外肌的不平衡有关。发病急，突然出现复视。多发生在 5 岁以后，因双眼视功能已健全所以才有复视。眼球运动无受限。

【治疗】

**1. 调节性内斜**

（1）屈光调节性内斜（正常 AC/A 型） 首先以全屈光处方配镜，有弱视者治疗弱视。此类斜视不适于手术矫正。每年重新验光，根据屈光变化调换眼镜，以满足视力和眼位正常。若戴镜后有轻度外斜，则应减小球镜，以戴镜后正位或内隐斜为好。

（2）非屈光调节性内斜（高 AC/A 型） ①光学矫正法：戴双光镜即全屈光矫正下加 + 1.5D ~ + 3D 球镜。②药物治疗：局部用缩瞳药。③手术疗法：一般行双眼内直肌减弱手术。为减少对远视时眼位的影响，也可行双眼内直肌后固定术。

（3）部分调节性内斜 以全屈光处方配镜，有弱视者治疗弱视。戴镜 3 ~ 6 个月后眼位不能完全矫正者，应手术矫正斜视非调节部分。斜视调节部分继续戴镜矫正。每 6 个月至 1 年重新验光 1 次，并根据屈光变化决定是否调换眼镜。调换眼镜原则同屈光调节性内斜视，即应满足视力和眼位正常。

**2. 周期性内斜** 首先矫正屈光不正。有些患者矫正远视后，周期性内斜视消失。不能矫正者，可以手术矫正，手术量参照眼位偏斜日的斜视度。

**3. 急性共同性内斜视** 由于是突然出现复视，所以要进行神经科检查以除外颅内疾病。如内斜视度数小，可用三棱镜消除复视；如内斜视度数大，待病情稳定后，可以手术矫正。眼位矫正后可以恢复双眼视觉功能。

**（三）继发性内斜**

**1. 外斜视手术后** 外斜视手术后出现的过矫。

**2. 知觉性内斜** 出生时或生后早期发生的视力障碍可能引起内斜视，又称知觉性内斜视。如白内障、角膜白斑、视神经萎缩、眼外伤等造成单眼视力丧失或明显下降后出现此类斜视。治疗首先是针对病因治疗。病因排除后，尚有残余内斜的，手术矫正眼位。

**（四）非共同性内斜**

**1. 麻痹性内斜视** 多数为获得性，有外伤史或高热史，也可以没有任何明确原因。以展神经麻痹为主要病因，大度数内斜视，外转明显受限，严重时外转不能超过中线。有代偿头位，面转向受累肌方向。

尽力检查病灶，以确定病因，而临床中常找不到确切的病因。针对神经麻痹可使用神经营养药物。对病因清楚、病情稳定 6 个月以上仍有斜视者，可手术矫正内斜视。外直肌不全麻痹时可行内直肌后徙加外直肌缩短手术；外直肌全麻痹者可行内直肌减弱联合上直肌、下直肌与外直肌连结术（Jenson 手术）或联合上直肌、下直肌移位术。内直肌注射 A 型肉毒素可以避免或缓解肌肉挛缩，又不影响睫状血管供血，可以替代内直肌后徙术，可反复注射多次。

**2. 限制性内斜** 内直肌运动受限，如高度近视性限制性内斜视、Duane 眼球后退综合征、Moebius 综合征、甲状腺相关眼病、眼眶爆裂性骨折等。

**（五）伴有眼球震颤的内斜视**

【诊断】出生 6 个月内出现的内斜视，斜视度不稳定，伴有水平冲动性眼球震颤。有头位。

【治疗】以手术治疗为主。手术目的为矫正斜视，改善头位。

### 三、外斜视

婴幼儿期外斜视较内斜视少见，但随着年龄增加患病率逐渐升高。患者可由外隐斜进展为间歇性外斜视，再进展为恒定性外斜视，也可以发病即为间歇性外斜视或恒定性外斜视。外斜视主要分为先天性外斜视（congenital exotropia）、共同性外斜视（comitant exotropia）、继发性外斜视（consecutive exotropia）和非共同性外斜视（incomitant exodeviation）。

## （一）先天性外斜视

1岁内发病，斜视度数大且恒定。常合并神经系统异常和颅面畸形。立体视和双眼注视功能较差。本病以手术治疗为主。

## （二）共同性外斜

**1. 间歇性外斜（intermittent exotropia）** 幼年发病，外隐斜和外显斜交替出现，精神不集中或遮盖一眼时可诱发显性外斜视。间歇性外斜视根据视远斜视度数、视近斜视度的不同临床可分为4种类型。①基本型：视远与视近的斜视度数相近。②分开过强型：视远斜视度数大于视近（≥15$^\triangle$）。遮盖一眼30～60分钟后，视远斜视度数仍大于视近斜视度数。③集合不足型：视近斜视度数大于视远斜视度数（≥15$^\triangle$）。④类似分开过强型：与基本型相似，但遮盖一眼30～60分钟后，视近斜视度数增大，与视远斜视度数相近或更大。

本病发病较早，但发现较晚，一般到5岁左右才逐渐表现明显。无视觉抑制的大龄儿童和成人眼位偏斜时会感觉复视，当利用调节性集合控制眼位时，有视疲劳，阅读困难，视物模糊，头痛，可有视物变小、变近症。许多间歇性外斜视儿童畏光，即在强光下喜闭一眼。斜视出现频率随年龄增大逐渐增加。由于受融合控制，所以斜视度变化较大，疾病、疲劳及融合遭到破坏时斜视易于暴露。控制正位时有一定的双眼视功能。眼位偏斜时，偏斜眼抑制。始终保持正常视网膜对应，没有或很少有弱视。无明显屈光不正且眼位偏斜的原因与屈光不正无特殊联系（图17-9）。

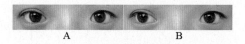

A          B

**图17-9 间歇性外斜视**

A. 眼正位；B 外斜位

以手术治疗为主，手术时机应掌握在双眼视功能受损之前。提倡早期手术。但要看患儿是否合作，所查斜视度是否可靠，检查结果不可靠时不可贸然手术。集合训练可能有暂时效应，但不能矫正眼位。不要因集合训练而延误手术时机。手术前尤其不应进行集合训练，否则容易出现手术后过矫。

**2. 恒定性外斜（constant exotropia）** 受累眼呈恒定性的外斜视。

## （三）继发性外斜

**1. 内斜视矫正手术后以及内斜视自发转变为外斜视** 治疗以手术为主。手术需要从多方面因素来考虑，包括视远斜视度及视近斜视度、第一次手术量、眼球运动是否受限以及每只眼的视力情况等。多数情况下，二次手术为探查和复位前次手术后徙的肌肉。

**2. 知觉性外斜视** 原发性感觉缺陷包括屈光参差以及白内障、无晶状体、视网膜病变或其他器质性原因所致的单眼视觉障碍所致。以手术治疗为主。

## （四）非共同性外斜

**1. 麻痹性外斜视** 儿童动眼神经麻痹的原因包括先天的（40%～50%）、外伤或炎症引起的，很少因肿瘤形成所致。发生在病毒感染之后者，可伴偏头痛。成人动眼神经麻痹多由于颅内动脉瘤、糖尿病、神经炎、外伤、感染所致，肿瘤所致者也很少见。

先天或后天的动眼神经麻痹患者常存在大度数的外斜视，同时伴麻痹眼的下斜视。受累眼上睑下垂，内转明显受限，内上、外上、外下运动均有不同程度的限制。眼内肌受累时瞳孔扩大，瞳孔对光反应消失或迟钝。儿童动眼神经麻痹患者弱视很常见，必须积极治疗。

获得性动眼神经麻痹患者首先要检查病灶，以确定病因。不要漏掉重要疾病的诊断。针对神经麻痹可使用神经营养药物。此类患者观察 6～12 个月，有自愈的可能，尚有眼位偏斜的可考虑手术治疗。因为多条眼外肌包括提上睑肌受累，手术的目的只能在第一眼位矫正斜视，而不能恢复眼球运动功能。为矫正大度数外斜视，常需要外直肌超常后徙联合内直肌大量缩短术。由于动眼神经累及眼外肌多，手术效果差，上转运动严重限制时上睑下垂矫正手术应慎重。

**2. 限制性外斜**　外直肌运动受限，如 Duane 眼球后退综合征、先天性眼外肌纤维化等。

## 四、A－V 型斜视

A－V 型斜视（A V Patterns）是指水平斜视存在垂直方向非共同性，向上和向下注视时水平斜视度数有明显变化，主要病因为斜肌功能异常。依据双眼上转 25°、下转 25°和原在位的斜视度数分为以下类型。①V 型外斜视：向上注视斜视度数大于向下注视（≥15$^\triangle$）。②V 型内斜视：向下注视斜视度数大于向上注视（≥15$^\triangle$）。③A 型外斜视：向下注视斜视度数大于向上注视（≥10$^\triangle$）。④A 型内斜视：向上注视斜视度数大于向下注视（≥10$^\triangle$）。

治疗：①V 型斜视。有下斜肌功能亢进者，无论其程度如何均先行下斜肌减弱术，再矫正水平斜视。无下斜肌功能亢进者，在矫正水平斜视时行水平直肌上下移位术。②A 型斜视。有明显的上斜肌功能亢进者，一般要先行上斜肌减弱术后再行水平斜视矫正术。上斜肌功能亢进较轻或无明显上斜肌功能亢进者行水平肌肉移位术。③A 型斜视。有立体视者，禁忌行上斜肌减弱手术。A 型斜视由水平肌垂直移位矫正。④用水平肌肉移位术矫正 A 型、V 型斜视时，内直肌向字母 A、V 尖端方向移位，外直肌向字母开口方向移位。

## 五、垂直旋转性斜视

垂直性斜视病因很多，先天性的可以是解剖异常或神经肌肉麻痹，获得性的可以是闭合性颅脑外伤、眶壁骨折和眶肿瘤、脑干病变以及全身性病变等。垂直斜视几乎都是非共同性斜视，垂直斜视一般根据高位眼诊断，其检查、诊断、处理都比水平斜视复杂。

### （一）上斜肌麻痹

**1. 先天性上斜肌麻痹**（congenital superior oblique muscle palsy）　受累眼上斜视，如果双眼发病则呈交替性上斜视即右眼注视时左眼上斜视，左眼注视时右眼上斜视。歪头试验阳性，即将头向高位眼倾斜时，受累眼上翻或上斜视度数明显增加。双眼运动表现为受累眼内下转时落后（上斜肌功能不足），可伴有内上转时亢进（下斜肌功能亢进），单眼运动可以正常。单侧先天性上斜肌不全麻痹伴有典型的代偿头位，面部发育常不对称。很少合并弱视。

先天性上斜肌不全麻痹以手术治疗为主，度数较小或手术后有残余小度数者可用三棱镜矫正。客观检查结果可靠者应尽早手术。早期手术不仅能及时恢复双眼视觉功能，而且可以减少面部和骨骼的发育畸形。手术设计主要原则为减弱功能亢进的肌肉，如减弱受累眼下斜肌和（或）对侧眼下直肌。也可加强功能不足的肌肉，如受累眼上斜肌的折叠术。但是，加强手术不如减弱手术效果可靠。

**2. 后天性上斜肌麻痹**（acquired superior oblique muscle palsy）　突然出现复视。有时虽为成人发病，但很可能是先天的病例失代偿后出现复视。所以，既往照片调查对鉴别先天性或获得性上斜肌不全麻痹具有重要意义。各诊断眼位斜视度检查、复视像检查以及 Parks 三步法检查可以确定受累眼和受累肌肉。眼球运动的检查，特别是双眼运动的检查可见受累眼向鼻下运动有不同程度限制。有代偿头位，但不如先天性者典型。

获得性上斜肌不全麻痹应以病因检查和治疗为主，经多次详细检查未查出确切病因者先行对症治疗。病因清楚，病情稳定6个月后仍有斜视者，行手术治疗。手术以矫正正前方及前下方眼位并恢复双眼视觉为主。三棱镜矫正对小度数垂直斜视（一般＜10PD）有较好矫正效果，但对旋转斜视无帮助。

### （二）外旋转性斜视

主要见于后天性双侧滑车神经麻痹。

### （三）下斜肌功能亢进

主要表现为眼球内上转功能过强。

### （四）上斜肌功能亢进

主要表现为眼球内下转功能过强。

### （五）下斜肌麻痹

临床少见，多单眼发病。内转时上转受限，牵拉试验是与Brown综合征相鉴别的主要方法，无限制因素者为下斜肌麻痹。常存在A征及上斜肌亢进。手术行同侧上斜肌减弱或对侧上直肌后徙。

### （六）单眼上转不足

单眼上转不足（双眼上转肌麻痹）即同一眼的下斜肌和上直肌麻痹。

### （七）限制性垂直性斜视

限制性垂直性斜视见于甲状腺相关眼病、眼眶爆裂性骨折等。

## 六、特殊类型斜视

有些斜视病因不详且临床分类困难，临床表现也比较复杂，这类斜视统称为特殊类型斜视。

### （一）分离性斜视

发病机制不明，其主要特点为两眼交替上斜，眼球运动不遵循Hering法则，两眼运动呈分离状态。

### （二）间歇性外斜视合并调节性内斜视

本病具有间歇性外斜视与调节性内斜视两种斜视各自的特点，发病年龄较早，斜视度经常变化。

### （三）先天性眼外肌纤维化

手术的目的是矫正或改善第一眼位的斜视和代偿头位，对眼球运动无明显改善；手术原则为受累肌肉大量后徙，不做缩短术。

### （四）Duane眼球后退综合征

眼球后退综合征临床分3型：Ⅰ型，受累眼外转受限，内转无明显限制，可合并内斜视。Ⅱ型，受累眼内转受限，外转无明显限制，可合并外斜视。Ⅲ型，受累眼内转、外转均受限，可以无斜视或合并内斜视或外斜视。第一眼位无明显斜视和代偿头位者无特殊治疗。对有明显代偿头位和第一眼位有斜视者可手术治疗。手术仅限于改善眼位和代偿头位，对恢复眼球运动无帮助。手术以减弱术为主，禁忌行加强手术，否则，术后会加剧眼球后退。

### （五）Moebius综合征

Moebius综合征亦称先天性展神经和面神经麻痹综合征。

### （六）Brown 综合征

Brown 综合征称上斜肌肌鞘综合征，先天性者为上斜肌肌腱和滑车神经纤维粘连导致机械性限制眼球内上转；后天性者为上斜肌肌腱或滑车部的肌腱炎症、外伤或继发于上斜肌折叠术后。

**知识链接**

表 17 - 2　下斜肌麻痹和 Brown 综合征的鉴别

| | 下斜肌麻痹 | Brown 综合征 |
| --- | --- | --- |
| 牵拉试验 | 阴性 | 阳性 |
| 斜视类型 | A 征 | V 征 |
| 上斜肌亢进 | 常存在 | 无或很小 |

### （七）甲状腺相关眼病

甲状腺相关眼病（thyroid associated ophthalmopathy，TAO）过去命名多而混乱，如 Graves 眼病、眼型 Graves 病等。虽名称有别，但均具有相同的临床特点，即伴有或迟发的丘脑－垂体－甲状腺内分泌轴功能异常，出现眼部病变。

### （八）慢性进行性眼外肌麻痹

慢性进行性眼外肌麻痹是一种常见的线粒体疾病，儿童期起病。其特点通常是慢性、双侧性、进行性上睑下垂，逐渐出现眼球运动障碍，眼球向各个方向运动均有障碍，特别是以上转障碍尤为严重，最终眼球固定不动。

### （九）重症肌无力眼部表现

重症肌无力是神经－肌肉接头处传递功能障碍所引起的自身免疫性疾病。眼部表现为眼球运动障碍。新斯的明试验可协助诊断。

### （十）眼眶爆裂性骨折

眼眶爆裂性骨折是指当外界暴力引起的间接性眶壁骨折，眶内软组织、肌肉嵌顿于骨折处或疝入上颌窦，导致眼位以及眼球运动异常。多发生于眼眶内壁和下壁。

另外，还包括中枢性麻痹性斜视和眼球震颤。中枢性麻痹性斜视分为核性、核间性和核上性。眼球震颤是一种非自主性、有节律的眼球摆动。

## 第七节　弱　　视

## 一、概述

弱视（amblyopia）是视觉发育期内由于异常视觉经验（单眼斜视、屈光参差、高度屈光不正以及形觉剥夺）引起的单眼或双眼最佳矫正视力下降，眼部检查无器质性病变。弱视的患病率为 2% ~4%，为视觉发育相关性疾病。

**1. 儿童视觉发育**　儿童视力是逐步发育成熟的，儿童视觉发育的关键期为 0 ~ 3 岁，敏感期为 0 ~ 12 岁，双眼视觉发育 6 ~ 8 岁成熟。不同的发育阶段视力有差别。

**2. 弱视诊断标准**　弱视诊断时要参考儿童正常视力下限：3 岁儿童视力下限为 0.5，4 ~ 5 岁为 0.6，6 ~ 7 岁为 0.7，7 岁以上为 0.8。两眼最佳矫正视力相差 2 行或更多，较差的一眼为弱视。

**3. 弱视的筛查与预防**　早期强化筛查可以降低弱视的患病率和减轻弱视的程度。

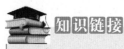

**表 17 - 3　使用不同方法检测儿童视力正常值**

| 年　龄 | 视　力 | 检查正常值 |
|---|---|---|
| 0 ~ 2 | VEP | 0.67（1 岁） |
| 0 ~ 2 | 选择性观看 | 0.67（2 岁） |
| 2 ~ 5 | Allen 图片 | 0.5 ~ 1.0 |
| 2 ~ 5 | HOTV 视力表 | 0.5 ~ 1.0 |
| 2 ~ 5 | E 字游戏 | 0.5 ~ 1.0 |
| 5 + | Snellen 视力表 | 0.67 ~ 1.0 |

**表 17 - 4　不同阶段视力发育的标志**

| 年龄 | 视力发育标志 |
|---|---|
| 0 ~ 2 个月 | 出现瞳孔反应；偶见注视和追随现象；出现冲动性扫视样运动；眼位：外隐斜多见，内隐斜少见 |
| 2 ~ 6 个月 | 注视性质为中心注视，出现追随现象；存在精确的双眼平滑追随运动；单眼追随运动不对称；眼位：极少有向外偏斜，无向内偏斜 |
| 6 个月 ~ 2 岁 | 注视性质为中心注视，可有准确的平滑追随运动；眼位：正位 |
| 3 ~ 5 岁 | 20/40，Snellen 视力表两眼视力相差不超过两行 |
| >5 岁 | 20/30，Snellen 视力表两眼视力相差不超过两行 |

## 二、分类

**1. 斜视性弱视**　由于眼位偏斜后引起异常的双眼相互作用，斜视眼的黄斑中心凹接受的不同物像（混淆视）受到抑制，导致斜视眼最佳矫正视力下降。

**2. 屈光参差性弱视**　由于两眼的屈光参差较大，黄斑形成的物像大小及清晰度不等，屈光度较大的一眼存在形觉剥夺，导致发生屈光参差性弱视。两眼球镜相差 1.5DS，柱镜相差 1.0DC 即可以使屈光度较高一眼形成弱视。

**3. 屈光不正性弱视**　多发生于未戴过屈光矫正眼镜的高度屈光不正患者。一般认为远视 ≥5.00DS，散光 ≥2.00DC，近视 ≥10DS 会增加产生弱视的危险性。

**4. 形觉剥夺性弱视**　由于形觉刺激不足，剥夺了黄斑形成清晰物像的机会而形成弱视。多发生在有屈光间质混浊的儿童（如先天性白内障、角膜混浊）、完全性上睑下垂、医源性眼睑缝合或遮盖等情况。

## 三、发病机制

弱视的发病机制极为复杂，是双眼异常的相互作用和形觉剥夺所致。

### 四、临床检查

**1. 视力检查**　操作略。

**2. 屈光状态检查**　睫状肌麻痹后进行检影验光以获得准确的屈光度数。

**3. 注视性质检查**　直接检眼镜下中心凹反射位于 0 ~ 1 环为中心注视，2 ~ 3 环为旁中心凹注视，4 ~ 5 环为黄斑注视，5 环外为周边注视。

**4. 电生理检查**　主要用于判断视神经和视觉传导通路疾病。

### 五、治疗

一旦确诊为弱视，应立即治疗，发病越早，治疗越晚，疗效越差。治疗弱视的基本策略为精确地配镜和对优势眼的遮盖。

**1. 消除病因**　矫正屈光不正，手术治疗斜视、先天性白内障或先天性完全性上睑下垂等。

**2. 遮盖治疗**　常规遮盖优势眼；强迫弱视眼使用。密切观察被遮盖眼视力的变化，避免被遮盖眼发生遮盖性弱视（图 17 – 10）。

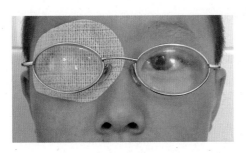

图 17 – 10　单眼遮盖治疗

**3. 光学药物疗法（压抑疗法）**

（1）近距离压抑疗法　适用于最佳矫正视力≤0.3 的儿童。优势眼每日点 1% 阿托品散瞳，戴矫正眼镜，使优势眼只能看清远距离。弱视眼在矫正眼镜上再加 +3.00D，使之无须调节便能看清近距离。

（2）远距离压抑法　适用于最佳矫正视力 >0.3 的儿童。优势眼过矫 +3.00D，使其只能看清近距离。弱视眼只戴最佳矫正眼镜，促进其看远。

**4. 其他治疗**　后像疗法、红色滤光片（波长 640nm）法、海丁格刷、视刺激疗法（CAM）也是弱视治疗的有效方法。

**5. 综合疗法**　对于中心注视性弱视，采取常规遮盖疗法或压抑疗法，联合视刺激疗法（CAM）、辅助精细训练；对于旁中心注视性弱视，可先采取后像疗法、红色滤光片法或海丁格刷刺激转变注视性质，待转为中心注视后，再按中心注视性弱视治疗。也可直接常规遮盖。

## 第八节　眼球震颤

眼球震颤（nystagmus）是一种非自主性、有节律的眼球摆动，它是一种同时影响交互神经供应两方面协调功能的病变，是由于某些视觉的、神经的或前庭功能的病变导致的眼球运动异常。

## 一、分类

**1. 根据眼球震颤的节律分类** 分为冲动型眼球震颤、钟摆型眼球震颤。

**2. 根据眼球震颤的形式分类** 分为水平性眼球震颤、垂直性眼球震颤、旋转性眼球震颤、混合性眼球震颤。

**3. 根据眼球震颤发生的时期分类** 分为先天性眼球震颤和后天性眼球震颤。

## 二、先天性眼球震颤

**1. 先天性运动性眼球震颤** 确切病因不清，与遗传因素有关。为双眼同向眼球震颤，通常为水平性的，可以表现为钟摆型、冲动型和旋转型，也可以多种类型同时存在于一个患者。集合时震颤减轻，因此常合并内斜视（眼球震颤阻滞综合征）。可存在静止眼位（中间带），即眼球震颤减轻视力提高的位置。如果静止眼位不在第一眼位，患者采取代偿头位以在该位置获得最佳视力。

**2. 感觉缺陷性眼球震颤** 继发于视觉传入径路的缺陷，黄斑部模糊的物像，引起反馈紊乱，造成固视反射发育障碍，使正常维持目标于中心凹的微细运动系统功能丧失，形成眼球震颤。眼球震颤的严重程度取决于视力丧失的程度。此类眼球震颤为钟摆型，侧方注视时，震颤变为冲动型。

**3. 隐性眼球震颤** 病因不明，为一种水平性冲动型眼球震颤。双眼睁开时无眼球震颤，遮盖一眼时出现双眼眼球震颤，快相指向未遮盖眼即注视眼。也可表现为显性眼球震颤上附加隐性眼球震颤，此时遮盖任何一眼后，眼球震颤振幅增加，视力下降。

## 三、眼球震颤的治疗

眼球震颤不仅发病机制不明，而且迄今也没有直接有效的治疗方法，目前只有一些改善临床症状的间接治疗方法。

**1. 屈光矫正** 麻痹睫状肌验光后，如果存在明显的屈光不正，应配镜矫正。

**2. 三棱镜** 利用先天性运动性眼球震颤在静止眼位或使用辐辏时，可以减轻或抑制眼球震颤的特点，配戴三棱镜以消除代偿头位，增进视力。

（1）同向三棱镜 双眼放置同方向的三棱镜，基底与静止眼位方向相反，尖端指向静止眼位（健侧），使静止眼位由侧方移向正前方，从而消除代偿头位。

（2）异向三棱镜 双眼均放置基底向外的三棱镜，以诱发辐辏，从而抑制眼球震颤。

**3. 手术治疗** 对先天性眼球震颤有静止眼位和代偿头位者，手术可改善或消除代偿头位，增进视力，使静止眼位由侧方移向中央，但不能根治眼球震颤。手术前先行三棱镜试验，如果双眼放置同向三棱镜，尖端指向健侧，可使头位消除或明显改善，则提示手术后可以矫正头位。临床上常采用的术式有以下几种。

（1）Anderson 术式 双眼与静止眼位方向一致的一对配偶肌减弱术。

（2）Kestenbaum 术式 双眼与静止眼位方向一致的一对配偶肌减弱术加同眼拮抗肌缩短术。

（3）4 条水平肌本体感受器切除 可缓解无代偿头位的眼球震颤。

 **本章小结**

斜视与弱视为眼科常见病、多发病，是与双眼视觉和眼球运动相关的疾病。儿童斜视与弱视和视觉发育密切相关。正位视是一种理想的两眼平衡状态，是一种很少见到的眼位，大多数人都有小度数的隐斜。斜视的发病原因比较复杂，斜视根据不同的注视位置、眼位偏斜的变化，分为共同性斜视和非共同性斜视，其临床表现、诊断和治疗不尽相同。

　　弱视的治疗关键在于早发现、早诊断及制订个性化的治疗方案。

思考题

1. 叙述第一眼位和诊断眼位的区别及临床意义。
2. 共同性斜视与非共同性斜视临床表现的主要区别是什么？
3. 说明斜视治疗的基本原则。
4. 形成弱视的主要危险因素有哪些？简述弱视治疗的原则。

（严　宏）

# 第十八章　眼眶疾病

**学习要求**

1. **熟悉**　眼球突出的病因；眼眶蜂窝织炎的临床表现和治疗原则。
2. **了解**　甲状腺相关眼病的临床表现与治疗；眼眶炎症病因。

## 第一节　概　　述

### 一、应用解剖与生理

眼眶分别由骨性眼眶和眼眶内容所构成。

#### （一）骨性眼眶

骨性眼眶由额骨、蝶骨、颧骨、上颌骨、腭骨、泪骨和筛骨 7 块骨骼组成，位于颅顶骨和颅面骨之间的骨性空腔，分为对称的左、右两个。骨性眼眶大致呈锥形，底向前，尖朝后，利于保护眼球，有助于眼球转动。眼眶四壁分别由上壁、内壁、下壁和外壁围绕构成。眼眶后部狭小且重要结构集中，眶尖是指视神经孔与眶上裂之间的骨性部位。视神经、第Ⅲ、第Ⅳ、第Ⅴ（眼支）、第Ⅵ对脑神经和眼动脉、眼静脉及交感神经、副交感神经从眶尖通过。

#### （二）眼眶内容

眼眶内容分别由眼球、视神经、眼外肌、血管、神经、筋膜、韧带、骨膜、腺体和脂肪体等组织结构组成。

### 二、临床检查

#### （一）病史及一般情况

**1. 发病年龄**　一些眼眶病有较明确的年龄倾向，如横纹肌肉瘤、黄色瘤病多发于儿童或青少年时期；眼眶良性肿瘤、甲状腺相关眼病、炎性假瘤等多发生于中青年患者；眼眶的恶性病变老年人发生率较高。

**2. 性别**　甲状腺相关眼病伴有甲状腺功能亢进者多发生于女性。

**3. 眶别及发病位置**　眼眶肿瘤多发生于一侧眼眶；甲状腺相关眼病多为双侧病变，可先后发病。

**4. 病变的发生发展**　发病急剧者多提示急性炎症、出血等；发病较快者常见于婴幼儿的恶性肿瘤等。

**5. 症状和体征**　眼球突出多提示眶内占位性病变；视力下降提示视神经病变或眶尖病变；眼球突出伴有复视者提示病变累及眼外肌；表现为眼睑征者多提示甲状腺相关眼病。

#### （二）眼部检查

**1. 眼睑及结膜**　伴有眼睑回缩、上睑迟落征者可能为甲状腺相关眼病。

**2. 眼球突出度** 国人正常眼球突出度值多为 12~14mm，正常两眼突出度相差应<2mm，否则视为异常。

**3. 眶区扣诊** 扣诊可发现眶周及眶前部的病变。应注意肿块的位置、大小、质地、边界、活动度、表面情况、是否压痛、波动感、搏动、眶压等。

**4. 视力和视野** 视神经本身病变或对其的压迫、侵犯，均可直接造成视力下降和（或）视野缺损。

**5. 眼球运动** 眼外肌病变或对眼外肌的压迫、侵及均可致眼球运动障碍；眼眶爆裂性骨折所致的眼外肌嵌塞，除表现该肌肉运动异常外，还表现眼球向拮抗肌运动的方向转动受限。

**6. 眼底** 影响视神经的病变可致视盘充血、水肿或萎缩；肿瘤压迫可致视网膜水肿，静脉扩张、迁曲，视盘萎缩。

### （三）全身及实验室检查

眼眶疾病与全身性疾病关系密切，应重视全身检查。如眼眶周围组织的炎性病灶可引起眼眶蜂窝织炎；甲状腺功能亢进患者可发生眼部病变；儿童眼眶恶性肿瘤应排除血液系统疾病。

实验室检查包括细胞学、血清及生化检查，细菌培养、病毒分离、免疫组织化学、特殊染色、基因诊断等。还有甲状腺功能检查，包括甲状腺抗体、促甲状腺受体抗体、血清三碘甲状腺原氨酸（$T_3$）、促甲状腺素释放因子等。

### （四）眼眶影像检查

**1. 计算机体层成像**（computerized tomography，CT） CT 对密度的分辨率高，不仅能显示骨骼，也能显示软组织，从而揭示微小的病变。扫描平面分为水平轴位和冠状位，通过计算机技术还可显示矢状位和三维的重建像。CT 在揭示微小病变、病变的立体定位方面明显优于超声；此外，CT 可显示眶周围结构，利于观察病变的范围和蔓延情况。

**2. 磁共振成像**（magnetic resonance imaging，MRI） MRI 对软组织分辨力优于 CT。MRI 骨骼不显影，可清晰显示视神经管内、视交叉及颅–眶交界处的病变。

**3. 其他影像技术** 包括 X 线、超声、选择性数字减影血管造影术（DSA）、放射性核素计算机断层摄影（E–CT）、磁共振血管造影（MRA）、正电子发射计算机断层显像（PET）等。

### （五）病理检查

病理检查包括病变组织的术前活检、术中快速冰冻检查，以及术后的病理组织切片检查。前二者是确定病变性质，制订治疗方案的有效方法。术后病理标本的组织学检查是获得眼眶疾病最后诊断的必要手段。

## 三、分类

眼眶疾病可按病因、发病部位、组织来源等不同，目前可分为眼眶先天性疾病、眼眶肿瘤、眼眶炎症性病变、眼眶外伤及骨折、眼眶血管性病变、眼眶的继发性病变及转移性病变、全身性疾病的眼眶表现等。其中炎症性病变包括眼眶特异性炎症和非特异性炎症；肿瘤包括原发性肿瘤、继发性肿瘤和转移性肿瘤；血管性病变包括血管性肿瘤、血管畸形等。

## 第二节 眼眶炎症性病变

眼眶炎症性病变分为特异性炎症和非特异性炎症。特异性炎症是指由于明确的病原微生物引起的炎症，如细菌、真菌等引起的眼眶蜂窝织炎；非特异性炎症是指病因不明的眼眶炎症性改变，如甲状腺相关眼病、眼眶炎性假瘤，眼眶非特异性炎症多与全身免疫异常有关。

## 一、眼眶蜂窝织炎

眼眶蜂窝织炎（orbital cellulitis）是眶内软组织的急性炎症，属于眼眶特异性炎症，发病急剧，严重者可因波及海绵窦而危及生命。

【病因】多见于眶周感染灶的眶内蔓延，常见来源于副鼻窦、面部的感染。病原体多为金黄色葡萄球菌、溶血性链球菌，儿童以流感嗜血杆菌多见。

【临床表现】分为眶隔前蜂窝织炎（preseptal cellulitis）和眶隔后蜂窝织炎，后者又称为眶深部蜂窝织炎（deep orbital cellulitis）。二者可相互迁延。

眶隔前蜂窝织炎主要表现眼睑充血、水肿，疼痛感不甚严重，瞳孔、视力、眼球转动多不受影响。

眶深部蜂窝织炎临床症状严重，病变初期表现为眼球突出，眼睑高度水肿，球结膜充血，严重者球结膜突出于睑裂之外，眼球运动障碍甚至固定，睑裂闭合不全，出现暴露性角膜炎或角膜溃疡；如进一步发展，瞳孔对光反应减弱，视力下降，甚至完全丧失；患者疼痛明显，同时伴有发热、恶心、呕吐、头痛等全身中毒症状，如感染经眼上静脉蔓延至海绵窦可引起海绵窦血栓，患者出现烦躁不安、谵妄、昏迷、惊厥和脉搏减慢，可危及生命。

炎症控制后病变可逐步局限，出现眶内化脓灶，如脓腔经皮肤或结膜破溃，脓液排出，症状可暂时缓解。

【治疗】应立即全身应用抗生素控制感染。同时积极寻找感染源，应用脱水药降低眶内压，应用抗生素眼药水滴眼、眼膏保护角膜；炎症局限化脓后，可抽吸脓液或切开引流。对于并发海绵窦炎症的病例，应在相关专业医师的配合下积极抢救。

## 二、眼眶炎性假瘤

眼眶炎性假瘤（orbital inflammatory pseudotumor）属于眼眶非特异性炎症，因病变外观类似肿瘤，故称为炎性假瘤。临床比较常见，多发于成年人，无明显性别和种族差异。基本的病理学改变是炎症细胞浸润，纤维组织增生、变性等。

【病因】尚不明确，普遍认为是一种非特异免疫反应性疾病。

【临床表现】炎性假瘤按病理组织学分型，分为淋巴细胞浸润型眼眶炎性假瘤、纤维组织增生型眼眶炎性假瘤和混合型眼眶炎性假瘤3种，不同类型的眼眶炎性假瘤其临床表现各异。按病变主要侵犯的部位来划分，眼眶炎性假瘤又可分为肌炎、泪腺炎、视神经周围炎、弥漫性眼眶炎症、眼眶炎性肿块等。肌炎CT扫描可见眼外肌止点条状增粗，此特征可与甲状腺相关眼病相鉴别。泪腺炎患者上睑缘呈"S"形水肿。因此，眼眶炎性假瘤的临床表现多样，但它们共同的特征是均具有炎症和占位双重效应。

淋巴细胞浸润型眼眶炎性假瘤早期炎症表现突出，经治疗或病情自行控制后，部分病例预后较好。纤维增生型眼眶炎性假瘤的患者，发病初期炎症表现不明显，但病程进展快，眶内软组织迅速纤维化，眶压增高呈实体感，有明显的眼球运动障碍、复视，对药物治疗和放射治疗均不甚敏感。混合型眼眶炎性假瘤的临床表现介于二者之间。

【诊断】CT显示占位性病变或正常结构的改变。必要时需活检。

【治疗】淋巴细胞浸润型眼眶炎性假瘤对糖皮质激素敏感，原则是足量突击，病情控制后小量维持。对药物不敏感、有禁忌证或多次复发的病例，可选用小剂量γ射线放射治疗。纤维组织增生型眼眶炎性假瘤对药物治疗和放射治疗均不敏感，可行眼眶物理疗法软化瘢痕。根据病情各型均可采取手术切除肿块，缓解眼球突出或纠正复视，但高度纤维化的病例手术困难；且术后各型均有病变残留和复发问题。

### 三、甲状腺相关性眼病

甲状腺相关性眼病（thyroid associated ophthalmopathy，TAO）是一种与内分泌有关的免疫性疾病。过去有多种命名，如"内分泌性突眼""甲状腺突眼""Graves 眼病""眼型 Graves病"等。近年也有学者建议称为"甲状腺相关免疫性眼科病变"。

【病因】发病机制至今尚未完全阐明，但已公认属于自身免疫或器官免疫性疾病。

【临床表现】病变主要累及眼眶的横纹肌、平滑肌、脂肪组织、泪腺及结缔组织，以及继发病变，使之临床表现复杂和多样。

自主症状有眼部干涩或疼痛、畏光、流泪、充血。

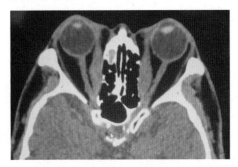

图 18 - 1　甲状腺相关眼病 CT
示双内直肌增粗

临床上主要表现为两种类型，眼部发病时有或无甲状腺功能亢进症，前者以眶脂肪水肿为主，糖皮质激素治疗效果明显，但病情易反复，发生眼眶软组织纤维化较晚；后者影像显示眼外肌肿大为特征（图 18 - 1），对糖皮质激素治疗反应较差，早期可出现眶内软组织纤维化。

眼部主要临床表现如下。

**1. 眼睑征**　主要包括眼睑回缩和上睑迟落，前者表现为睑裂开大，暴露上方部分巩膜（图 18 - 2）；后者表现为眼球下转时上睑不能随之下落，暴露上方巩膜。

**2. 眼球突出**　多为双眼，但可先后发生。

**3. 眼球运动障碍**　TAO 引起最常见眼外肌病变，导致眼外肌水肿、炎细胞浸润、纤维化。

**4. 角膜病变**　眶压增高、眼球突出，眼睑闭合不全发生暴露性角膜炎、角膜溃疡甚至穿孔。

**5. 视神经病变**　眶内水肿、眶压增高致视神经受压，视力下降，严重者仅存光感、视乳头水肿或苍白。

**6. 全身症状**　急躁、脉搏加快、消瘦、食欲增加、手震颤等。

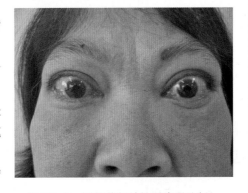

图 18 - 2　甲状腺相关性眼病眼睑征
示双上睑退缩

【诊断】典型的临床症状、体征以及影像学特征。甲状腺功能亢进者，实验室检查可发现甲状腺吸碘率增高，血清 $T_3$、$T_4$ 水平高于正常。

【治疗】包括全身治疗及眼部治疗。

**1. 全身治疗**　针对甲亢腺功能亢进症。

**2. 眼部治疗**　包括药物治疗、放射治疗和手术治疗。

病变早期以抑制炎症为主，应用糖皮质激素，配合使用脱水药减轻眶内水肿；肉毒杆菌素A 注射用于治疗眼睑回缩、稳定期的限制性眼外肌病以减轻复视症状；因眼睑闭合不全引起角膜病变者，需及时使用抗生素眼药水或眼膏，严重者应使用湿房镜，必要时可实施睑裂缝合。

药物治疗无效或有禁忌证的患者，可采用放射治疗。

手术治疗适用于：①病情稳定的眼睑、眼外肌病变者；②高眶压经药物治疗无效，而出现视神经病变或严重的角膜病变以及有改善外观要求的患者。手术种类包括眼睑 Müller 肌切除术、上睑提肌延长术、斜视矫正术、眼眶减压术等。

甲状腺相关性眼病眼部改变 NOSPECS 分级针对疾病发展的临床特征，由轻到重分为 7 级，其中 0 级、1 级眼部临床表现轻，非浸润性；2～6 级伴更严重的眼部侵犯、浸润。具体如下：0 级，无症状、无体征，N（no signs symptoms）；1 级，只有体征，O（only signs）；2 级，软组织受累，S（soft - tissue involvement）；3 级，眼球突出，P（proptosis）；4 级，眼外肌受累，E（extraocular muscle involvement）；5 级，角膜受累，C（cornea involvement）；6 级，视力丧失（视神经受累），S（sight loss，optic nerve involvement）。

　　对于 0 级、1 级患者仅需观察及对症治疗，如果伴有上睑退缩，可采用局部注射糖皮质激素或肉毒素等方法以改善外观，严重者需行上睑退缩矫正术。对于 2 级患者，除了对症治疗外，还需合理使用糖皮质激素，以减轻软组织肿胀造成的眼部浸润症状。3 级患者，轻度的眼球突出可以随访，如果眼外肌肥厚较重、病程在 1 年以内且合并炎症表现者，可行放射治疗或放射治疗联合糖皮质激素治疗；如果病程较长，眼外肌已经纤维化，应采用眼眶减压术来缓解眼球突出、角膜暴露和压迫性视神经病变。4 级患者，早期可采用放射治疗、糖皮质激素治疗或局部肉毒素注射，晚期只能通过手术矫正斜视。5 级患者，除了对症治疗保护角膜外，应从根本上缓解眼球突出，如糖皮质激素治疗无效，则应尽早采用眼眶减压术。6 级患者，重在早期治疗以挽救视功能，应先行大剂量糖皮质激素治疗，如果效果不显著，应及时行眼眶骨性减压术。

　　NOSPECS 分级对治疗方法的选择具有重要意义，但并不适用于所有患者，病程并非按分级中的顺序逐步发展，而且病情的严重程度和活动性也是不同步的。所以临床上，应针对患者的个体情况，分析其病情轻重及活动性，从而决定治疗方案，多数需采取综合治疗措施。

## 第三节　眼眶肿瘤

### 一、眼眶海绵状血管瘤

　　眼眶海绵状血管瘤是原发于眶内最常见的良性肿瘤，该肿瘤在病理组织学上非真正的肿瘤，属于错构瘤。

　　【临床表现】多在青年以后发病，无性别差异；最常见的临床表现是缓慢无痛性眼球突出，多数患者表现为轴性眼球突出。

　　CT 显示具有良性占位性病变的特征，边界清楚，内密度均匀，CT 对于肿瘤具有定位诊断意义（图 18 - 3）。

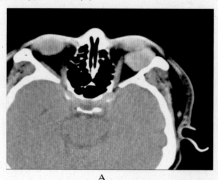
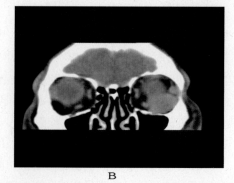

图 18 - 3　眼眶海绵状血管瘤 CT
A. 水平位；B. 冠状位

【治疗】肿瘤生长缓慢，有明显的临床症状和体征或患者要求治疗，可选择手术切除。

 **案例讨论**

　　**临床案例**　患者，男，41 岁。发现右眼球突出 2 个月，伴视力下降，不伴眼痛、复视。眼部检查：右眼视力 0.8，右眼球轴性突出，突出度 15mm，向上方运动轻度受限，眶压中度增高。右眼眶周未触及肿块，右眼结膜无明显充血，角膜透明，前房深度正常，晶状体透明，眼底检查未见异常。左眼未见异常。
　　**问题**　最可能的诊断是什么？患者还需要做哪些辅助检查以明确诊断？本病的治疗方案是什么？

## 二、眼眶脑膜瘤

　　眼眶脑膜瘤可原发于眶内也可继发于颅内，前者是来源于视神经外表面的蛛网膜或眶内的异位脑膜细胞；后者多由颅内蝶骨嵴脑膜瘤经视神经管或眶上裂蔓延而来。临床上以视神经鞘脑膜瘤多见，中年女性居多。

　　【临床表现】慢性眼球突出，眼睑水肿，视力下降是主要的临床表现。视神经鞘脑膜瘤患者所表现的视力减退、眼球突出、慢性视乳头水肿或萎缩、视神经睫状静脉称为脑膜瘤的四联症。蝶骨嵴脑膜瘤眶内蔓延还往往引起眶骨壁增生，因此，眶尖部软组织肿块同时有骨质增生，应高度怀疑本病。

　　CT 影像多样，根据肿瘤的原发部位、蔓延途径，可显示视神经的管状增粗、车轨征（即沿视神经鞘膜密度增高，而视神经纤维密度偏低的影像特征，类似车轨状）及钙化；蝶骨嵴脑膜瘤蔓延眼眶者，影像显示软组织占位和骨质增生同时存在的特征。MRI 在显示视神经管内及颅眶交界病变优于 CT。

　　【治疗】治疗以手术为主。视神经鞘脑膜瘤，手术切除病变的视神经，术后视力丧失；蝶骨嵴来源的脑膜瘤完整切除困难，术后极易复发。放射治疗、γ 刀有一定作用。

## 三、眼眶横纹肌肉瘤

　　眼眶横纹肌肉瘤是儿童时期最常见的眶内恶性肿瘤，发病年龄多在 10 岁以下。肿瘤生长快，恶性程度高，死亡率较高。

　　【临床表现】肿瘤好发于眼眶上部，使眼球向前下方突出，眼睑水肿，球结膜水肿并突出于睑裂之外，类似眼眶蜂窝织炎。肿瘤生长极快，往往数天即有明显的进展。眶缘即可触及软性肿物，肿瘤快速生长可自穹窿结膜破溃，眼球固定，视力丧失，肿瘤可累及全眼眶并向颅内蔓延。

　　CT 显示眶内的高密度软组织病变，因肿瘤生长快，瘤体内出现坏死，表现为内密度不均匀；肿瘤的形状不规则，边界不清楚，可见骨破坏，肿瘤呈侵袭性生长向周围结构蔓延。

　　【治疗】目前多采用综合治疗，即手术前化学治疗使肿瘤体积缩小，然后行肿瘤扩大范围的切除（包括肿瘤周围部分正常组织），术后再行化学治疗及放射治疗，化学治疗应持续 2 年。

### 第四节　眼眶皮样囊肿

　　眼眶皮样囊肿是胚胎时期表面外胚层植入或粘连于中胚层所形成的囊肿，属于迷芽瘤。囊肿由囊壁和囊内容物组成，囊壁为复层鳞状上皮，含有毛囊和皮脂腺，囊腔含有脱落上皮、毛发、皮脂腺及汗腺的分泌物。囊壁外多环绕纤维结缔组织。

【临床表现】皮样囊肿生长缓慢，部分患者至成年后才发现。临床表现为渐进性眼球突出，由于囊肿多发于眼眶的上方及外上方，使眼球突出并向下或内下移位。于眶缘可触及者，肿物为中等硬度，表面光滑，无并发炎症时囊肿无压痛。如囊肿破裂内容物溢出，可致反复的炎症反应，囊肿破溃可形成窦道。

位于眶深部的囊肿，眼眶扣诊阴性，可有不同程度的眼球突出以及压迫移位症状，影像学检查具有明显特征。CT扫描可显示骨骼改变及软组织占位效应，囊肿的边界清楚，囊内容物密度多不均匀；病变与眶骨壁关系密切，可见多种形状的骨压迫痕，即压迫性骨吸收，MR成像显示病变在 $T_1$ 和 $T_2$ 加权像均为高信号。

【治疗】手术治疗。手术时注意囊壁去除彻底。

## 第五节　眼眶爆裂性骨折

眼眶爆裂性骨折是由于外力作用于眼部，其冲击力使眼眶压力突然增高，外力沿眶壁及软组织传递，使薄弱处的眼眶骨壁发生破裂，眶内软组织疝出或嵌塞，造成眼球内陷、眼球运动障碍的一组综合征。

CT扫描是眼眶爆裂性骨折常规的检查方法，主要征象早期为眶内软组织肿胀、出血，眶内积气，鼻旁窦出血，眶壁骨折；后期表现为眶壁骨折、眶腔扩大、眼外肌移位、肌腹增粗、眼球内陷（图18-4）。

【治疗】早期应对症治疗，减轻眶内水肿。鼻旁窦损伤较严重，可疑并发感染者加用抗生素；视力损伤者仔细查找原因并给予相应治疗；鼻腔及颌面部症状应相应处理。手术治疗大致分为两种情况。①亚急性手术：适用于眼外肌嵌夹于骨折线者，此类患者应尽早手术，手术中注意松解被夹持的眼外肌。②常规手术：一般掌握在伤后2周左右。手术适应证包括眼球运动受限，出现复视症状；眼球内陷 >2mm 或因外观缺陷患者强烈要求手术者。手术原则是还纳疝出的眼眶软组织，修复骨折的眶壁。

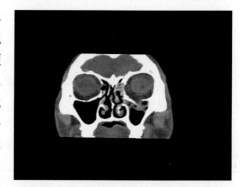

图18-4　左眼眶爆裂性骨折冠状位CT
示眶下壁、眶内壁骨折

## 第六节　眼眶先天性异常

### 一、先天性小眼球合并囊肿

先天性小眼球合并囊肿是一种先天眼眶异常，胚胎发育阶段胚裂未闭合，神经上皮增殖在眼眶形成囊肿。囊的内层为发育不良的视网膜，结构不清。

【临床表现】患者常存在无功能的小眼球，囊肿多位于小眼球的下方，并与之相连，下睑多隆起，囊性感，大小不一，眼球转动时囊肿可随之活动。

【治疗】手术摘除。

### 二、脑膜脑膨出

先天性眶壁缺损，颅腔内容物（包括脑组织、脑膜及脑脊液）突入眼眶，引起临床症状、体征称为脑膜膨出或脑膜脑膨出。

【临床表现】患儿出生后即可出现临床症状和体征。病变于眶前部的多在内眦或鼻根部，可触及软性肿物，表面光滑，搏动感并与脉搏一致，压迫肿物可向颅内移位，有时引起脉搏减弱、恶心等脑部症状。病变位于眶后部者不易触及肿物，可致眼球突出，伴搏动，但无血管杂音。CT 可显示眶骨壁缺失。患儿可伴有其他的畸形。

【治疗】应在神经外科配合下手术治疗。

 **本章小结**

眼眶蜂窝织炎临床表现：眶隔前蜂窝织炎主要表现为眼睑充血、水肿，疼痛感不甚严重，瞳孔、视力、眼球转动多不受影响。眶深部蜂窝织炎临床症状严重，疼痛明显，初期表现为眼球突出，眼睑高度水肿，球结膜充血、水肿，眼球运动障碍甚至固定，睑裂闭合不全，出现暴露性角膜炎或角膜溃疡；如进一步发展，瞳孔对光反应减弱，视力下降，甚至完全丧失，同时伴全身中毒症状，如感染蔓延引起海绵窦血栓，可危及生命。炎症控制后病变局限，出现眶内化脓灶，如脓腔破溃，脓液排出，症状可暂时缓解。

甲状腺相关性眼病临床表现有眼部干涩或疼痛、畏光、流泪、充血，眼睑回缩和上睑迟落、眼球突出、眼球运动障碍、复视、眼睑闭合不全、暴露性角膜炎、角膜溃疡甚至穿孔，压迫性视神经病变，伴或不伴甲状腺功能亢进症表现。包括全身治疗（针对甲状腺功能亢进症）、眼部治疗（包括药物治疗、放射治疗和手术治疗），目的在于抑制炎症、减轻眶压、改善外观、改善复视、保护角膜、减轻视神经压迫。

 **思考题**

1. 试述眼眶蜂窝织炎的临床表现和诊断。
2. 试述甲状腺相关性眼病的临床表现及治疗。

（李世迎　郑　莎）

# 第十九章　眼外伤

## 第一节　概　述

眼外伤（ocular trauma）是严重的致盲性眼病，是导致单眼盲的首要原因，仅次于白内障这一最普遍的致盲眼病。眼外伤患者多为男性、儿童或青壮年，不仅对患者本人身心造成严重的影响，对家庭和社会也会带来沉重的负担。就其致伤原因分析，这其中多数是可以预防的。最大限度减少眼外伤所带来的伤害是最为有效的手段。

### 一、分类

眼外伤有多种分类法。

**1. 按致伤原因分类**　一般分为机械性眼外伤和非机械性眼外伤两类。机械性眼外伤包括钝挫伤、穿通伤和异物伤等；非机械性眼外伤主要包括热烧伤、化学伤和辐射伤等。

**2. 国际眼外伤学会的分类法**　即 1996 年美国"伯明翰眼外伤命名"（the Birmingham eye trauma terminology，BETT）倡导的分类法。以眼球壁全层完整性是否发生破坏，将眼外伤分为开放性眼外伤和闭合性眼外伤。眼球壁定义为角膜和巩膜。开放性眼外伤有眼球壁的全层裂开，主要包括眼球破裂伤（rupture of the globe）和眼球裂伤。眼球破裂伤是钝器所致的眼球壁裂开。眼球裂伤为锐器造成的眼球开放性外伤，进一步分为锐器造成单一伤口的眼球壁全层裂开的眼球穿通伤（penetrating injury），引起眼球壁全层裂开的进入眼球内的异物称眼内异物（intraocular foreign body），一个锐器造成眼球壁有两个全层伤口（一个入口，一个出口）的贯通伤（perforating injury）。闭合性眼外伤主要包括由钝力引起受伤部位或远部组织损伤的钝挫伤，外力造成眼球壁部分裂开的板层裂伤，异物存留于眼球壁的异物伤。

### 二、病史采集及检查

**1. 病史采集**　全面询问病史对了解受伤情况、决定治疗方法、评估预后十分重要。

（1）受伤时间、致伤原因、受伤环境和特性　这对于了解受伤的程度，有无异物存留有重要意义。充分了解致伤物性质、大小、形状、数量、作用方向及力量等均为分析病情提供重要资料。了解伤眼既往的视力和伤后视力的变化，以及其他眼部情况、是否合并系统性损伤等。对于儿童眼外伤患者，要仔细询问目击者。

（2）受伤后的处理　了解受伤后经过哪些处置，如注射破伤风抗毒素，眼部冲洗等

204

处理。

**2. 眼部检查** 包括视力检查，光定位情况，眼压测量，眼睑外观、位置及运动度，瞳孔对光反射，有无传入性瞳孔障碍。应用裂隙灯显微镜由前向后检查结膜、角膜、前房、虹膜与瞳孔、晶状体。利用直接检眼镜、双目间接检眼镜或前置镜检查玻璃体和视网膜情况，在角膜或晶状体尚未完全混浊，玻璃体积血未散开之前可以检查到眼内异物、穿通伤口等。检查是否存在复视和眼球运动障碍，有无眼球内陷或突出、偏移，眶缘有无缺损等。检查时不要强行分开眼睑，避免造成再次损伤。对儿童或不合作者可在麻醉下检查。

**3. 辅助检查** 疑有异物、眶骨骨折或眼球破裂，应行 CT、MRI、超声波检查等影像学检查。MRI 会使铁质磁性异物移位导致眼内组织损伤，因此，怀疑磁性异物是 MRI 检查的禁忌。为了解伤眼功能，可行视觉电生理检查。

## 三、急诊处理

眼球具有解剖结构和生理功能的特殊性，眼外伤可涉及眼部的各个结构，因此眼外伤的处理更具有其复杂性、综合性、特殊性的特点。根据眼外伤的不同类型进行相应的急诊处理。如发现开放性眼外伤，应遮盖固定，避免进一步操作，及时送到有条件的眼科专科，尽早在无菌条件下修复伤口。手术前应避免局部滴用睫状肌麻痹剂或抗生素，以免造成眼内药物毒性。避免影响局部麻醉或全身麻醉的处理。预防破伤风。为预防感染，应合理使用抗生素。如合并其他重要脏器损伤，应首先治疗全身系统性损伤。

## 四、预防

大多数眼外伤是可以预防的。工作中眼外伤的预防主要是加强安全生产教育，对员工上岗前进行岗前培训教育；制订严格的操作规章制度并严格执行；完善防护措施，强制监督使用。特别是要完善相关的法律法规，采取相应的处罚措施。对于生活中的意外和交通事故引起的眼外伤，要加强宣传教育。

# 第二节 眼球钝挫伤

钝挫伤（blunt trauma）是由钝力引起受伤部位或远部组织的损伤。由于眼球是个不易压缩的、内含液体的球体，外伤力量在眼内液体介质和球壁传递，可引起多处间接损伤。当眼球的形变不能缓冲时，可造成眼球破裂。这种"由内向外"的损伤机制，较锐器引起的眼球穿通伤（主要是伤道结构损伤的"由外向内"的机制），造成眼部的损伤可能更严重。常见原因包括拳头、球类、砖石等钝器，跌撞，车祸，爆炸伤等。

## 一、角膜挫伤

较轻的钝性力量可引起角膜浅层组织的擦伤，较重的钝性力量则可引起角膜组织急剧内陷，角膜内皮层和后弹力层破裂，造成角膜基质层水肿，甚至导致角膜破裂。

### （一）角膜上皮擦伤

手指、指甲、硬纸张、角膜接触镜等可造成角膜上皮擦伤。主诉有明显疼痛、畏光、流泪及异物感，可同时伴有视力减退。裂隙灯显微镜检查和荧光素染色可明确角膜损伤情况，可见角膜上皮缺损，缺损区荧光素着色；若发生感染，可引起角膜溃疡。需要与病毒性角膜炎和角膜浸润相鉴别。可涂抗生素眼膏后包扎，也可同时使用促进角膜上皮细胞修复再生的滴眼液，促进上皮愈合。有大片角膜上皮剥脱的非角膜接触镜配戴者可包扎，但要随访注意观察有无角膜浸润。对于角膜接触镜造成的角膜上皮擦伤一般不采用眼部加压包扎，因为包扎有可能促使感染发生。

### （二）角膜基质层水肿

由于上皮及内皮的损伤导致角膜渗透性失常而发生水肿、混浊。角膜增厚、水肿，可伴有后弹力层皱褶。角膜内皮和后弹力层破裂可引起角膜基质层水肿、增厚及混浊，后弹力层皱褶。可为局限性。不合并裂伤时局部滴用皮质类固醇滴眼液或50%葡萄糖等高渗溶液，以加速角膜水肿的吸收。必要时可使用散瞳药。6个月以上的角膜基质层顽固水肿，可考虑角膜移植术。

### （三）角膜破裂

严重的钝挫伤可以引起角膜破裂，角膜全层裂伤时常伴有眼内容物脱出。当虹膜及晶状体全脱出并发生严重眼底改变时预后差。显微镜下用10－0尼龙线仔细缝合，有眼内容物脱出者要同时处理。详见本章第三节。

## 二、虹膜睫状体挫伤

挫伤时致伤力经房水传递，可致瞳孔括约肌麻痹、断裂、撕破，瞳孔变形，部分或全部虹膜根部断离等。

### （一）虹膜与瞳孔异常

1. 外伤性散瞳　瞳孔呈偏心性中等散大，对光反射迟钝或消失，有时可见瞳孔括约肌微小裂口或撕裂。

2. 因虹膜瞳孔缘及瞳孔括约肌断裂，出现不规则裂口或虹膜基质纵行裂口（图19－1）。

3. 虹膜根部断离　外伤性虹膜根部断离是指虹膜根部与睫状体相连处分离。断离侧的瞳孔缘变直，故瞳孔呈"D"形，可出现单眼复视症状。常有前房出血。若整个虹膜完全断离，称外伤性无虹膜。范围较小者无须处理，有复视或断离范围大者应及早行虹膜根部复位术。

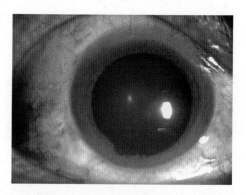

图19－1　虹膜瞳孔缘及瞳孔括约肌断裂
7点位瞳孔缘裂伤

### （二）前房积血

钝挫伤常合并前房积血（hyphema）。虹膜血管的渗透性失常或虹膜血管破裂可引起前房积血。出血来源于虹膜动脉大、小环及睫状体血管。

【临床表现】微量出血仅见房水中出现红细胞。出血较多时，血液沉积于前房下方呈一水平面。记录血平面的实际高度（毫米数）。根据前房积血量，前房积血分为3级：积血量不到前房1/3，血平面位于瞳孔缘以下者为Ⅰ级；积血量占据前房容积的1/2，血平面超过瞳孔下缘者为Ⅱ级；积血量超过前房1/2，甚至整个前房者为Ⅲ级。严重时前房完全充满血液，可呈黑色。前房积血多能自行吸收。原发性出血多发生在受伤当时。继发性出血多发生在伤后2~5天，可反复发作，常为继发性青光眼的原因。角膜内皮损害、高眼压和出血多，会引起角膜血染，初为棕色，以后逐渐变为黄绿色以至灰褐色。一般先自周边部吸收，最后可遗留有角膜中央区的灰白色混浊。

【治疗】卧床休息，半卧位。应用止血药物。有虹膜睫状体炎时用皮质类固醇滴眼液。一般情况下不散瞳亦不缩瞳，必要时用托吡卡胺散瞳以活动瞳孔，但会增加再出血危险。眼压升高时，应用降眼压药物。每日观察积血的吸收情况。积血多、吸收慢，尤其有凝血块眼压升高，经药物治疗眼压仍不能控制，应做前房冲洗术。

### （三）房角后退

睫状肌的环形纤维与纵行纤维分离，前房角变宽，周边前房加深，称为房角后退。房角后退分为3型：Ⅰ型房角后退，表现为虹膜末卷与睫状体带撕裂；Ⅱ型房角后退，表现为睫状肌撕裂，睫状体带变宽；Ⅲ型房角后退，表现为睫状肌撕裂加深，前房角明显变宽（图19-2）。因房水排出受阻，可发生继发性青光眼。若眼压持续升高，应按开角型青光眼治疗。因此，要告知患者定期检测眼压。

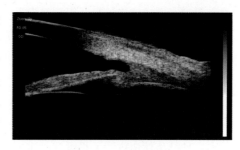

图19-2 房角后退
UBM显示前房角明显变宽

### （四）外伤性虹膜睫状体炎

外伤后3天内出现感觉迟钝、疼痛或搏动性疼痛、畏光、流泪等，视力偶有下降。前房有白细胞和房水闪辉。可伴有睫状充血。无反复发作史。治疗除一般性抗炎药物外，可加用睫状肌麻痹剂。

### （五）睫状体挫伤

轻的睫状体挫伤常可由于睫状肌的痉挛或麻痹而发生视觉调节障碍。重度挫伤可伴发大量玻璃体积血。力的冲击作用于房角的各个方向，引起各种类型的房角结构损害，如睫状肌撕裂、睫状体断离等。

【临床表现】低眼压，角膜内皮可出现皱褶；前房变浅；瞳孔变形；虹膜睫状体炎；晶状体混浊；由于晶状体悬韧带松弛，晶状体凸度增加，引起近视和调节功能减弱，因此，远视力、近视力均减退；视盘充血、水肿，视网膜静脉血管扩张，后极部视网膜水肿，黄斑区放射状皱褶形成，中心凹反光消失，有时周边部脉络膜浅脱离。吸收后遗留一些色素痕迹，往往造成中心视力减退。还同时合并存在前房积血、瞳孔括约肌撕裂、虹膜根部断离、外伤性白内障、晶状体半脱位、玻璃体积血等病变。超声生物显微镜（UBM）可精确定位（图19-3）。

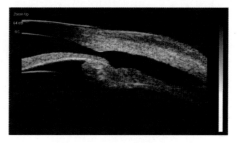

图19-3 睫状体断离
UBM显示睫状体与巩膜分离

【治疗】可用皮质类固醇滴眼液及非甾体消炎药物滴眼液点眼，1%阿托品眼膏散瞳。对于持续性低眼压，经药物治疗无效者，需要手术治疗。

## 三、晶状体挫伤

### （一）晶状体脱位或半脱位

由于挫伤晶状体悬韧带断裂，从而使晶状体呈部分或完全性脱位。

**1. 晶状体半脱位**　晶状体向悬韧带断裂的相对方向移位，在瞳孔区可见晶状体的赤道部，前房深浅不一，有虹膜震颤、玻璃体疝、视力下降，屈光突然改变，散光或单眼复视，亦可继发青光眼。

**2. 晶状体全脱位**　可脱入结膜下、前房或玻璃体内（图19-4），严重者也可脱出眼球外，一般都伴有眼部其他损伤或有严重并发症。若脱入前房或

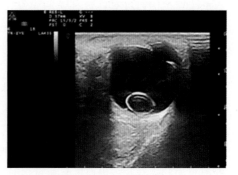

图19-4 晶状体全脱位
彩色多普勒超声波检查显示晶状体脱位于玻璃体腔

嵌顿于瞳孔区，可引起急性继发性青光眼和角膜内皮损伤；若脱入玻璃体，此时前房变深、虹膜震颤、出现高度远视，引起继发性青光眼。

【治疗】如无严重视力下降及并发症，可暂观察；若严重影响视力或继发性青光眼，应摘除晶状体。若晶状体嵌顿于瞳孔或脱入前房，引起继发性青光眼或角膜内皮损伤，需急诊手术摘除晶状体。

### （二）挫伤性白内障

由于挫伤使晶状体囊渗透性增加或因晶状体囊破裂，使房水渗入晶状体内而发生各种不同形态的挫伤性白内障。根据视力需要可手术治疗。

### 四、玻璃体积血

由睫状体、视网膜或脉络膜的血管损伤引起。有不同程度的视力障碍及黑影浮动，严重者仅有光感。出血易使玻璃体液化或有胆固醇结晶。新鲜积血时，裂隙灯显微镜下可见红色反光或红色积血，玻璃体可见积血（图19-5）。陈旧积血呈棕色点片状混浊。大量积血，瞳孔区无红光反射。大量反复积血，视网膜前后发生增殖，最终导致视网膜脱离。新鲜积血者，应以止血为主。出血停止后应采用促进血液吸收的药物，对出血量大或出血不吸收的患者，应在玻璃体机化前行玻璃体切割术。如有视网膜脱离应尽早手术。

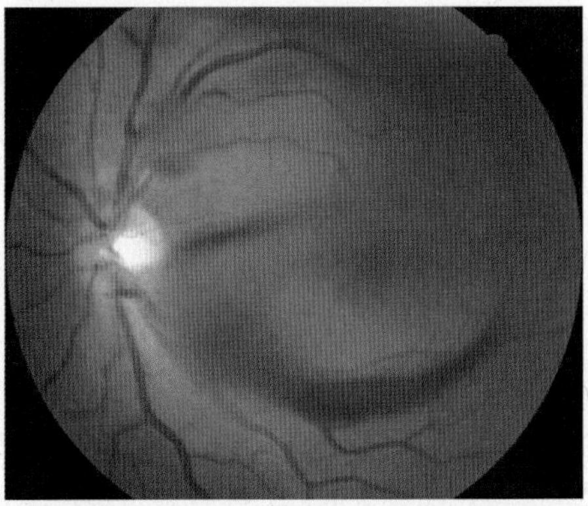

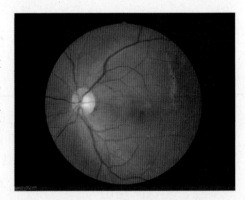

图19-5　视网膜前玻璃体积血

### 五、脉络膜破裂

散瞳检查眼底可见脉络膜破裂，常伴有出血，早期难以发现裂伤，出血吸收后可暴露白色的巩膜，两侧缘有色素增生，视网膜血管跨越其上，常可发生于视盘周围，呈与视盘同心的弧形（图19-6）。根据脉络膜破裂和出血范围的大小、位置，可发生不同程度的视力障碍，位于黄斑区的出血，视力可急剧下降。

图19-6　脉络膜破裂
黄斑颞侧可见与视盘同心的弧形脉络膜破裂

### 六、视网膜挫伤

眼球挫伤力可对后极部视网膜发生冲力，引起视网膜震荡挫伤。机械性眼外伤可破坏血眼屏障，发生炎症反应、视网膜出血、玻璃体嵌顿、视网膜脱离等。

1. **视网膜震荡**　多在伤后6小时后发生，后极部出现一过性视网膜水肿，黄斑部灰白色水肿，视力下降。伤后早期应用皮质类固醇，可减轻视网膜水肿引起的损害。

2. **视网膜挫伤**　表现为不可逆的视力减退。中心视力可明显下降，甚至在0.05以下。视网膜呈乳白色混浊、出血，水肿范围大，严重者有樱桃红斑样改变。

3. **视网膜出血**　视网膜受钝力作用，血管破裂引起出血。根据出血所在部位，分为视网膜前出血和视网膜内出血，出血量多时，可进入玻璃体内而成为玻璃体积血。

4. **黄斑裂孔**　为全层裂孔，视力明显下降，有相对性中心暗点或绝对性中心暗点。

5. **外伤性视网膜脱离**　在外伤当时或外伤后数周至数月发生，视力突然明显下降，充分散瞳后可在三面镜或眼底镜下发现视网膜裂孔。锯齿缘断离是眼外伤引起的视网膜脱离的一种典型表现。应及时手术。

### 七、眼球破裂

　　严重的钝挫伤可引起眼球破裂（rupture of the globe）。常见部位在角巩膜缘和直肌止点附近。视力严重受损，可降至光感以下。眼压多降低；球结膜出血及水肿严重；前房积血或玻璃体积血等。眼球直肌下或后巩膜的破裂，外部检查不易发现，称为"隐匿性巩膜破裂"。眼球破裂可伴有脉络膜上腔和视网膜的出血。

　　眼球破裂应急诊行眼球缝合术。术后根据超声波及视觉电生理检查情况，在1~2周行玻璃体手术。一般不应做初期眼球摘除术。

## 第三节　眼球穿通伤

　　眼球穿通伤（penetrating injury of eyeball）是开放性眼球伤中裂伤的一种类型。细长锐器刺伤多为眼球单纯性穿通伤。碎屑飞溅伤、火器伤，多并发眼内异物或为贯通伤。爆炸伤多为复合伤。

　　**【临床表现】**　主诉为畏光、流泪、疼痛及视力减退。

　　患者按伤口的部位，眼球穿通伤可分为以下3类。

　　**1. 角膜穿通伤**　较常见。

　　（1）单纯性角膜穿通伤　角膜伤口较小且规则，常自行闭合，但因伤口不大，无眼内组织脱出，所以仍保持着眼球的形态或保持一定的视力。

　　（2）复杂性角膜穿通伤　伤口大，不规则，常伴有虹膜和晶状体的损伤，前房变浅，眼压降低，虹膜脱出致瞳孔变形等。晶状体可发生仅限于伤道的局限性混浊，混浊也可以发展为晶状体全混浊，甚至有破碎膨胀的晶状体皮质混浊团块脱入前房内，或伴有眼后段损伤（图19−7）。

　　**2. 角巩膜穿通伤**　伤口累及角膜和巩膜，常伴有睫状体、晶状体和玻璃体的损伤，以及眼内出血，

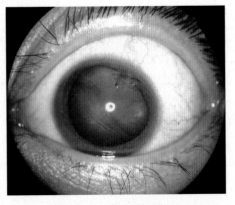

图19−7　角膜穿通伤
角膜伤口已缝合，可见晶状体前囊破裂、混浊

伴有明显眼痛和刺激症状，视力明显下降。

**3. 巩膜穿通伤** 较小的巩膜伤口容易忽略，伤口表面仅见结膜下出血。大的伤口常伴有脉络膜、视网膜和玻璃体的损伤，在玻璃体内常伴有不同程度的积血和混浊，有时会伴有视网膜脱离。

【治疗】伤后立即包扎伤眼，送眼科急诊处理。初期缝合伤口，恢复眼球完整性；术后防治感染；必要时行二期手术。抗生素滴眼液及散瞳剂点眼。常规注射破伤风抗毒素。必要时全身应用抗生素和皮质类固醇。

**知识链接**

### 角巩膜裂伤缝合

1. 角巩膜裂伤缝合属急诊手术，伤口缝合应在 24 小时内，时间越早，就越能最大限度地解除伤口内粘连的眼内组织和预防并发症的发生。

2. 比较小的角膜伤口，若无眼内容物嵌顿，创口对位良好，前房存在，前房内无晶状体皮质突入，可不必缝合，但应严密观察。

3. >3mm 以上的角膜伤口，多需做显微手术严密缝合，恢复前房。

4. 修复手术时应当使虹膜、晶状体囊膜、玻璃体组织与伤道内口完全分离。

5. 虹膜嵌顿角膜伤口时，应冲洗还纳眼内；不能还纳时可予以剪除。

6. 对角巩膜伤口，先缝合角膜缘一针，再缝合角膜及巩膜。

7. 对巩膜伤口，应自前向后边暴露、边缝合。

8. 贯通伤的出口多不能缝合，由其自闭。

【并发症及处理】

**1. 外伤性感染性眼内炎** 病原微生物侵入眼内组织并在其内生长繁殖，引起眼内组织严重的炎性反应。病原微生物可分为细菌性、真菌性、病毒性、寄生虫性和混合性。视力急剧下降、畏光、流泪、眼部疼痛、眼球压痛、眼睑红肿、结膜混合充血水肿、角膜浸润水肿、后弹力层皱褶、角膜后沉着物、前房渗出或前房积脓、瞳孔对光反射消失、晶状体或人工晶状体表面出现渗出物、玻璃体呈黄白色混浊、眼底视网膜血管收缩、斑块状出血、白色或黄色的结节状浸润病灶。严重时视网膜一般无法看清，仅见红光反射或红光反射也完全消失。眼压早期正常或增高，晚期降低。偶有发热、恶心症状。

治疗 充分散瞳，局部和全身应用大剂量抗生素和皮质类固醇。可行玻璃体内注药，同时可抽取房水及玻璃体液做微生物学检查和药敏试验。对严重感染，需急诊行玻璃体切割术。

**2. 交感性眼炎** 为一眼发生开放性眼外伤或内眼手术后发生的双侧肉芽肿性葡萄膜炎。属迟发的自身免疫性疾病，主要与细胞免疫有关（参阅第十二章葡萄膜疾病）。

**3. 外伤性增生性玻璃体视网膜病变** 伤口或眼内过度的修复反应引起纤维组织增生，引起牵拉性视网膜脱离，可行玻璃体手术。

## 第四节 眼异物伤

眼异物伤很常见。异物损伤的因素包括机械性损伤、化学损伤、有无继发感染等。根据异物性质，所在眼内位置、时间、反应的不同，处理方法也不同。

## 一、眼球外异物

**1. 眼睑异物** 多见于爆炸伤时，可使眼睑布满细小的火药渣、尘土及沙石。对较大的异物，可用镊子夹出。

**2. 结膜异物** 灰尘、煤屑、虫毛、谷壳、炸药末等异物进入结膜囊内，可以单个也可多个。随异物所在位置而异，位于睑板下沟者，瞬目动作可摩擦损伤角膜，异物刺激感症状明显。若异物位于穹窿部、半月皱襞或结膜下，可无症状。表面麻醉剂点眼后，用无菌湿棉签蘸去，局部用抗生素滴眼液点眼。

**3. 角膜异物** 常突然感觉眼部刺激症状，如异物感、畏光、流泪、结膜充血、眼睑痉挛，甚至视力障碍等。以铁屑、煤屑较多见。铁质异物可形成锈斑。植物性角膜异物，尤其部分进入前房者，有时可有前房积脓。角膜浅层异物，可在表面麻醉后，以生理盐水棉签将异物轻轻拭去。较深的异物可用无菌注射针头剔除。如有锈斑，尽量一次刮除干净。角膜多发性异物，早期分次取出较大的或突出于角膜表面的异物，然后等异物逐渐排向表层时分次取出。注意严格执行无菌操作，必要时显微手术摘除异物，应用抗生素滴眼液或眼膏点眼。

**4. 眶内异物** 可通过 CT 或超声波检查诊断。可有局部肿胀、疼痛。眶内金属异物多被软组织包裹，可不必勉强摘出。植物性异物会引起慢性化脓性炎症，若合并化脓性感染时，可引起眼眶蜂窝织炎或瘘道。已经化脓的创口必须摘除异物才能愈合。

## 二、眼内异物

眼内异物（intraocular foreign body）可严重危害视力。眼内异物根据异物性质分为眼内磁性异物及眼内非磁性异物。眼内异物中绝大部分为磁性异物。非磁性异物中以铜异物居多，其次为石头、玻璃等。眼内异物是眼外伤中常见的一种急症，较单纯穿通伤更为严重，不仅造成机械性损伤，还可以带入病原微生物引起感染。眼内异物并发症多，失明率高，特别是金属异物，在眼内存留时间越长，对眼组织损伤越大，手术预后越差。不同性质不同部位的异物以及异物的大小引起眼组织的损伤及反应各不相同。

**【病理和临床表现】** 患者主诉眼痛、视力下降或无症状。

1. 根据穿通伤的部位不同，临床上可查到各种不同的异物入口处。结膜、巩膜伤口，可伴有出血或结膜下眼内容物脱出。角膜伤口可表现角膜全层穿孔。可伴有眼压降低，前房变浅或变深，瞳孔变形，晶状体混浊，眼内容物脱出，甚至发生玻璃体积血、眼内炎、虹膜睫状体炎、继发性青光眼、视网膜脱离、眼球萎缩等。超声波及影像学检查可以辅助发现异物（图 19 − 8）。

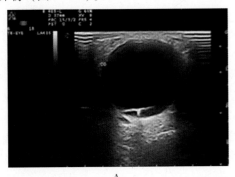
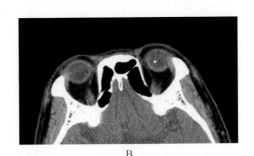

A                                    B

图 19 − 8　眼内异物

A. 超声波；B. CT 扫描可见玻璃体腔内异物

2. 眼铜质沉着症（ocular chalcosis） 纯铜可引起急性眼铜质沉着症和严重炎症。铜含量少于85%的铜合金异物可引起慢性铜质沉着症。铜离子亲和膜性结构，裂隙灯显微镜下可见后弹力层沉着，绿色房水颗粒，虹膜变绿色，向日葵样晶状体混浊，玻璃体棕红色混浊、机化，视网膜血管上和黄斑区有金属斑。若金属弥散，摘除异物不能减轻损害。

3. 眼铁质沉着症（ocular siderosis） 铁最容易沉着在上皮组织、虹膜括约肌开大肌、无色素睫状上皮和晶状体上皮、视网膜。光感受器和色素上皮细胞对铁质沉着最敏感。角膜基质层内可出现均匀一致的棕色颗粒，虹膜颜色改变，瞳孔反应迟钝，调节减退，晶状体前囊或前囊下可呈现均匀的棕色小点，房角镜检查可见小梁有色素沉着，呈铁锈色，可引起继发性青光眼，玻璃体常液化，呈铁锈色，视网膜色调变暗，有黄色颗粒沉着，血管变细，神经节细胞变性，色素上皮细胞增生，引起视网膜色素沉着，患者表现为夜盲、向心性视野缺损或失明。ERG改变包括极早期a波升高，b波正常，以后b波降低，最终消失。

【诊断】 详细询问外伤史，高速小异物易被忽视。影像学检查有助于诊断定位。MRI不能用于磁性异物检查。

【治疗】 处置伤口，预防感染，应用破伤风抗毒素。眼内异物一般应及早手术取出。手术方法取决于异物位置、磁性、能否看见、是否包裹，是否位于玻璃体、视网膜及其他结构内，以及眼内的并发症。前房及虹膜异物，经靠近异物的方向或相对方向做角膜缘切口取出。晶状体异物、晶状体混浊，可行白内障摘除联合异物取出。眼后段异物应采取玻璃体手术摘除。

**案例讨论**

**临床案例** 患者，男，25岁。在用铁锤敲击石块时自觉左眼被崩伤，当时左眼痛，有"热眼泪"流出，视物模糊，30分钟后就诊。眼部检查：视力，右0.8，左0.1。左眼睑未见伤口，左眼睫状充血，5点方位角膜缘内1mm处可见全层角膜裂伤，伤口长约2mm。伤口闭合良好。前房深度正常，房水闪光（++），瞳孔直径4mm。原瞳孔检查：晶状体透明，玻璃体混浊。眼底看不清，仅可见后极部视网膜色泽红润。实验室检查结果：血、尿常规正常，肝、肾功能正常。

**问题** 本病例初步诊断考虑什么？还需要做哪些辅助检查明确诊断？

## 第五节　眼附属器和视神经外伤

### 一、眼睑外伤

眼睑裂伤是眼外伤中较常见的一类眼科急症，包括单纯性眼睑皮肤裂伤、眼睑皮肤合并睑缘及睑板裂伤，以及合并眼睑和睑板缺损的皮肤裂伤等。由于致伤物和伤口的方向、长度、深度、部位不一，有无组织缺损，以及夹杂异物等情况，眼睑裂伤可有不同的症状和体征。挫伤可引起眼睑水肿和出血。出血初为青紫色，以后渐变为黄色，可在1~2周完全吸收。常见的切裂伤包括锐器所致的眼睑皮肤切割伤、钝器所致的皮肤撕裂伤，以及动物撕咬所致的皮肤撕脱伤，严重者可出现眼睑皮肤全层裂伤，甚至深达肌层、睑板和睑结膜。内眦部睑缘撕裂可造成泪小管断裂，愈合后会出现眼睑畸形和溢泪。

眼睑出血或血肿早期48小时内可冷敷，以后用热敷。眼睑裂伤应尽早清创缝合，缝合前应探查创口有无异物掺杂，并探查伤口深度。尽量保留组织，全层裂伤应严格分层对位缝合，以减轻瘢痕形成和眼睑畸形。褥式缝线缝合邻近睑缘的睑板，修复断裂的提上睑肌。应注射破伤风抗毒素。怀疑伤口感染时，全身应用抗生素。

## 二、泪器挫伤

上睑外侧的严重裂伤或该处的眶壁骨折可损伤泪腺或导管。眼睑内眦部的挫伤可伤及泪点及泪小管。内眦部骨折可伤及泪囊，上颌骨骨折可损伤鼻泪管。常见内眦部睑缘撕裂可造成泪小管断裂，冲洗泪道可见自皮肤裂开处有冲洗液流出。应及时手术修复吻合泪小管。

## 三、眼眶外伤

眼眶外伤主要有眼眶骨折、眶内出血、眶内组织受损。常见原因为钝力打击、车祸、从高处跌落等。

**1. 眼眶骨折** 眼眶骨折以眶下壁、内侧壁骨折多见。双眼复视，眼球运动受限，尤其是向上或向外注视时明显，皮下或结膜气肿，眶下神经分布区（同侧面颊和上唇）感觉减退，点压痛，眼球内陷（起病时可被眼眶水肿掩盖）。鼻子受打击后出现眼睑肿胀和捻发音。视神经管骨折时可压迫或损伤视神经，此时瞳孔直接对光反射消失或迟钝，瞳孔中等散大，视力可在光感以下。影像学检查有助于诊断（图19-9）。眶底骨折及眶内壁骨折有复视或眼球内陷者，可行手术整复。对视神经损伤，可及时应用大剂量皮质类固醇，必要时试行视神经管减压术治疗。

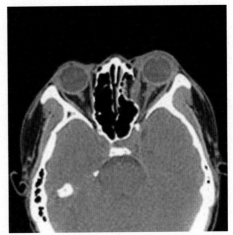

图19-9 眼眶骨折
CT显示眶内侧壁骨折

**2. 眶内出血** 由于钝性物体打击眼前部，眼球突然向眶内挤压，引起眶内血管破裂而出血。亦可由于眶骨骨折伴随眶内出血，当眶内大量出血或积血时，眶内压增加而发生特有的压迫症状，如肌圆锥内出血，眼球向正前方突出；肌圆锥外出血，眼球向侧方突出。由于眼球被压及突出，限制了眼球运动，可发生复视。又因静脉回流障碍，使球结膜发生高度淤血性水肿，导致眼睑不能闭合。眶内动脉受压，可出现视网膜中央动脉阻塞的眼底征象。视力低下，甚至完全失明。早期可冷敷或加压包扎。因出血致角膜暴露眶压增高者，应行减压手术。

**3. 眼眶穿通伤** 常引起眼睑、眼球及眶深部组织的损伤。眼外肌及其支配神经受损，可出现眼球运动障碍。对软组织损伤应分层清创缝合，同时注射破伤风抗毒素。怀疑伤口感染时，全身应用抗生素。对因出血引起的急性眶内压升高，需要及时做眶减压术。

**4. 眶气肿** 通常由眶壁骨折和黏膜撕裂引起，空气在眼睑或眼眶组织积聚，表明眶组织与鼻旁窦沟通。可用绷带加压包扎，避免用力呼气。

## 四、视神经挫伤

外力的钝性打击或挤压引起视神经挫伤（contusion of optic nerve），尤其是来自眉弓颞上方的钝击或挤压伤，导致视神经管扭曲或变形，造成视神经受压。视力急剧下降，甚至无光感，可伴有创伤后疼痛等。瞳孔直接对光反射减弱或消失，间接对光反射存在。早期（2周内）眼底检查完全正常，晚期视盘苍白。多见的是视神经撕脱，视盘处呈坑状凹陷，常并发较广泛的视网膜出血甚至玻璃体积血，晚期视网膜血管极细甚至看不见。

# 第六节 酸碱化学伤

化学性烧伤由化学物品的溶液、粉尘或气体接触眼部所致，其损伤程度和预后取决于化学物质的性质、浓度、渗透力、作用方式，与眼部接触的时间、面积，以及温度、压力等。多发生在化工厂、实验室或施工场所，其中常见的有酸、碱烧伤，都需要作为急诊处理。

酸碱烧伤的损伤机制亦不同：酸性烧伤中，酸与组织接触后致组织蛋白变性、凝固，凝固蛋白可起到屏障作用，可有效阻止酸继续向深层组织渗透，组织损伤相对较轻。故对角膜的损伤程度往往较碱性物质为轻。碱性烧伤中，常见的致伤物质有氢氧化钾、氢氧化钠、石灰和氨水等。碱能溶解脂肪和蛋白质，与组织接触后能很快渗透到深层和眼内，使细胞分解坏死。眼部组织的破坏是持续性的，可因角膜穿孔或其他并发症而失明。因此，碱烧伤的后果要严重得多。但高浓度的酸性溶液，其渗透性和破坏性虽不及同等浓度的碱性溶液强，但亦不能轻视，临床上亦有强酸烧伤后视力严重损害的病例。

【临床表现与并发症】根据酸碱烧伤后的组织反应，可分为轻、中、重3种不同程度的烧伤。

**1. 轻度烧伤** 多由弱酸或稀释的弱碱引起。眼睑与结膜轻度充血、水肿，角膜上皮有点状脱落或水肿，角膜缘无明显缺血，结膜血管或表层巩膜血管无变白现象。数日后角膜水肿消退，上皮修复，不留瘢痕，无明显并发症，视力多不受影响。

**2. 中度烧伤** 由强酸或较稀的碱引起。眼睑皮肤可起水疱或糜烂；结膜水肿，出现小片缺血坏死；角膜有明显混浊、水肿，完全性上皮剥脱，可形成白色凝固层。治愈后可遗留角膜斑翳，影响视力。

**3. 重度烧伤** 大多为强碱引起。结膜出现广泛的缺血性坏死，球结膜高度水肿、苍白，呈灰白色混浊；角膜混浊、水肿，全层灰白或呈瓷白色，甚至角膜基质层溶解，出现角膜溃疡或穿孔。前房反应中度至重度，可见前房水混浊，由于碱性物质的刺激及渗透使房水混浊，pH升高。荧光素着染角膜，有时可见房水绿染。角膜混浊可导致窥不清前房。眼压可升高，眼周皮肤中度至重度烧伤。碱性物质可立即渗入前房，引起顽固的葡萄膜炎、继发性青光眼和并发性白内障等。角膜溃疡愈合后会形成角膜白斑，角膜穿孔愈合后会形成粘连性角膜白斑、角膜葡萄肿或眼球萎缩。眼睑皮肤、肌肉溃疡，以及假性翼状胬肉等。最终引起视功能或眼球的丧失。眼睑、泪道的烧伤还可引起眼睑畸形、眼睑闭合不全、溢泪等症状。

【治疗】

**1. 紧急治疗** 充分冲洗是化学性眼外伤紧急治疗最初也是最关键的一步。一旦发生眼化学伤，应争分夺秒急救，现场的冲洗急救是最重要的。应立即就地取材，用大量清水或其他水源反复冲洗，特别要注意充分暴露和冲洗穹隆部，将结膜囊内的化学物质彻底洗出。应至少冲洗30分钟以上。送至医疗单位后，医师应首选生理盐水或乳酸林格液反复充分冲洗患眼。上、下穹隆结膜有无固体化学物质残留，可用湿棉签擦拭，并除去坏死组织，必要时可行前房穿刺术。

**2. 后继治疗**

（1）早期治疗 局部和全身应用抗生素控制感染。1%阿托品眼膏散瞳。注意眼压，可应用降眼压药物。局部或全身使用皮质类固醇，抑制炎症反应及新生血管生长，防止睑球粘连。应用7~10天后应减量或停用，特别是在伤后2周内，角膜有溶解倾向，应停用。早期使用大量维生素C静脉注射，帮助烧伤后角膜基质层的重建或修复。

（2）黏膜分离，切除坏死组织，防止睑球粘连。大面积的化学烧伤，每天可用带有油膏的玻璃棒分离上、下睑穹隆部以防止形成睑球粘连。实际上，由于睑结膜、球结膜之间有创面，以后还是会形成程度不同的睑球粘连。如果球结膜有广泛性坏死或角膜上皮坏死，可做早期切除。角膜溶解变薄者，可行羊膜移植或板层角膜移植术。

（3）应用胶原酶抑制药，防止角膜穿孔。如2.5%~5%半胱氨酸滴眼等。

（4）晚期治疗　针对并发症进行晚期治疗。如睑球粘连分离及成形术，干眼的治疗，角膜移植等。发生继发性青光眼时，应用药物降低眼压，必要时行抗青光眼手术治疗。

## 第七节　其他类型的眼外伤

### 一、眼部热烧伤

高温物质如铁水、火焰、沸水、沸油等溅入眼内，引起眼部的烧灼伤。各种油料，特别是汽油、火焰喷射器、凝固汽油弹等造成高温的气体、液体、固体武器可致眼、颜面及全身烧伤。热烧伤的轻重，决定于热物体的大小、温度及接触的时间等因素。轻度烧伤可见眼睑皮肤红斑，水疱，球结膜充血、水肿，角膜上皮呈乳白色混浊，虹膜纹理不清。重度烧伤可致眼睑皮肤全层坏死，结膜、巩膜及角膜苍白、坏死，甚至角膜穿孔、巩膜穿孔，眼内容脱出，眼内炎，甚至眼球萎缩。晚期可发生睑球粘连、睑外翻、睑内翻倒睫、眼睑闭锁或闭合不全，甚至眼球萎缩。

治疗原则是防止感染，促进创面愈合，预防睑球粘连等并发症。清除结膜和角膜表面的热物质、异物及坏死组织。轻度烧伤者，局部滴用抗生素滴眼液及眼膏、散瞳及包扎伤眼。有角膜坏死时，可行羊膜移植或角膜板层移植。预防和治疗睑球粘连。

### 二、辐射性眼损伤

电磁波包括范围很广，可对眼产生辐射性眼损伤。辐射性眼损伤包括电磁波谱中各种辐射线如微波、红外线、可见光、紫外线、X线、γ射线等造成的损害。中子或质子束照射也能引起这类损伤。电磁波波长越短，能量越大，其传播可分为电离辐射与非电离辐射。在日常工作及生活中，多见的是各种非电离辐射伤，特别是激光和微波。

#### （一）可见光损伤

热和光化学作用，可引起黄斑损伤。眼睛长时间注视强烈的光线，如直接注视太阳或眼科检查及手术中强烈的光源，大量可见光经晶状体到达黄斑聚焦，引进黄斑的烧灼伤。如使用不当方法观察日食引起的损伤称为日光性视网膜病变。患者主诉畏光、视力减退、视物变形，眼前出现黑点，头痛，对视力有不同程度的影响。黄斑中心凹黄白色点，逐渐变成红点，有色素晕。2周后，出现小而红色的板层裂孔，可位于中心凹或其旁。轻者3~6个月可恢复或部分恢复，重度损伤可造成视力永久性损伤。在强光下应戴有色镜。眼科医师尤其要注意眼科检查仪器的强光源、手术显微镜、激光等引起的视网膜的光损伤。

#### （二）紫外线损伤

电焊、高原、雪地及水面反光可造成电光性眼炎（electric ophthalmia），又称眼部紫外线损伤或雪盲。紫外线对组织有光化学作用，使蛋白质凝固变性，角膜上皮坏死、脱落。可以是直接照射所致，但更多的是从旁边散射而来，每次剂量虽小，由于紫外线照射有累积作用，当暴露时间在一天之内累积到15分钟以上时，经6~10小时，即可出现症状，发病时间往往是黄昏或深夜。双眼同时出现异物刺痛感并逐渐加重，产生剧痛、畏光、流泪、眼睑痉挛。眼部检查可有眼睑或面部潮红、结膜充血，尤以睑裂部显著。角膜可有弥散性上皮点状剥脱，荧光素着染，以睑裂部角膜更显著。

治疗原则是对症处理，减轻疼痛，可局部滴用抗生素滴眼液及眼膏，双眼遮盖。

## （三）离子辐射性损伤

X线、γ射线、中子或质子束等照射可引起眼部辐射性损伤，可引起放射性白内障、放射性视网膜病变或视神经病变、角膜炎或虹膜睫状体炎等，可有不同程度的眼部刺激症状及视力减退。晶状体后极部后囊下细点状、颗粒状混浊，可发展为后囊下皮质呈蜂窝样混浊，伴有空泡，最后可发展为全白内障。眼睑皮肤出现红斑、泪液减少、结膜干燥，以及不同程度的角膜炎、急性虹膜睫状体炎等。临床常见的原因是肿瘤放射治疗。局部敷贴器可引起进行性的微血管改变。视力预后与黄斑病变有关。

 **本章小结**

眼外伤是严重的致盲性眼病，是导致单眼盲的首要原因。眼外伤有多种分类法。钝挫伤是由钝力引起受伤部位或远部组织的损伤，主要包括角膜挫伤、虹膜睫状体挫伤、晶状体挫伤、玻璃体积血、脉络膜破裂、视网膜挫伤及眼球破裂。眼球穿通伤是开放性眼球伤中裂伤的一种类型。眼内异物可严重危害视力，根据异物性质可分为眼内磁性异物及眼内非磁性异物。眼附属器和视神经外伤主要包括眼睑外伤、泪器外伤、眼眶外伤及视神经挫伤。酸碱化学伤的损伤机制不同。由于紫外线照射有累积作用，电光性眼炎发病时间往往是黄昏或深夜。了解眼外伤的预防，认识眼外伤的重要性，建立眼外伤的临床诊疗观念。

 **思考题**

1. 眼外伤的分类方法有哪些？
2. 眼球钝挫伤和眼球穿通伤分别有哪些临床表现？
3. 眼酸、碱化学伤的损伤机制有什么不同？
4. 电光性眼炎的致伤原因是什么？

（王海燕）

# 第二十章 全身性疾病的眼部表现

> **学习要求**
>
> **1. 掌握** 视网膜动脉硬化、高血压视网膜病变及糖尿病的眼部表现。
> **2. 熟悉** 早产儿视网膜病变、妊娠高血压综合征及药源性眼病。
> **3. 了解** 肾脏疾病、血液病以及神经科、儿科、皮肤科和口腔科疾病的眼部表现。

眼与全身性疾病的关系极其密切。全身性疾病可以引起眼部并发症，眼部的异常又可以反映全身性疾病和其严重程度。

## 第一节 内科疾病的眼部表现

### 一、动脉硬化与高血压

**1. 动脉硬化性视网膜病变** 动脉硬化包括动脉粥样硬化、老年性硬化和小动脉硬化等。动脉粥样硬化主要累及大、中动脉，也可累及小动脉，在眼部可累及视网膜中央动脉。视网膜动脉硬化为老年性动脉硬化和小动脉硬化，在一定程度上，反映了脑血管和全身其他血管系统的情况。眼底表现：①视网膜动脉变细狭窄、弯曲度增加、颜色变淡，反光增宽，血管走行平直；②动静脉交叉处可见静脉隐蔽和静脉斜坡现象；③后极部视网膜渗出和出血。

**2. 高血压性视网膜病变** 原发性高血压分为缓进型（良性）和急进型（恶性），70%有眼底改变。眼底改变与年龄、血压升高的程度、病程长短有关。

（1）慢性高血压性视网膜病变 早期视网膜动脉痉挛，行径弯曲，粗细不均，管壁反光增强，甚至呈铜丝状或银丝状，静脉扩张、迂曲，动、静脉管径之比由正常的 2：3 减少为 1：2，甚至更小。进一步发展可出现视网膜水肿、出血及渗出。临床上常采用 Keith－Wagener 分类法，将高血压性视网膜病变分为 4 级。

Ⅰ级：视网膜动脉痉挛，普遍轻度变窄，动脉反光带增宽。

Ⅱ级：视网膜动脉硬化程度比Ⅰ级明显，动静脉交叉压迹明显，动脉缩窄，动脉光反射增宽，呈铜丝状和银丝状。

Ⅲ级：出现硬性渗出、棉绒斑、视网膜水肿、出血斑等。

Ⅳ级：除Ⅲ级改变外，伴有视乳头水肿。

（2）急进型高血压性视网膜病变 多见于 40 岁以下青年。血压在短期突然急剧升高，常伴有眼底、肾和大脑损害。眼底可见视乳头水肿和视网膜水肿，动脉显著狭窄，后极部视网膜火焰状出血、水肿、棉绒斑、硬性渗出及脉络膜梗死灶。

### 二、糖尿病

糖尿病是由多种病因引起，以糖代谢紊乱为主的常见全身病。糖尿病可以引起多种眼部并发症，其中以晶状体和视网膜病变最为常见，且与病程长短、发病年龄、遗传因素和控制情况有密切关系。

**1. 糖尿病性视网膜病变** 见第十四章第二节。

**2. 糖尿病性白内障** 见第十章第一节。

**3. 屈光不正** 血糖升高时，血液内无机盐含量降低，房水渗透压下降，导致房水渗入晶状体，晶状体变凸，屈光度增加。患者由正视突然变成近视或原有的老视症状减轻。血糖降低时，又可恢复为正视眼或老视。

**4. 虹膜睫状体炎** 多呈慢性炎症，患者眼痛、畏光、流泪等症状不明显，表现为虹膜萎缩、纹理不清，瞳孔缘后粘连。

**5. 虹膜红变和新生血管性青光眼** 多发生于晚期及青少年性糖尿病患者。糖尿病性视网膜血管病变，导致视网膜缺血、缺氧，诱发血管内皮生长因子，刺激虹膜和房角新生血管产生。裂隙灯显微镜下可见细小的新生血管，多位于瞳孔缘，并发展到虹膜周边部。房角的新生血管阻塞小梁网或产生粘连关闭前房角，房水排出障碍，引起继发性青光眼。

**6. 缺血性视神经病变** 见第十五章第二节。

**7. 眼球运动神经麻痹** 可出现眼外肌运动障碍和复视。常见外展神经或动眼神经麻痹。一般可逐渐恢复。

**8. 其他** 泪液膜稳定性降低、球结膜微血管瘤、角膜知觉下降、星状玻璃体变性等。

### 三、肾脏疾病

**1. 急性肾小球肾炎** 多见于儿童或青少年，男性多于女性。常见眼睑水肿，多数患者眼底无异常，少数因高血压时出现视乳头水肿、小动脉痉挛、视网膜出血和渗出。疾病痊愈眼底病变可恢复正常。

**2. 慢性肾炎** 眼睑水肿，严重贫血者可见球结膜水肿和球结膜下出血。眼底表现为视乳头色泽变淡，视网膜动脉细，呈铜丝状或银丝状，视网膜动静脉交叉压迹，静脉迂曲扩张，视网膜弥漫性灰白色水肿，视网膜出血、硬性渗出、棉绒斑。病情进展迅速者，可呈视乳头水肿、渗出性视网膜脱离。

### 四、血液病

**1. 贫血** 可出现视力下降、视力疲劳或视野缺损等症状。眼底改变的轻重取决于各类贫血的严重程度、起病的急缓和个体反应。轻度贫血，眼底可正常；严重贫血（血红蛋白浓度降到正常的30%～50%），眼底可见后极部视网膜线状和圆点状出血，视网膜血管颜色变淡，动脉变细，静脉扩张、迂曲，出现棉绒斑和视网膜水肿。严重者视乳头水肿，视神经萎缩，可致失明。

**2. 白血病**

（1）眼底改变 视网膜浅层、深层出血，Roth 斑。可有黄斑星芒状渗出或棉绒斑。视网膜静脉扩张、迂曲，有白鞘。视乳头水肿。

（2）眼眶浸润 多发生于幼儿，急性淋巴细胞性白血病，眶内组织受白血病细胞浸润，造成眼球突出、眼球运动障碍、上睑下垂、结膜充血水肿等，在眶缘可触及坚硬的肿物，称为"绿色瘤"。眼眶浸润提示病情严重，预后不良。

（3）虹膜浸润 多见于急性淋巴细胞性白血病，临床表现类似急性虹膜睫状体炎，严重者出现前房积血、前房积脓。

（4）其他 角膜溃疡、玻璃体混浊、继发性青光眼及眼前段缺血，较少见。

### 五、结核病

结核病是由结核杆菌引起全身多脏器的炎症改变。眼部并发症较少，可累及除晶状体以外的眼部所有组织。

**1. 角膜** 结核性基质性角膜炎，为角膜对结核杆菌菌体蛋白的一种过敏反应，女性多见。以角膜基质细胞浸润和血管化为特点，病变通常不累及角膜上皮和内皮。病程长，易反复发作。

**2. 巩膜** 因对结核杆菌蛋白过敏而发生表层巩膜炎、巩膜炎及后巩膜炎。

**3. 葡萄膜** 可表现为结核性肉芽肿性虹膜睫状体炎、多灶性脉络膜炎、慢性结核性全葡萄膜炎。

**4. 视网膜** 较少见。表现为视网膜静脉周围炎、结核性视网膜炎和视网膜结核结节。

### 六、维生素缺乏

**1. 维生素 A 缺乏** 角膜软化。

**2. 维生素 $B_1$ 缺乏** 角结膜上皮改变，表现为干眼，严重时视神经萎缩。

**3. 维生素 $B_2$ 缺乏** 角膜缘周围新生血管形成、脂溢性睑缘炎。

**4. 维生素 C 缺乏** 严重缺乏可发生结膜、前房、视网膜等出血。

### 七、结节病

结节病是一种多系统损害的慢性肉芽肿疾病，可累及肺、肝、中枢神经系统、皮肤和眼等器官。其发病机制与免疫有关，多发生于 20～40 岁，眼部并发症以葡萄膜炎最常见，表现为前葡萄膜炎、中间葡萄膜炎和脉络膜炎。多为慢性肉芽肿性。视网膜和脉络膜上可见黄白色结节、静脉血管旁白鞘、黄斑囊样水肿、视网膜新生血管等。

## 第二节　外科疾病的眼部表现

### 一、颅脑外伤

**1. 硬脑膜外血肿** 头部直接暴力伤，脑膜中动脉破裂所致。常见顶骨或颞骨骨折，产生颞部血肿。外伤几分钟，同侧眼瞳孔缩小，对光反应迟钝，持续数分钟；然后瞳孔进行性散大固定，表明发生了颞叶的沟回疝入小脑幕切迹。此时及时手术可挽救患者的生命。如果一侧或双侧瞳孔开大、僵直达 30 分钟以上，很少有存活者。

**2. 硬脑膜下血肿** 多因外伤引起颅内小静脉的破裂所致，发病多较缓慢，引起慢性颅内压增高。眼部表现为同侧瞳孔开大，重症者常出现轻度视乳头水肿、视网膜水肿、静脉充盈、眼球运动神经麻痹等变化。

**3. 颅底骨折** 双侧眼睑及球结膜下淤血。颅前窝骨折可因眶内血肿而致眼球突出或眼睑皮下气肿。颅中窝骨折可引起搏动突眼、动眼神经麻痹的体征。

**4. 颅骨骨折** 常伴有视神经管骨折。骨折片可压迫视神经引起失明。眶尖部骨折可引起眶尖综合征。

### 二、几种与外伤有关的视网膜病变

**1. 远达性视网膜病变**（purtscher retinaopathy） 严重的胸、腹部挤压伤，可引起一眼或双眼视网膜病变，视力下降。眼底表现为视网膜出血、棉绒斑和水肿，严重者可出现视乳头水肿或玻璃体积血。发病机制可能为：因系统性组织严重损伤，激活补体，颗粒细胞凝聚，白细胞栓子形成；局部视网膜血管损伤，引起补体介导的白细胞凝聚和阻塞。

**2. Terson 综合征** 急性颅内出血，特别是蛛网膜下隙出血可以引起玻璃体出血、内界膜下出血或视网膜前出血。

**3. Valsalva 视网膜病变** 腹腔内压力（如咳嗽、呕吐、举重、大便用力）突然升高，可使眼内静脉压上升到足以使黄斑的毛细血管破裂。出血位于内界膜下，通常较小，偶有1～2PD。

### 三、面部疖肿

面部疖肿，特别是危险三角区的化脓性感染，处理不当或自行挤压时，常使脓毒栓子由面静脉、内眦静脉、眼静脉进入海绵窦，引起海绵窦静脉炎或海绵窦血栓或颅内化脓性感染。

## 第三节 儿科疾病的眼部表现

### 一、流行性腮腺炎

儿童感染腮腺炎，眼部可表现滤泡性结膜炎、角膜炎、巩膜炎、虹膜炎或葡萄膜炎、眼外肌麻痹、泪腺炎及视神经炎。妊娠期若患腮腺炎，婴儿可发生小眼球、小角膜、角膜混浊及先天性白内障等。

### 二、急性细菌性痢疾

可因严重脱水而引起眼睑皮肤干燥及眼球凹陷，维生素 A 缺乏导致角膜软化，高热或毒素引起皮质盲。

### 三、早产儿视网膜病变

早产儿视网膜病变（retinopathy of prematurity，ROP）是早产儿和低体重儿发生的一种视网膜血管增生性病变。1942 年 Terry 首先报道，由于晶状体后有纤维膜增殖，称为晶状体后纤维增生。1984 年国际眼科学会正式命名为早产儿视网膜病变。

【**病因**】未完全血管化的视网膜对氧产生血管收缩和血管增殖而引起。

【**临床表现**】各期眼底表现见表20-1。

**表 20-1 早产儿视网膜病变国际分类法**

| 分类标准 | 分类 |
| --- | --- |
| 部位 | Ⅰ区：以视盘为中心，视盘到黄斑中心小凹距离的 2 倍为半径画圆 |
|  | Ⅱ区：从Ⅰ区向前到鼻侧锯齿缘的距离的圆形范围 |
|  | Ⅲ区：Ⅱ区以外剩余的月牙形部位 |
| 范围 | 按累及的钟点数目计 |
| 分期 | 1 期：在血管化与非血管化视网膜之间存在分界线 |
|  | 2 期：分界线抬高、加宽，形成视网膜嵴 |
|  | 3 期：嵴伴有视网膜外纤维血管组织增生 |
|  | 4 期：不完全视网膜脱离。A，中心凹不累及；B，中心凹累及 |
|  | 5 期：发生完全性视网膜脱离 |

"附加"病变 后极部视网膜血管扩张、迁曲，预示急性进展。

"阈值前 ROP" 表示病变将迅速进展，需要密切观察病情变化（图 20 - 1）。

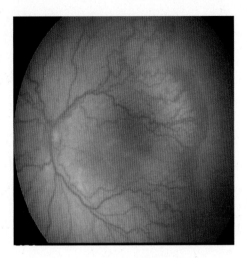

图 20 - 1 早产儿视网膜病变 3 期

**【预防及治疗】**

**1. 控制用氧** 早产儿视网膜病变的发病与早产儿吸氧有关。

**2. 定期检查** 对出生体重 <2000g 或出生孕周 <32 周的早产儿和低体重儿，进行眼底病筛查，随诊直至周边视网膜血管化。

**3. 治疗** 在第 2～3 期可行激光或冷凝治疗。第 4～5 期需行巩膜环扎术及玻璃体切割术。

## 第四节 神经与精神科疾病的眼部表现

### 一、多发性硬化

多发性硬化为中枢神经系统的炎性脱髓鞘疾病，多发生于 25～40 岁。特点是多发病灶和缓解及复发交替的病程。病因不明，一般认为与自身免疫病因有关。眼部最常见的改变为单眼或双眼急性球后视神经炎，表现为视力突然减退，早期眼底多无改变，有中心暗点或旁中心暗点、色觉障碍，严重的甚至可失明。大部分患者可在数周内恢复，但易复发，重者可遗留视神经萎缩。此外，还有复视、眼肌麻痹、上睑下垂、Horner 综合征等。

### 二、视神经脊髓炎

视神经脊髓炎又称 Devic 病，为主要累及视神经和脊髓的一种脱髓鞘疾病。可表现为急性视神经炎或球后视神经炎，同时或先后发生脊髓炎。视力急剧下降至光感或完全失明，中心暗点或视野向心性缩小。脊髓症状表现为急性或亚急性脊髓横贯性损害，以胸段最易受累，引起截瘫。

### 三、颅内炎症

**1. 脑炎** 可有眼痛、畏光等症状。可出现上睑下垂、眼球震颤、眼外肌麻痹、角膜知觉迟钝或消失；瞳孔异常及调节麻痹。病情严重者眼底可表现为视盘充血、水肿，视网膜静脉扩张，动脉明显变细，后极部视网膜水肿。

**2. 脑膜炎** 眼外肌麻痹、结膜炎、角膜浅层溃疡。有时也可见视神经炎或视神经萎缩、转移性眼内炎或全眼球炎等。

### 四、颅内肿瘤

额叶、枕叶和颞叶的肿瘤，脑垂体瘤及小脑肿瘤等可有两大类眼科表现：①颅内压增高导致原发性视乳头水肿，晚期出现视神经萎缩；②视野改变，与肿瘤定位有关。额叶肿瘤表现为向心性视野缩小，伴同侧视神经萎缩、对侧视乳头水肿，称 Foster – Kennedy 综合征。颞叶肿瘤表现为同侧偏盲或上象限盲。枕叶肿瘤表现为对侧同向偏盲，常有黄斑回避。

### 五、精神病

**1. 癔症**  因强烈精神刺激，视皮质视觉投射区出现局部性抑制，导致双眼复视、单眼或双眼突然失明、上睑下垂；畏光、眼球或眼眶剧痛等。检查瞳孔对光反应正常，眼底和 VEP 正常。癔症患者的所有症状在暗示下均可加重、缓解和消失。因此，可采取暗示治疗。

**2. 伪盲**  某些情况下可见。可通过行为学、平片验光、视觉电生理检查诊断。

## 第五节  妇产科疾病的眼部表现

妊娠高血压综合征，多出现在妊娠后期，其临床特点为血压升高、蛋白尿、水肿等。可以引起眼睑水肿、球结膜水肿和眼底改变。

眼底改变分为 3 期。

**1. 视网膜动脉痉挛期**  小动脉狭窄，粗细不等，动、静脉比例变为 $1 : 2 \sim 1 : 4$。

**2. 视网膜动脉硬化期**  动脉管径狭窄，反光增宽，可见动静脉交叉压迹。

**3. 视网膜病变期**  视网膜水肿、渗出、棉绒斑，黄斑星芒状渗出，甚至发生渗出性视网膜脱离。浆液性视网膜脱离在分娩后数周内可自行复位。

## 第六节  口腔科疾病的眼部表现

### 一、炎症性疾病

由龋齿引起的齿槽脓肿，细菌毒素或组织蛋白分解物经常进入血液循环，引起眼部过敏反应，表现为角膜炎、葡萄膜炎、视神经炎或眼眶蜂窝织炎等。

### 二、下颌瞬目综合征

下颌瞬目综合征又称 Marcus – Gunn 现象。单眼上睑下垂，张口或下颌向侧方运动时，下垂的上睑可立即提起，睑裂开大；闭口时上睑又恢复下垂位置。

## 第七节  耳鼻喉科疾病的眼部表现

### 一、炎症性疾病

中耳炎可引起眼睑闭合不全、眼球震颤。扁桃体炎可有虹膜睫状体炎或葡萄膜炎。鼻窦紧邻眼眶，鼻窦炎常可侵犯眼眶，引起眼眶蜂窝织炎、眶内脓肿、视神经炎和眼眶反应性水肿、眼球突出。

## 二、肿瘤

鼻窦肿物可引起眼球突出和运动障碍。鼻咽癌可因肿瘤组织侵犯或转移，引起眼球突出和第Ⅲ～第Ⅶ脑神经受损。

# 第八节　皮肤与性传播疾病的眼部表现

## 一、性传播疾病

**1. 淋病**　主要有淋菌性结膜角膜炎。还可引起眼眶蜂窝织炎、新生儿淋菌性眼炎。

**2. 梅毒**　表现为基质性角膜炎、虹膜睫状体炎或葡萄膜炎。还有视神经炎、视神经视网膜炎、视神经萎缩。瞳孔异常表现为 Argyll Robertson 瞳孔，双侧瞳孔缩小，不等大，不正圆；反射性瞳孔强直，无光反应而有调节反应和集合反应；对扩瞳药反应差。

## 二、Stevens – Johnson 综合征

又称渗出性红斑病，为一种严重的皮肤黏膜病。多发生于 10～30 岁男性，发病原因可能与病毒或药物过敏有关。眼部表现为眼睑红肿、糜烂，卡他黏液脓性、出血性结膜炎，结膜出血、水肿，并见大泡样损害，浅层或深层角膜炎、角膜溃疡甚至角膜穿孔；泪点或鼻泪管阻塞、泪腺管阻塞；睑球粘连、睑内翻等。

## 三、获得性免疫缺陷综合征

获得性免疫缺陷综合征（acquired immune deficiency syndrome，AIDS）又称艾滋病。眼部并发症占 40%～63%，眼部表现较为常见的有以下几种。

**1. 视网膜棉绒状白斑**　多在眼底后极部血管处，视网膜神经纤维层出现白色边界不清的混浊斑块。FFA 显示视网膜毛细血管无灌注及微血管异常区。

**2. 巨细胞病毒性视网膜炎**　似急性视网膜坏死综合征。

**3. 视网膜出血**　后极部点状或火焰状出血及 Roth 斑。

**4. 眼部的 Kaposi 肉瘤**　常位于眼睑结膜或泪囊区。典型者表现为软性浅蓝色皮肤结节，或位于下穹窿或睑结膜处孤立的青紫色结膜下肿块。

# 第九节　遗传性代谢性疾病的眼部表现

## 一、肝豆状核变性

肝豆状核变性又称 Wilson 病，由于铜的代谢障碍所致，为罕见的常染色体隐性遗传病，多发生于 10～25 岁。主要病变为基底核变性、肝硬化和肾损害。角膜色素环（Kayser – Fleischer ring，K – F 环）为特征性眼部表现。裂隙灯显微镜下见角膜缘处 1～3mm 宽的色素颗粒环，呈棕黄色或略带绿色，位于角膜后弹力层，色素环与角膜缘间有一透明带。其他尚可见晶状体前囊或前囊下葵花状混浊。

## 二、白化病

为常染色体隐性遗传病，表现为眼与皮肤黑色素沉着减少或缺乏的一组疾病。

眼部表现为视力低下（通常为 0.1），畏光，眼球震颤，虹膜苍白、可透光，眼底色素少。

## 第十节  眼与全身免疫异常性疾病

### 一、系统性红斑狼疮

为一种多系统损害的自身免疫性疾病。多见于 20～40 岁女性。偶见眼部损害，眼睑皮肤微隆起或萎缩的红斑、色素沉着或脱失。睑缘干燥、有鳞屑。约 15% 的患者出现眼底改变：视盘充血和水肿、继发性视神经萎缩。在急性期，视网膜可见棉绒斑，缓解期消失；视网膜出血和水肿，视网膜动脉变细，可有视网膜动脉阻塞或视网膜静脉阻塞。

### 二、强直性脊椎炎

一种主要累及脊柱关节和骶髂关节的自身免疫性疾病。常并发急性非肉芽肿性虹膜炎、巩膜炎。

### 三、白塞综合征

白塞综合征（Behcet 综合征）是以葡萄膜炎、口腔黏膜和外阴部溃疡、皮肤损害为特征的一种自身免疫性疾病。眼部表现为反复发作的全葡萄膜炎，呈非肉芽肿性，部分患者可伴有前房积脓。眼底表现为视网膜炎、视网膜血管炎。随着病情发展，可出现并发性白内障、继发性青光眼等。

### 四、Sjögren 综合征

Sjögren 综合征是一种侵犯唾液腺和泪腺为主的慢性炎症性自身免疫性疾病。典型者有干燥性结膜角膜炎、口腔干燥及类风湿关节炎三联症。中老年女性多见。眼部表现有眼干、异物感、烧灼感或畏光等，结膜有泡沫状分泌物，结膜充血，角膜上皮点状脱落或呈丝状角膜炎。泪液分泌减少，泪膜破裂时间缩短。

### 五、重症肌无力

是一种自身免疫肌病，主要损害横纹肌。多发生于 20～40 岁，女性多见。80%～90% 的成年患者以上睑下垂、复视为首发症状。双眼同时或先后发病，晨起及睡眠后减轻，午后及疲劳时加重，双侧常不对称。

## 第十一节  药源性眼病

不少眼病系由应用药物所致，称药源性眼病。

**1. 皮质类固醇激素**  长期或大剂量应用皮质类固醇激素，可引起以下眼病。

（1）继发性开角型青光眼  多见于局部长期滴用或结膜下注射该类药物引起。临床表现与原发性开角型青光眼相似，早期症状轻微，晚期表现为典型的青光眼视野损害和视神经萎缩。

（2）皮质类固醇性白内障  局部和全身应用该药均可引起白内障。晶状体混浊多见于后囊下皮质，严重者可完全混浊。

（3）可加重"中浆"，甚至发生大泡状视网膜脱离。

（4）诱发或加重单纯疱疹性角膜炎。

**2. 氯喹**  长期或大剂量应用（总量超过 100g 或长期服用超过 1 年者）可导致以下眼病。

（1）角膜病变　裂隙灯显微镜下可见角膜上皮或上皮下细小的灰白色小点沉淀，呈环状混浊，严重者可在基质层出现黄绿色小条纹，影响视力，并出现畏光、虹视等。为可逆性改变。

（2）视网膜病变　为不可逆性，表现为黄斑区色素沉着，围以环形的色素脱失区，外周再围以色素环，似"靶心"状。

**3. 氯丙嗪**　长期大剂量服用（总剂量超过300g者），可发生白内障和角膜后弹力层弥漫性浅棕色或白色微颗粒沉着。

**4. 洋地黄**　少数患者可出现视物模糊和视物变色，物体被视为黄色、绿色、红色或雪白色。

**5. 胺碘酮**　长期大剂量服用者可引起下半角膜上皮基底细胞层棕色细小点状沉着，呈漩涡状。

**6. 乙胺丁醇**　少数患者长期服用可出现球后视神经炎、视交叉受损，后者引起双颞侧偏盲。

停药后可恢复。晚期可引起视神经萎缩。

**7. 避孕药**　少数敏感的个体，口服避孕药可诱发或加速视网膜小动脉和小静脉阻塞或视神经损害。

## 本章小结

由于眼的发育、解剖与机体全身紧密相关，许多全身性疾病如高血压、动脉硬化、糖尿病、甲状腺功能亢进症、结核病、维生素缺乏病以及全身免疫性疾病、遗传性疾病均可造成眼部的损害或出现眼部改变。其中一些眼部体征具有特征性。如角膜色素环（即K-F环）、糖尿病性视网膜病变、甲状腺相关性眼病、多发性硬化等。药物除了治疗作用外，还可能造成眼部的损害。如糖皮质激素可以引起白内障和青光眼，乙胺丁醇对视神经的毒性损害。眼科医师应掌握全身用药对眼部的影响和不良反应，从而更好地指导患者选择药物，合理用药。某些全身性疾病，眼部表现不但常见而且严重。通过对眼部病变的检查，有助于全身性疾病的早期诊断和治疗，了解全身性疾病的严重程度和判断预后。

在临床诊断和治疗中，务必要有整体的观念，充分认识眼与全身性疾病之间的关系，对临床各科医师来说都具有重要意义。

## 思考题

1. 慢性高血压性视网膜病变的眼底表现和分级如何？
2. 糖尿病患者血糖升高时为什么会变成近视？
3. 早产儿视网膜病变的眼底表现和分期如何？
4. 角膜色素环（即K-F环）有何特点？
5. 长期或大剂量应用皮质类固醇激素可以引起哪些眼病？

（谢安明）

# 第二十一章 防盲治盲

人类通过感觉器官从外界获得的信息绝大部分是由眼来完成的。盲（blindness）和视力损伤（visual impairment）不但对患者自身的生活和工作影响巨大，也会对社会和家庭造成负担。因此，防治盲和视力损伤能够最大限度地减轻对国家、社会和人民健康所造成的损失，一直是全世界和我国主要的公共卫生课题之一，也是眼科学的重要组成部分。防盲治盲工作主要包括对盲和视力损伤进行流行病学调查，对引起盲和视力损伤的主要眼病进行病因和防治方法的研究，对盲和视力损伤的防治进行规划、组织和实施等方面。

## 第一节 盲和视力损伤的标准

世界卫生组织（WHO）1973 年提出了盲和视力损伤的分类标准（表 21 - 1）。这一标准将视力损伤分为 5 级：其中 1、2 级视力损伤为低视力，3、4、5 级视力损伤为盲。不论中心视力是否损伤，如果以中央注视点为中心，视野半径≤10°、但 >5°时为 3 级盲，视野半径≤5°时为 4 级盲。我国于 1979 年第二届全国眼科学术会议上决定采用这一标准。

**表 21 - 1 视力损伤的分类（国际疾病分类标准，世界卫生组织，1973）**

| 视力损伤 | | 最好矫正视力 | |
| --- | --- | --- | --- |
| 类别 | 级别 | 较好眼 | 较差眼 |
| 低视力 | 1 级 | <0.3 | ≥0.1 |
| | 2 级 | <0.1 | ≥0.05（指数/3m） |
| 盲 | 3 级 | <0.05 | ≥0.02（指数/1m） |
| | 4 级 | <0.02 | 光感 |
| | 5 级 | 无光感 | |

注：不论中心视力是否损伤，如果以中央注视点为中心，视野半径≤10°、但 >5°时为 3 级盲；视野半径≤5°时为 4 级盲。

在实际工作中，为了能全面地反映盲和视力损伤情况，又将盲和低视力分为双眼盲、单眼盲、双眼低视力和单眼低视力（表 21 - 2）。

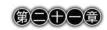

**表 21 - 2　双眼盲、单眼盲、双眼低视力和单眼低视力标准**

| 最好矫正视力 | 一眼 | 另一眼 |
|---|---|---|
| 双眼盲 | <0.05 | <0.05 |
| 双眼低视力 | 0.3 > 最好矫正视力 ≥0.05 | 0.3 > 最好矫正视力 ≥0.05 |
| 单眼盲 | <0.05 | ≥0.05 |
| 单眼低视力 | 0.3 > 最好矫正视力 ≥0.05 | ≥0.3 |

注：在实际统计中，同时符合单眼盲和单眼低视力的标准，归于单眼盲，不归入单眼低视力。

 **知识链接**

> 根据特殊职业和驾驶的需要，提出"工业盲"与"机动车盲"等概念。
> 工业盲是指一个人由于低视力而不能从事一种职业。
> 机动车盲是指一个人因为视力低下而不能注册驾驶执照。

上述的盲和视力损伤的标准是以最好矫正视力来衡量的。但很多屈光不正患者未配戴矫正眼镜。如果仅在检查时测量其最好矫正视力，但其在日常工作生活时的视力并未提高，采用最好矫正视力的方法就会漏掉因屈光不正所造成的视力损伤。

2009 年 4 月第 62 届世界卫生大会认可了 WHO 新的盲和视力损害的标准（表 21 - 3），该标准以日常生活视力（presenting vision）代替最好矫正视力。日常生活视力是指在日常屈光状态下的视力。放弃"低视力"术语，改为中度或重度视力损伤。

**表 21 - 3　新的盲和视力损伤标准（国际疾病分类标准，世界卫生组织，2009）**

| 视力损伤 | | 日常生活视力 | |
|---|---|---|---|
| 级别 | 类别 | 低于 | 等于或好于 |
| 0 级 | 轻度或无视力损伤 | | 0.3 |
| 1 级 | 中度视力损伤 | 0.3 | 0.1 |
| 2 级 | 重度视力损伤 | 0.1 | 0.05 |
| 3 级 | 盲 | 0.05 | 0.02 |
| 4 级 | 盲 | 0.02 | 光感 |
| 5 级 | 盲 | 无光感 | |
| 6 级 | | 不能确定或不能详细说明 | |

## 第二节　盲和低视力的康复

对盲和低视力患者应当采取康复措施，尽可能提高这些患者的视觉活动能力，改善生活质量，减轻家庭和社会负担。不同患者对视力损害的适应程度不同，不同类型的盲人会有不同的需要，盲人的康复应根据具体情况采取个体化实施。老年盲人可能最需要适应家庭生活方面的训练，而年轻的盲人则需要适应社会生活、教育、工作等比较全面的训练。

在盲人视力康复中，活动训练是最重要的内容。专门的盲人训练课程可以对盲人进行自我照顾、做家务、社区活动，甚至专业技术的培训。盲童学校就是有系统地针对年轻的盲人患者进行文化和专业技术培训。

低视力的康复应综合考虑患者视功能水平、理想的康复视力和辅助治疗设施等因素，通常是通过光学或非光学的方法充分发挥患者残余视力的作用，帮助患者重新获得独立生活的能力。对于仍有部分视力的盲人和低视力患者来说，应当采用光学助视器和非光学助视器来改进他们的视觉活动能力，使他们利用残余视力工作和学习，以便获得较高的生活质量。

可以改善低视力患者活动能力的任何一种装置或设备，均称助视器（visual aids）。助视器是提供给视力残疾人使用的一种重要辅助器具。助视器分为两大类，即视觉性助视器和非视觉性助视器（更准确地说是非视觉性装置或设备）。视觉助视器可分为光学助视器与非光学助视器。光学助视器是一种借光学性能的作用，以提高低视力患者视觉活动水平的设备或装置。它可以是凸透镜、三棱镜或平面镜。凸透镜对目标可以产生放大作用，放大程度取决于该透镜的屈光度数。

光学助视器又分为远用光学助视器和近用光学助视器。常用的远用光学助视器以看清远方景物为目的，常用放大倍数为 2.5 倍的 Galileo 式望远镜。这种助视器不适合行走时配戴。为了解决低视力患者的阅读或某些近距离工作的需要，近用光学助视器的使用在某些时候比望远镜更重要。近用光学助视器多为屈光度较高的正镜片，屈光度调整的范围考虑屈光不正及阅读距离两大因素。①眼镜式助视器：适用于有阅读和近距离工作需求的低视力患者，视野大，携带方便，不需手扶，价格较低。②立式放大镜：是固定于一个支架上的凸透镜，目标或阅读物与透镜之间的距离是恒定的（固定焦距）或可变的（可调焦或非固定焦距），可以减少透镜周边部的畸变。③手持放大镜：是一种手持的可在离眼不同距离使用的正透镜，眼与透镜距离可任意改变，可使视网膜成像增大。④双合透镜放大镜：由一组消球面差正透镜组成，固定于眼镜架上，有多种放大倍数，近距离工作时不需用手扶持助视器，但焦距短，照明要求高。⑤近用望远镜：在望远镜上加阅读帽而制成。其优点是阅读距离较一般眼镜式助视器远，便于写字或操作。缺点是视野小。⑥闭路电视助视器，又称电子助视器，包括摄像机、电视接收器、光源、监视器等，对阅读物有放大作用。适用于有严重视野缺损或视力极低的患者，其优点是放大倍数高、视野大，可以调节对比度和亮度，体位不受限制，无需外部照明，但价格较贵。

不是通过光学系统的放大作用，而是通过改善周围环境的状况来增强视功能的各种设备或装置，称为非光学助视器，可以单独使用，也可以与各种光学助视器联合使用。例如，控制照明、反光、光线传送，加强对比度，利用相对体积大小或线性放大作用，使用阅读架写字用的助视器等，有助于改善患者视觉活动能力。

非视觉性辅助设备是指视力严重损害的低视力患者或盲人不能依靠视觉装置或助视器改善视功能，只能依靠听力、触觉等视觉以外的补偿，如盲杖、电子导盲装置、导盲犬、电子表、阅读器等。

在现代科学技术的发展，新的技术装置的发明给盲人带来了福音，不断提高盲人的生活质量。

## 第三节　世界和我国防盲治盲状况

### 一、世界防盲治盲状况

盲和视力损伤是世界范围内的严重公共卫生、社会和经济问题。全世界 9/10 的盲人生活在发展中国家。2010 年 WHO 最新数据显示，视力损伤者已经达到 2.85 亿，盲人为 3926 万人。由于人口增长和老龄化，世界盲人负担大幅度地增加，到 2020 年盲人数将增加 1 倍。

2010 年 WHO 公布的最新数据将屈光不正患者统计在视力损伤范围内，因屈光不正得不到矫正视力损伤者占 43%，而白内障、青光眼、年龄相关性黄斑变性、糖尿病性视网膜病变、沙眼、角膜盲及其他分别占视力损伤总人数的 33%、2%、1%、1% 及 18%。占全球盲人总数的病因依次为：白内障为 51%，青光眼为 8%，年龄相关性黄斑变性 5%，儿童盲及角膜混浊均为 4%，未加矫正屈光不正及沙眼为 3%，糖尿病性视网膜病变为 1%，未确定为 21%（图 21 - 1）。

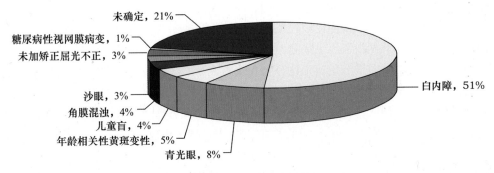

图 21 - 1　全球盲病因学

根据致盲原因，盲可分为可避免盲和不可避免盲。可避免盲是指应用现有的知识和措施，一些致盲眼病可以预防和控制，或通过治疗可以恢复视力。不可避免盲是指应用现有的知识和治疗方法还不能预防和治疗的致盲性眼病。

不同经济地区的盲患病率和致盲原因明显不同。发展中国家盲患病率明显高于发达国家。致盲原因，经济发达地区为年龄相关性黄斑变性、糖尿病性视网膜病变等，而发展中国家以年龄相关性白内障和感染性眼病为主。老年人群中盲患病率明显增高，发展中国家老年人群盲患病率增高更为明显。低视力患病率约为盲患病率的 2.9 倍。如果不认真防治低视力患者，盲人数将会急剧增加。随着世界人口的增长和老龄化，盲人数将继续增加。

世界卫生组织和一些国际性非政府组织联合于 1999 年 2 月发起"视觉 2020，全球行动消灭可避免盲，享有看见的权利"行动，目标是在 2020 年全球根治可避免盲。行动将白内障、沙眼、河盲、儿童盲、屈光不正和低视力 5 个方面作为"视觉 2020"行动的重点。行动将通过培训人员预防和控制疾病；加强现有的眼保健设施和机构；动员和开发资源用于防治盲人；采用适当和能负担得起的技术等措施，来解决可避免盲。

## 二、我国防盲治盲工作

我国曾是盲和视力损伤十分严重的国家之一。新中国成立之前，以沙眼为主的传染性眼病、维生素 A 缺乏病、眼外伤和青光眼是致盲的主要原因。沙眼患病率高达 50% ~ 90%。新中国成立后，各级政府大力组织防治沙眼。2015 年 5 月 18 日，中国在第 68 届世界卫生大会正式宣布 2014 年中国达到了 WHO 根治致盲性沙眼的要求。

1984 年国家成立全国防盲指导组，统筹全国防盲治盲工作，制订了《1991 ~ 2000 年全国防盲和初级眼保健工作规划》。1966 年卫生部等国家部委发出通知，规定 6 月 6 日为"全国爱眼日"。1980 年全国眼病流行病学调查明确白内障为致盲主要原因。各地积极开展筛查和手术治疗白内障盲。我国于 2001 年白内障盲的年手术量超过了白内障盲的年新发病例数，实现了白内障盲的负增长，这是我国防盲治盲取得的又一个历史性成就。

根据 1987 年、2006 年两次全国资料残疾人调查结果：1987 年我国盲率为 0.43%，盲人数 461 万，2006 年我国盲率 0.44%，盲人数 579 万。主要原因依次为白内障

（46.9%）、视网膜脉络膜病（12.6%）、角膜病（8.5%）、屈光不正（6.4%）、青光眼（5.6%）、视神经病（4.7%）、先天及遗传性眼病（4.4%）、眼外伤（3.0%）等。2010年WHO最新公布的数据，中国视力损伤人数为7551万人，其中低视力人数6726万人，盲人为825万人。盲和视力损伤仍然是我国严重的公共卫生问题，白内障仍然是盲和视力损伤的主要原因，屈光不正是30%的视力损伤眼的原因。盲和低视力的患病率随年龄增加而明显增加，女性比男性高，农村地区比城市高。由于我国人口众多，老龄化的速度很快，如果不采取切实有效措施做好防盲治盲，我国的盲人数将会急剧增加。各地在调查中发现，50%以上的盲和视力损伤是可以预防和治疗的。

我国防盲治盲工作正以多样化形式发展。在农村建立县、乡、村三级初级眼病防治网络，将防盲治盲工作纳入我国初级卫生保健，可以发挥各级眼病防治人员的作用。评选"防盲先进县"是我国现阶段做好防盲治盲工作行之有效的方法。这些防盲先进县共同特点是：①成立县级防盲治盲领导小组，规划、组织和协调全县的防盲治盲工作；②依托原有的县、乡、村三级医疗卫生网，建立三级眼病防治网，组成眼病转诊系统；③积极培训基层眼病防治人员；④大力宣传眼病防治知识；⑤筛选白内障盲人，积极组织手术治疗，使盲患病率有所下降。

2012年，原卫生部与中国残联组织制订了《全国防盲治盲规划（2012～2015年）》，提出了"十二五"我国防盲治盲工作目标：设有眼科或具有眼耳鼻喉科医师的县级综合医院达到全国县级综合医院总数的90%以上，2015年底其中85%的县级综合医院眼科能够开展白内障复明手术；为50万名低视力患者免费配用助视器，培训低视力儿童家长20万名；0～6岁儿童健康管理和老年人健康管理中开展视力检查；重视糖尿病性视网膜病变和青光眼的早期筛查和早期治疗。

虽然防盲治盲工作取得了成绩，但是我国防盲还存在眼科医疗资源总量不足、分布不均和质量不高，基层眼保健工作薄弱、信息系统不完善等问题。此外，各级政府对防盲治盲工作重视程度、群众防盲治盲意识还需要继续增强。

经过"十二五"期间的努力，国家卫生计划生育委员会将对各省（区、市）"十二五"期间防盲治盲工作情况进行全面评估，并在此基础之上，制订"十三五"《全国防盲治盲规划》。

### 三、主要致盲眼病的防治

#### （一）白内障

白内障是全世界致盲和视力损伤的主要原因，目前也是我国主要的致盲原因。随着人口增加和老龄化，白内障患者还会增加。因此，治疗白内障是防盲治盲工作的首要任务。一般认为白内障不能被预防，手术是目前白内障治疗唯一有效的方法，通过手术可将大多数盲人恢复到接近正常的视力。

每年每百万人群中所做的白内障手术数称为白内障手术率（cataract surgical rate，CSR），是一个表示不同地区眼保健水平的测量指标。发展中国家，白内障手术的效率很低。目前各国之间CSR差别很大，美国为5500以上，非洲为200，我国2010年达到900。为了解决贫困人群因白内障致盲的问题，原卫生部、中国残联在"十一五"和"十二五"期间实施了列入国家医疗改革的重大公共卫生的服务项目"百万贫困白内障患者复明工程"。利用中央财政专项补助经费，对全国贫困白内障患者进行筛查，为100万例贫困白内障患者进行复明手术，解决其因病致盲的问题并减轻其就业负担。2013年我国CSR达到1200，2014年底CSR达到1400。

在白内障手术治疗中，应当强调使患者获得恢复视力和生活质量的高成功率；向患者提

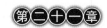

供可负担的和可接近的服务，特别在缺医少药的人群中；扩大社会市场作用，采取措施增加现有白内障手术设施的利用率。所采用的策略包括协调工作、培训人员和加强管理、监察和评价服务质量。

对于白内障盲的防治，应做到"大量、高质、低价"，提高手术成功率，降低手术费用，集中解决积存的白内障患者，定期治疗新发患者，优先治疗双眼盲患者。

### （二）青光眼

青光眼是我国的主要致盲眼病之一，其严重性和危害性在于其致盲的不可治愈性。虽然青光眼的发生是不能预防的，但只要早期发现，合理治疗，绝大多数患者可终身保持有用的视功能。在人群中筛查青光眼患者是早期发现青光眼切实可行的重要手段。近年来，全国部分地区启动了青光眼的早期诊断和干预等方面的流行病学研究，以减少青光眼导致的盲和视力损伤。将防治青光眼纳入防盲的重点就意味着不仅采用临床的途径，还要采用公共卫生的途径，整合各种眼保健力量来做好青光眼的防治工作。加强防治青光眼的能力建设，通过公共卫生的途径防治青光眼，培训各级眼科医师参与发现和治疗青光眼；加强防治青光眼的服务设施的建设；建立高效的转诊机制；逐步开展远程会诊、远程阅片的工作，以利于早期发现青光眼。

### （三）角膜病

各种角膜病引起的角膜混浊也是我国致盲的主要原因之一，其中以感染所致的角膜炎症为多见。因此，积极预防和治疗细菌性角膜炎、病毒性角膜炎、真菌性角膜炎等是减少角膜病致盲的重要手段。

感染性角膜病是可以预防的，积极正确的治疗可以降低其视力损伤，是减少角膜病致盲的重要措施。角膜移植术是治疗角膜病致盲的有效手段。虽然我国许多地区设有眼库，为角膜移植患者提供了一定量的供体，但角膜供体来源仍有很大限制。应当加强宣传，争取社会各界支持，健全器官移植法，鼓励更多的人去世后捐献眼角膜，使更多的角膜病盲人得到复明机会。

### （四）沙眼

沙眼是世界上社会经济不发达地区常见的可预防性致盲眼病。对于沙眼防治，"视觉2020"行动已制订"SAFE 制（surgery, antibiotic, facial cleanliness, and environmental improvement，即手术、抗生素、清洁脸部和改善环境）的防治策略。

预防沙眼的发生在于改善居住环境、培养良好的卫生习惯、提高机体免疫力及积极治疗。沙眼曾是我国致盲的最主要原因，现在全国范围内开展了对沙眼的群防群治工作，积极推广WHO SAFE 战略。2015 年 5 月 18 日，中国在瑞士日内瓦召开的第 68 届世界卫生大会正式宣布 2014 年中国达到了 WHO 根治致盲性沙眼的要求。从第一位致盲病因到消灭致盲性沙眼，经历了 60 多年时间，几代防盲眼科工作者在政府的领导下为此而努力。消灭致盲性沙眼是中国对世界沙眼防治的贡献。

### （五）儿童盲

虽然儿童盲比例较低，但儿童失明后持续的年数长，带给家庭、社会的负担巨大。因此，儿童盲被认为是优先考虑的领域，也是"视觉2020"行动提出的防治重点。儿童盲主要由维生素 A 缺乏病、麻疹、新生儿结膜炎、先天性或遗传性眼病和早产儿视网膜病变引起。"视觉2020"行动对防治儿童盲采取以下策略：①在初级卫生保健项目中加强初级眼病保健项目，以便消灭可预防的致病原因；②进行手术等治疗服务，有效地处理"可治疗的"眼病；③建立光学和低视力服务设施。

在我国感染因素和营养缺乏所致的儿童盲已不多见，儿童盲主要是由先天性/遗传性眼病所致。应当加强宣传，开展遗传咨询，提倡优生优育，注意孕期保健，能有效地减少这类眼病发生。早期筛查和发现早产儿视网膜病变。在一些地区也应注意维生素 A 缺乏病的防治。注意预防儿童眼外伤的发生。

### （六）屈光不正和低视力

许多需要视力矫正的屈光不正者并没有得到屈光矫正或充分的屈光矫正，他们日常活动时所具有的视力实际上是没有或没有充分矫正下的视力。对于不同年龄段的人来说，未矫正屈光不正都是致盲和视力损伤的主要原因之一。虽然在目前对于屈光不正还难以预防，但解决屈光不正的方法很简单，只需要配戴合适的矫正眼镜。"视觉2020"行动提出向屈光不正者提供矫正眼镜和解决低视力矫正问题。通过初级保健服务、学校中视力普查和提供低价格的眼镜，努力向大多数人提供能负担得起的屈光服务和矫正眼镜，以及提供低视力服务。

我国是近视眼的高发地区，而且由于配镜设施、经济和对近视眼的认识等因素，相当一部分应当配戴眼镜的儿童不能及时配戴眼镜。对此应进一步加强对屈光不正的防治研究，培训足够的验光人员，普及验光配镜设施，使屈光不正的患者得到及时恰当的屈光矫正。对有视力损伤的危险人群（主要是老年人）进行日常生活视力的检查。视力低于 0.5 时应当进行屈光矫正。

### （七）糖尿病性视网膜病变

糖尿病是全球性严重的公共卫生问题。糖尿病会并发糖尿病性视网膜病变、新生血管性青光眼，导致严重的视觉损伤，甚至完全丧失。糖尿病性视网膜病变是慢性的，对个人、家庭和社会有相当大的影响。随着我国经济的发展，糖尿病发病率逐渐上升，情况相当严重。糖尿病及糖尿病性视网膜病变的发生与生活方式有关。合理控制和早期治疗糖尿病对于控制糖尿病性视网膜病变是有效的。改变生活方式，进行恰当的干预可能会改变糖尿病性视网膜病变的预后。因此，糖尿病性视网膜病变的早期筛查非常重要。全国防盲规划、"视觉2020"第 2 阶段要求开展糖尿病性视网膜病变的防治，要求糖尿病患者糖尿病性视网膜病变知识知晓率达到80%以上。近年来全国许多社区开展的糖尿病性视网膜病变的调查、筛查、干预、随访等工作已证明在社区和基层医院广泛开展早期糖尿病性视网膜病变筛查、定期随诊及治疗评估是降低糖尿病患者视觉残疾的有效措施。

### （八）眼外伤

眼外伤是导致单眼盲的主要原因，也是双眼视力损伤的原因之一。儿童眼外伤最常见原因是危险的运动和带尖的玩具，成年人眼外伤多为职业性外伤。就其致伤原因分析，其中大多数是可以预防的。应对工作人员进行相关培训，完善相关的法律法规。例如，危险工作和体育运动时配戴防护眼镜等。重视眼外伤的初步处理。

近年来，我国的防盲治盲工作成绩显著，为实现"视觉2020"根治可避免盲的宏伟目标，应当根据我国盲和视力损伤的严重情况和人力、财力资源，采取适宜的措施，提高防盲治盲效率，使我国人人享有看见的权利。

 **本章小结**

盲和视力损伤是全世界和我国主要的公共卫生课题之一，也是眼科学的重要组成部分。世界卫生组织提出了盲和视力损伤的分类标准。对盲和低视力患者应采取康复措施，尽可能提高这些患者的视觉活动能力。我国防盲治盲工作正以多样化形式发展，工作成绩显著。了解盲和低视力的康复方法，认识防盲治盲的重要性，建立防盲治盲的意识，实现"视觉2020"根治可避免盲的宏伟目标，使我国人人享有看见的权利。

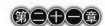

 **思考题**

1. 盲和视力损伤的标准是什么?
2. 我国主要致盲眼病有哪些?
3. 盲和低视力的主要康复方法有哪些?

（王海燕）

# 附录　眼科测量的正常值

## 一、解剖生理部分

**1. 眼球**

前后径24mm，垂直径23mm，水平径23.5mm

眼内轴长（角膜内面~视网膜内面）22.12mm，容积6.5ml，重量7g

突出度12~14mm，两眼相差不超过2mm

**2. 泪膜**

厚度7μm，总量7.4μl，更新速度（12%~16%）/min，pH 6.5~7.6，渗透压296~308mOsm/L

**3. 角膜**

横径11.5~12.0mm，垂直径10.5~11.0mm

厚度　中央部约0.5mm，周边部约1.0mm

曲率半径　前面7.8mm，后面6.8mm

屈光力　前面+48.83D，后面−5.88D，总屈光力+43D，屈光指数1.337

内皮细胞数（2899±410）/mm$^2$

**4. 角膜缘**

宽1.5~2mm

**5. 巩膜**

厚度　眼外肌附着处0.3mm，赤道部0.4~0.6mm，视神经周围1.0mm

**6. 瞳孔**

直径2.5~4.0mm（两眼差<0.25mm）

瞳距　男60.9mm，女58.3mm

**7. 睫状体**

宽6~7mm

**8. 脉络膜**

平均厚度约0.25mm，脉络膜上腔间隙10~35μm

**9. 视网膜**

视盘　直径1.50mm×1.75mm

黄斑　直径2mm，中心凹位于视盘颞侧缘3mm，视盘中心水平线下0.8mm

视网膜动、静脉直径比例　动脉∶静脉=2∶3

视网膜中央动脉　收缩压60~75mmHg，舒张压36~45mmHg

**10. 视神经**

全长40mm（眼内段1mm，眶内段25~30mm，管内段6~10mm，颅内段10mm）

**11. 前房**

中央深度2.5~3.0mm

**12. 房水**

容积0.15~0.3ml，前房0.2ml，后房0.06ml

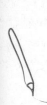

比重 1.006，pH 7.5～7.6

屈光指数 1.3336～1.336

生成速率（2～3）μl/min

流出易度（0.22～0.28）μl/（min·mmHg）

氧分压 55mmHg，二氧化碳分压 40～60mmHg

**13. 晶状体**

直径 9mm，厚度 4mm，体积 0.2ml

曲率半径　前面 10mm，后面 6mm，屈光指数 1.437

屈光力　前面 +7D，后面 +11.66D，总屈光力 +19D

**14. 玻璃体**

容积 4.5ml，屈光指数 1.336

**15. 睑裂**

平视时高 8mm，上睑遮盖角膜 1～2mm，长 26～30mm

内眦间距 30～35mm，平均 34mm

外眦间距 88～92mm，平均 90mm

睑板中央部宽度　上睑 6～9mm，下睑 5mm

**16. 睫毛**

上睑 100～150 根，下睑 50～75 根，平视时倾斜度分别为 110°～130°、100°～120°，寿命 3～5 个月

拔除后 1 周生长 1～2mm，10 周可达正常长度

**17. 结膜**

结膜囊深度（睑缘至穹窿部深处）上方 20mm，下方 10mm

穹窿结膜与角膜缘距离上下方均为 8～10mm，颞侧 14mm，鼻侧 7mm

**18. 泪器**

泪点　直径 0.2～0.3mm，距内眦 6.0～6.5mm

泪小管　直径 0.5～0.8mm，垂直部 1～2mm，水平部 8mm，直径可扩张 3 倍

泪囊　长 10mm，宽 3mm，上 1/3 位于内眦韧带以上

鼻泪管　全长 18mm，下口位于下鼻甲前端之后 16mm

泪囊窝　长 17.86mm，宽 8.01mm

泪腺　眶部 20mm×11mm×5mm，重 0.75g

睑部 15mm×7mm×3mm，重 0.2g

泪液　正常清醒状态下，每分钟分泌 0.9～2.2μl，每眼泪液量 7～12μl

比重 1.008，pH 7.35，屈光指数 1.336

渗透压 295～309mOsm/L，平均 305mOsm/L

**19. 眼眶**

深 40～50mm，容积 25～28ml

视神经孔直径 4～6mm，视神经管长 4～9mm

**20. 有关的其他数据**

眼外肌肌腱宽度　内直肌 10.3mm，外直肌 9.2mm，上直肌 10.8mm，下斜肌 9.8mm，上斜肌 9.4mm，下斜肌 9.4mm

直肌止点距角膜　内直肌 5.5mm，下直肌 6.5mm，外直肌 6.9mm，上直肌 7.7mm

锯齿缘距角膜缘 7～8mm

赤道部距角膜缘 14.5mm

黄斑部距下斜肌最短距离（下斜肌止端鼻侧缘内上）2.2mm，距赤道18～22mm

涡静脉4～6条，距角膜缘14～25mm

## 二、检查部分

### 1. 视功能检查

视野　用直径为3mm的白色视标，检查周边视野

正常　颞侧90°，鼻侧60°，上方55°，下方70°

用蓝、红、绿色视标检查，周边视野依次递减10°左右

立体视觉　立体视敏度<60弧秒

对比敏感度　函数曲线呈倒"U"形，也称为山形或钟形

### 2. 泪液检查

泪膜破裂时间　10～45s；<10s为泪膜不稳定

Schirmer试验　（10～15）mm/5min；<10mm/5min为低分泌，<5mm/5min为干眼

### 3. 眼压和青光眼的有关数据

平均值10～21mmHg；病理值>21mmHg

双眼差异≤5mmHg

24h波动范围≤8mmHg

房水流畅系数（C）　正常值（0.19～0.65）μl/（min·mmHg）；病理值≤0.12μl/（min·mmHg）

房水流量（F）　正常值（1.84±0.05）μl/min，>4.5μl/min为分泌过高

压畅比（P/C）　正常值≤100；病理值≥120

巩膜硬度（E）　正常值0.0215

C/D比值　正常≤0.3，两眼相差≤0.2；C/D比值≥0.6为异常

饮水试验　饮水前后相差：正常值≤5mmHg；病理值≥8mmHg

暗室试验　试验前后眼压相差：正常值≤5mmHg；病理值≥8mmHg

暗室加俯卧试验　试验前后眼压相差：正常值≤5mmHg；病理值≥8mmHg

### 4. 眼底荧光血管造影

臂－脉络膜循环时间　平均8.4s

臂－视网膜循环时间　平均7～12s

# 中英文名词对照

## （按汉语拼音顺序排序）

### A

| | |
|---|---|
| AC/A 比率 | accommodation convergence/accommodation，AC/A |
| Amsler 方格表 | Amsler grid |
| 暗适应 | dark adaptation |

### B

| | |
|---|---|
| 白塞病 | Behcet's disease |
| 白内障 | cataract |
| 白内障囊内摘出术 | intracapsular cataract extraction，ICCE |
| 白内障囊外摘出术 | extracapsular cataract extraction，ECCE |
| 瘢痕性类天疱疮 | cicatricial pemphigoid |
| 包涵体性结膜炎 | inclusion conjunctivitis |
| 暴露性角膜炎 | exposure keratitis |
| 背景型糖尿病性视网膜病变 | background diabetic retinopathy，BDR |
| 闭合小带 | zonula occluders |
| 壁内周细胞 | intramural pericyte |
| 病毒性结膜炎 | viral conjunctivitis |
| 并发性白内障 | complicated cataract |
| 玻璃体 | vitreous |
| 玻璃体后脱离 | posterior vitreous detachment，PVD |
| 玻璃体黄斑牵引综合征 | vitreomacular traction syndrome，VMTS |
| 玻璃体积血 | vitreous hemorrhage |
| 玻璃体凝缩 | syneresis |
| 玻璃体劈裂 | vitreoschisis |

### C

| | |
|---|---|
| 彩色超声多普勒成像 | color doppler imaging，CDI |
| 蚕食性角膜溃疡 | mooren ulcer |
| 超急性细菌性结膜炎 | hyperacute bacterial conjunctivitis |
| 超声活体显微镜 | ultrasound biomicroscopy，UBM |
| 穿通伤 | penetrating injury |
| 穿孔性巩膜软化 | scleromalacia perforans |
| 春季角结膜炎 | vernal keratoconjunctivitis |
| 磁共振成像 | magnetic resonance imaging，MRI |

### D

| | |
|---|---|
| 大角膜 | megalocornea |

| | |
|---|---|
| 大泡性角膜病变 | bullous keratopathy |
| 带状角膜病变 | band-shaped keratopathy |
| 单纯疱疹病毒 | herpes simplex virus, HSV |
| 单纯疱疹病毒性角膜炎 | herpes simplex keratitis, HSK |
| 胆固醇结晶沉着症 | cholesterolosis |
| 地理信息系统 | geographic information system, GIS |
| 电光性眼炎 | electric ophthalmia |
| 电子计算机断层扫描 | computer tomography, CT |
| 动态视野检查 | kinetic perimetry |
| 短暂扩充细胞 | transient amplifying cell, TAC |
| 对比敏感度测试卡 | functional acuity contrast test chart, FACT 卡 |
| 钝挫伤 | blunt trauma |
| 多焦 ERG | multifocal ERG, mfERG |

## E

| | |
|---|---|
| 恶性黑色素瘤 | malignant melanoma |

## F

| | |
|---|---|
| Fuchs 角膜内皮营养不良 | Fuchs endothelial dystrophy of cornea |
| Fuchs 综合征 | Fuchs' syndrome |
| 发散 | divergence |
| 房水 | aqueous humor |
| 非共同性内斜视 | incomitant esodeviation |
| 非共同性外斜视 | incomitant exotropia |
| 非调节性内斜视 | nonaccommodative esotropia |
| 非增生期糖尿病性视网膜病变 | nonproliferative diabetic retinopathy, NPDR |
| 分离性垂直斜视 | dissociated vertical deviation, DVD |
| 分离性水平斜视 | dissociated horizontal deviation, DHD |
| 分离性旋转斜视 | dissociated torsional deviation, DTD |

## G

| | |
|---|---|
| 干眼 | dry eye |
| 干燥性角膜结膜炎 | keratoconjunctivitis sicca, KCS |
| 巩膜 | sclera |
| 巩膜穿通伤 | scleral perforating injury |
| 巩膜葡萄肿 | scleral staphyloma |
| 巩膜炎 | scleritis |
| 共同性内斜视 | comitant esodeviation |
| 共同性外斜视 | comitant exotropia |
| 贯通伤 | perforating injury |
| 光动力学疗法 | photodynamic therapy, PDT |
| 光感受器层 | photoreceptor layer |
| 过敏性结膜炎 | allergic conjunctivitis |

# H

| 核性白内障 | nuclear cataract |
|---|---|
| 恒定性外斜视 | intermittent exotropia |
| 虹膜 | iris |
| 虹膜红变 | rubeosis |
| 虹膜后粘连 | posterior synechia of the iris |
| 后发性白内障 | after – cataract |
| 后房 | posterior chamber |
| 后巩膜加固术 | posterior scleral reinforcement, PSR |
| 后巩膜葡萄肿 | posterior scleral staphyloma |
| 后巩膜炎 | posterior scleritis |
| 后囊膜下白内障 | subcapsular cataract |
| 后葡萄膜炎 | posterior uveitis |
| 后弹力层 | Descemet membrane |
| 后天性上斜肌麻痹 | acquired superior oblique muscle palsy |
| 坏死性巩膜炎 | necrotizing scleritis |
| 黄斑 | macula lutea |
| 黄斑格栅样光凝 | grid pattern photocoagulation |
| 黄斑裂孔 | macular hole |
| 黄斑囊样水肿 | cystoid macular edema, CME |
| 黄斑中心凹 | macula fovea |
| 黄色瘤 | xanthelasma |
| 获得性免疫缺陷综合征 | acquired immune deficiency syndrome, AIDS |
| 火焰状 | flame shape |

# J

| 棘阿米巴性角膜炎 | acanthamoeba keratitis, AK |
|---|---|
| 基质层 | stroma |
| 集合 | convergence |
| 急性泪囊炎 | acute dacryocystitis |
| 急性视网膜坏死综合征 | acute retinal necrosis syndrome, ARN |
| 急性细菌性结膜炎 | acute bacterial conjunctivitis |
| 继发性内斜视 | secondary esotropia |
| 继发性青光眼 | secondary glaucoma |
| 继发性外斜视 | consecutive exotropia |
| 计算机断层成像 | computerized tomography, CT |
| 家族性渗出性玻璃体视网膜病变 | familial exudative vitreoretinopathy, FEVR |
| 甲状腺相关眼病 | thyroid associated ophthalmopathy, TAO |
| 间歇性外斜视 | constant exotropia |
| 交感性眼炎 | sympathetic ophthalmia |
| 角膜 | cornea |
| 角膜白斑 | corneal leucoma |

| | |
|---|---|
| 角膜瘢痕 | corneal scarring |
| 角膜斑翳 | corneal macula |
| 角膜薄翳 | corneal nebula |
| 角膜变性 | corneal degeneration |
| 角膜穿孔 | corneal perforation |
| 角膜后沉着物 | keratic precipitates，KP |
| 角膜环 | arcus cornease |
| 角膜接触镜 | corneal contact lens |
| 角膜浸润 | corneal infiltration |
| 角膜溃疡 | corneal ulcer |
| 角膜鳞状细胞癌 | corneal squamous cell carcinoma |
| 角膜瘘 | corneal fistula |
| 角膜皮样瘤 | corneal dermoid tumor |
| 角膜葡萄肿 | corneal staphyloma |
| 角膜软化症 | keratomalacia |
| 角膜色素环 | Kayser – Fleischer ring |
| 角膜塑形镜 | orthokeratology，OK |
| 角膜炎 | keratitis |
| 角膜映光法 | Hirschberg test |
| 角膜营养不良 | corneal dystrophy |
| 角膜缘 | limbus |
| 角膜缘干细胞功能障碍 | limbal stem cell deficiency |
| 睑板腺癌 | Meibomian gland carcinoma |
| 睑板腺功能障碍 | Meibomian gland dysfunction，MGD |
| 睑板腺囊肿 | chalazion |
| 睑裂斑 | pinguecula |
| 睑内翻 | entropion |
| 检眼镜 | ophthalmoscope |
| 睑缘炎 | blepharitis |
| 接触性睑皮炎 | contact dermatitis of lids |
| 结节性表层巩膜炎 | nodular episcleritis |
| 结节性前巩膜炎 | nodular anterior scleritis |
| 结膜 | conjunctiva |
| 结膜结石 | conjunctival concretion |
| 结膜鳞状细胞癌 | squamous cells carcinoma of conjunctiva |
| 结膜皮样脂肪瘤 | dermolipoma |
| 结膜乳头瘤 | conjunctival papilloma |
| 结膜色素痣 | conjunctival nevi |
| 结膜松弛症 | conjunctivochalasis，CCH |
| 结膜下出血 | subconjunctival hemorrhage |
| 结膜血管瘤 | conjunctival angioma |
| 结膜炎 | conjunctivitis |
| 睫状肌麻痹剂 | cycloplegic drugs |

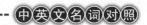

| 睫状体 | ciliary body |
|---|---|
| 紧密连接 | tight junction |
| 近视 | myopia |
| 经瞳孔温热疗法 | transpupillary therapy，TTT |
| 晶状体 | lens |
| 晶状体超声乳化术 | phacoemulsification |
| 晶状体后囊膜混浊 | posterior capsular opacities，PCO |
| 静态视野检查 | static perimetry |
| 巨乳头性结膜炎 | giant papillary conjunctivitis，GPC |
| 聚碳酸酯 | polycarbonate，PC |

## K

| 颗粒状角膜营养不良 | granular corneal dystrophy，GCD |
|---|---|
| 孔源性视网膜脱离 | rhegmatogenous retinal detachment，RRD |
| 眶隔前蜂窝织炎 | preseptal cellulitis |
| 眶深部蜂窝织炎 | deep orbital cellulitis |

## L

| 老视 | presbyopia |
|---|---|
| 老年性黄斑变性 | senile macular degeneration，SMD |
| 泪膜破裂时间 | breaking up time，BUT |
| 泪囊瘘 | lacrimal sac fistula |
| 泪器 | lacrimal apparatus |
| 泪腺 | lacrimal gland |
| 泪腺多形性腺瘤 | pleomorphic adenoma of lacrimal gland |
| 泪小管炎 | canaliculitis |
| 泪溢 | epiphora |
| 立体视觉 | stereoscopic vision |
| 鳞屑性睑缘炎 | squamous blepharitis |
| 鳞状细胞乳头状瘤 | squamous cell papilloma |
| 流泪 | lacrimation |
| 流行病学 | epidemiology |
| 流行性出血性结膜炎 | epidemic hemorrhagic conjunctivitis |
| 流行性角结膜炎 | epidemic keratoconjunctivitis |
| 乱睫 | aberrant lashes |

## M

| 脉络膜 | choroid |
|---|---|
| 脉络膜恶性黑色素瘤 | malignant melanoma of the choroid |
| 脉络膜新生血管 | choroidal neovascularization，CNV |
| 慢性泪囊炎 | chronic dacryocystitis |
| 慢性细菌性结膜炎 | chronic bacterial conjunctivitis |
| 盲 | blindness |

| 棉绒斑 | cotton – wool spots |
| 莫 – 阿双杆菌 | Morax – Axenfeld |
| 模型眼 | schematic eye |

## N

| 内丛状层 | inner plexiform layer |
| 内核层 | inner nuclear layer |
| 内界膜 | inner limiting membrane |
| 内皮细胞层 | endothelium |
| 内眦赘皮 | epicanthus |
| 年龄相关性白内障 | age – related cataract |
| 年龄相关性黄斑变性 | age – related macular degeneration，ARMD |

## P

| 盘状角膜炎 | disciform keratitis |
| 泡性角结膜炎 | phlyctenular keratoconjunctivitis |
| 配偶肌定律 | Hering's law |
| 皮样脂肪瘤 | dermolipoma |
| 皮质盲 | cortical blindness |
| 皮质性白内障 | cortical cataract |
| 漂浮物 | floaters |
| 葡萄膜炎 | uveitis |

## Q

| 牵拉性视网膜脱离 | tractional retinal detachment，TRD |
| 牵牛花综合征 | morning – glory syndrome |
| 前部缺血性视神经病变 | anterior ischemic optic neuropathy，AION |
| 前房 | anterior chamber |
| 前房积脓 | hypopyon |
| 前房积血 | hyphema |
| 前房角 | anterior chamber angle |
| 前巩膜炎 | anterior scleritis |
| 前葡萄膜炎 | anterior uveitis |
| 前弹力层 | Bowman's membrane |
| 浅层点状角膜炎 | superficial punctate keratitis，SPK |
| 强直性脊椎炎 | ankylosing spondylitis |
| 青光眼 | glaucoma |
| 青光眼可能性评分 | glaucoma probability score，GPS |
| 曲安奈德 | triamcinolone acetonide，TA |
| 屈光不正 | refractive error |
| 屈光参差 | anisometropia |
| 屈光度 | diopter |
| 全葡萄膜炎 | generalized uveitis/panuveitis |

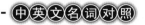 

| | |
|---|---|
| 全视网膜光凝 | panretinal photocoagulation，PRP |

## R

| | |
|---|---|
| 人工晶状体 | intraocular lens，IOL |
| 人工晶状体植入术 | intraocular lens implantation |
| 日常生活视力 | presenting vision |
| 弱视 | amblyopia |

## S

| | |
|---|---|
| Sjögren 综合征 | sjögren's syndrome，SS |
| Stevens－Johnson 综合征 | Stevens－Johnson syndrome |
| 三棱镜加角膜映光法 | Krimsky test |
| 散光 | astigmatism |
| 沙眼 | trachoma |
| 沙眼衣原体 | chlamydia |
| 闪光感 | flashing lights |
| 闪辉性玻璃体变性 | synchysis scintillans |
| 上睑下垂 | ptosis |
| 上皮基底膜营养不良 | epithelial basement membrane dystrophy |
| 上皮内上皮癌 | intraepithelial epithelioma |
| 上皮细胞层 | epithelium |
| 上斜肌麻痹 | superior oblique muscle palsy |
| 渗出性视网膜脱离 | exudative retinal detachment，ERD |
| 神经沟 | optic sulci |
| 神经交互支配定律 | Sherrington's law |
| 神经节细胞层 | ganglion cell layer |
| 神经纤维层 | nerve fiber layer |
| 神经源性角膜炎 | neuroparalytic keratitis |
| 视杯 | optic cup |
| 视放射 | optic radiations |
| 视杆细胞 | rod |
| 视光学 | Optometry |
| 视交叉 | optic chiasma |
| 视觉科学 | vision science |
| 视觉诱发电位 | visual evoked potential，VEP |
| 视力损伤 | visual impairment |
| 视路 | visual pathway |
| 视盘 | optic disc |
| 视盘玻璃膜疣 | optic disc drusen |
| 视乳头水肿 | optic disc edema |
| 视盘小凹 | optic pit |
| 视皮质 | visual cortex |
| 视乳头 | optic papilla |

视乳头水肿　　　　　　　　　　papilledema
视神经　　　　　　　　　　　　　optic nerve
视神经挫伤　　　　　　　　　　　contusion of optic nerve
视神经发育不良　　　　　　　　　optic nerve hypoplasia
视神经缺损　　　　　　　　　　　coloboma of optic nerve
视神经炎　　　　　　　　　　　　optic neuritis
视网膜　　　　　　　　　　　　　retina
视网膜电图　　　　　　　　　　　electroretinogram，ERG
视网膜分支动脉阻塞　　　　　　　branch retinal artery occlusion，BRAO
视网膜分支静脉阻塞　　　　　　　branch retinal vein occlusion，BRVO
视网膜静脉阻塞　　　　　　　　　retinal vein occlusion，RVO
视网膜静脉周围炎　　　　　　　　retinal periphlebitis，Eales disease
视网膜母细胞瘤　　　　　　　　　retinoblastoma，RB
视网膜色素变性　　　　　　　　　retinitis pigmentosa，RP
视网膜色素上皮层　　　　　　　　retinal pigment epithelium，RPE
视网膜脱离　　　　　　　　　　　retinal detachment，RD
视网膜中央动脉阻塞　　　　　　　central retinal artery occlusion，CRAO
视网膜中央静脉阻塞　　　　　　　central retinal vein occlusion，CRVO
视野　　　　　　　　　　　　　　visual field
视锥细胞　　　　　　　　　　　　cone
束状角膜炎　　　　　　　　　　　fascicular keratitis
水液缺乏型干眼　　　　　　　　　aqueous tear deficiency，ATD
丝状角膜炎　　　　　　　　　　　filamentary keratitis

## T

Terrien 角膜边缘性变性　　　　　Terrien's marginal corneal degeneration
Thygeson 浅层点状角膜炎　　　　superficial punctuate keratitis of thygeson
糖尿病性白内障　　　　　　　　　diabetic cataract
糖尿病性视网膜病变　　　　　　　diabetic retinopathy，DR
特应性角结膜炎　　　　　　　　　atopic conjunctivitis
调节　　　　　　　　　　　　　　accommodation
调节性内斜视　　　　　　　　　　accommodative esotropia
铁质沉着症　　　　　　　　　　　siderosis
瞳孔对光反射　　　　　　　　　　light reflex
铜质沉着症　　　　　　　　　　　chalcosis
兔眼　　　　　　　　　　　　　　lagophthalmus

## U

## V

Vogt - 小柳原田综合征　　　　　Vogt - Koyanagi - Harada syndrome，VKH

## W

歪头试验　　　　　　　　　　　　Bielschowsky head tilt test

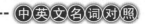 

| | |
|---|---|
| 外侧膝状体 | lateral geniculate body |
| 外丛状层 | outer plexiform layer |
| 外核层 | outer nuclear layer |
| 外界膜 | outer limiting membrane |
| 外伤性白内障 | traumatic cataract |
| 伪装综合征 | masquerade syndrome |
| 无光感 | no light perception，NLP |

## X

| | |
|---|---|
| 细菌性角膜炎 | bacterial keratitis |
| 细菌性结膜炎 | bacterial conjunctivitis |
| 先天性白内障 | congenital cataract |
| 先天性（婴儿型）内斜视 | congenital/infantile esotropia |
| 先天性青光眼 | congenital glaucoma |
| 先天性上斜肌麻痹 | congenital superior oblique muscle palsy |
| 相对危险度 | relative risk，RR |
| 相对性传入性瞳孔障碍 | relative afferent pupillary defect，RAPD |
| 相干光断层成像 | Optical coherence tomography，OCT |
| 小角膜 | microcornea |
| 新生儿泪囊炎 | neonatal dacryocystitis |
| 新生血管性青光眼 | neovascular glaucoma |
| 星状玻璃体变性 | asteroid hyalosis |
| 血－视网膜外屏障 | outer blood retinal barrier |
| 血－视网膜内屏障 | inner blood－retinal barrier |
| 血管内皮生长因子 | vascular endothelial growth factor，VEGF |

## Y

| | |
|---|---|
| 眼表 | ocular surface |
| 眼表重建手术 | ocular surface reconstruction |
| 眼表疾病 | ocular surface disease |
| 眼表泪液疾病 | ocular surface & tear disease |
| 眼电图 | electrooculogram，EOG |
| 眼睑 | eyelids |
| 眼睑鳞状细胞癌 | squamous cell carcinoma of eyelid |
| 眼睑皮样囊肿 | dermoid cyst of eyelid |
| 眼睑异物 | eyelid foreign body |
| 眼睑肿瘤 | tumor of eyelid |
| 眼科学 | Ophthalmology |
| 眼眶 | orbit |
| 眼眶蜂窝织炎 | orbital cellulitis |
| 眼眶炎性假瘤 | orbital inflammatory pseudotumor |
| 眼内炎 | endophthalmitis |
| 眼内异物 | intraocular foreign body |

| | |
|---|---|
| 眼球 | eye ball |
| 眼球穿通伤 | perforating injury of eyeball |
| 眼球破裂 | rupture of the globe |
| 眼球震颤 | nystagmus |
| 眼外肌 | extraocular muscles |
| 眼外伤 | ocular trauma |
| 眼压 | intraocular pressure, IOP |
| 眼压测量 | tonometry |
| 咽结膜热 | pharyngeal conjunctival fever |
| 验光 | refraction |
| 药物动力学 | pharmacokinetics, PK |
| 遗传病 | hereditary disease |
| 遗传性视网膜劈裂症 | X – linked retinoschisis |
| 翼状胬肉 | pterygium |
| 吲哚青绿血管造影 | indocyanine green angiography, ICGA |
| 印迹细胞学 | impression cytology |
| 荧光素眼底血管造影 | fundus fluorescence angiography, FFA |
| 硬性透气性接触镜 | rigid gas permeable contact lenses, RGPCL |
| 优势比 | odds ratio, OR |
| 原发性闭角型青光眼 | primary angle – closure glaucoma, PACG |
| 原发性开角型青光眼 | primary open angle glaucoma, POAG |
| 原始玻璃体持续增生症 | persistent hyperplastic primary vitreous, PHPV |
| 圆锥角膜 | keratoconus |
| 远达性视网膜病变 | purtscher retinopathy |
| 远视 | hyperopia |

## Z

| | |
|---|---|
| 早产儿视网膜病变 | retinopathy of prematurity, ROP |
| 增生期糖尿病性视网膜病变 | proliferative diabetic retinopathy, PDR |
| 真菌性角膜炎 | fungal keratitis |
| 振荡电位 | oscillatory potentials, OPs |
| 正视 | emmetropic |
| 中间葡萄膜炎 | intermediate uveitis |
| 中心性浆液性脉络膜视网膜病变 | central serous chorioretinopathy |
| 中央角膜厚度 | central corneal thickness, CCT |
| 助视器 | visual aids |
| 综合验光仪 | phoropter |
| 最正之最佳视力 | maximum plus to maximum visual acuity, MPMVA |

# 参考文献

[1] 褚仁远，张琳. 眼病学 [M]. 北京：人民卫生出版社，2004.

[2] 崔浩，王宁利，徐国兴. 眼科学 [M]. 北京：北京大学出版社，2013.

[3] 丰源，宋国祥. 眼与眼眶疾病超声诊断 [M]. 北京：人民卫生出版社，2010.

[4] 管怀进. 眼科学 [M]. 北京：科学出版社，2013.

[5] 葛坚，赵家良，黎晓新. 眼科学 [M]. 2版. 北京：人民卫生出版社，2010.

[6] 葛坚，等. 眼科学 [M]. 北京：高等教育出版社，2004.

[7] 惠延年，等. 眼科学 [M]. 6版. 北京：人民卫生出版社，2004.

[8] 李凤鸣，谢立信. 中华眼科学 [M]. 3版. 北京：人民卫生出版社，2014.

[9] 李美玉. 青光眼学 [M]. 北京：人民卫生出版社，2004.

[10] 刘家琦，李凤鸣. 实用眼科学 [M]. 2版. 北京：人民卫生出版社，2003.

[11] 刘祖国. 眼科学基础. 北京：人民卫生出版社，2004.

[12] 吕帆. 眼视光器械学 [M]. 北京：人民卫生出版社，2004.

[13] 瞿佳. 眼科学 [M]. 北京：高等教育出版社，2010.

[14] 瞿佳. 眼视光学理论和方法 [M]. 北京：人民卫生出版社，2011.

[15] 宋国祥. 眼眶病学 [M]. 2版. 北京：人民卫生出版社，2010.

[16] 孙葆忱. 低视力患者生存质量与康复 [M]. 北京：人民卫生出版社，2009.

[17] 王宁利，赵家良，谢立信. 眼科学 [M]. 北京：中国协和医科大学出版社，中华医学
电子音像出版社，2007.

[18] 魏文斌. 同仁眼科诊疗指南 [M]. 北京：人民卫生出版社，2014.

[19] 严宏. 弱视 [M]. 北京：科学出版社，2007.

[20] 杨培增. 葡萄膜炎诊断与治疗 [M]. 北京：人民卫生出版社，2009.

[21] 张承芬. 眼底病学 [M]. 2版. 北京：人民卫生出版社，2010.

[22] 赵家良. 眼科临床指南. 北京：人民卫生出版社，2013.

[23] 赵堪兴，杨培增. 眼科学. 8版. 北京：人民卫生出版社，2013.

[24] 周文炳. 临床青光眼 [M]. 2版. 北京：人民卫生出版社，2000.

[25] 吕帆. 眼科学 [M]. 江苏：科学技术出版社，2013.

[26] 孙丰源，宋国祥. 眼与眼眶疾病超声诊断 [M]. 北京：人民卫生出版社，2010.

[27] 中华医学会眼科分会斜视与小儿眼科学组. 我国斜视分类专家共识（2015年）[J].
中华眼科杂志，2015，51（6）：408-410.

[28] Adam T. Gerstenblith，Michael P. Rabinowitz. The Wills Eye Manual [M]. Lippincott Wil-
liams and Wilkins，2012.

[29] American Academy of Ophthalmology. Basic and Clinical Science Course 2：Fundamentals and
principles of Ophthalmology [M]. San Francisco：American Academy of Ophthalmology，
2007-2008.

[30] American Academy of Ophthalmology Basic and Clinical Science Course Subcommittee. Pediatric
Ophthalmology and Strabismus. Section 6：Basic and Clinical Science Course [M]. San Fran-
cisco，CA：American Academy of Ophthalmology，2013-2014.

[31] Foster CS, General Principles and Philosophy//Foster CS, Vitale AT, et al. Diagnosis and Treatment of Uveitis [M] . Philadelphia: W. B. Saunders Company, 2002.

[32] Guyer DR, Yannuzzi LA, Chang S, et al. Retina – Vitreous – Macula [M] . Philadelphia: W. B. Saunders, 1999.

[33] John V. Forrester, Andrew D. Dick, Paul G. McMenamin, et al. The Eye: Basic Sciences in Practice [M] . 4th ed. Elsevier, 2016.

[34] Power WJ. Introduction to uveits//Albert DM, Jakobiec FA, Azar DT, et al. Principles and Practice of Ophthalmology [M] . 2nd ed. Philadelphia: W. B. Saunders Company, 2000.

[35] Ryan SJ. Retina [M] . 4th ed. Philadelphia: Elsevier, Mosby, 2006.

[36] Gupta N, Yucel YH. Glaucoma and the brain [J] . J Glaucoma, 2001, 10 (11): 28 – 29.

[37] Repp DJ, Burkat CN, Lucarelli MJ. Lacrimal excretory system concretions: canalicular and lacrimal sac [J] . Ophthalmology, 2009, 116: 2230 – 2235.

[38] Schwartz M. Physiological approaches to neuroprotection boosting of protective autoimmuruty [J] . Surv Ophthalmol, 2001, 45 (13): 256 – 260.

[39] Vaidhyanath R, Kirke R, Brown L, et al. Lacrimal fossa lesions: pictorial review of CT and MRI features [J] . Orbit, 2008, 27: 410 – 418.

[40] Schwartz M. Physiological approaches to neuroprotection boosting of protective autoimmuruty [J] . Surv Ophthalmol, 2001, 45 (13): 256 – 260.